全国高等学校教材　供口腔医学专业用

口腔医学临床前技能训练

主　审　周学东　易新竹

主　编　李晓箐　张凌琳

编　委（以姓氏笔画为序）

丁　一　于海洋　万呼春　万乾炳　王　亚
王　剑　王　龑　叶　玲　白　丁　朱智敏
刘迅而　刘孝宇　刘福祥　李心韵　李俊颖
李晓箐　李继遥　杨　光　杨　征　何　嘉
余丽霞　张伟华　张凌琳　易新竹　罗　恩
岳　莉　周　敏　周学东　郑　巧　孟玉坤
项　涛　班　宇　袁　泉　黄定明　靳奕舟
谭理军　潘　剑

人民卫生出版社

图书在版编目（CIP）数据

口腔医学临床前技能训练/李晓箐等主编．—北京：
人民卫生出版社,2013.1

　ISBN 978-7-117-16708-6

　Ⅰ.①口…　Ⅱ.①李…　Ⅲ.①口腔科学-医学院
校-教学参考资料　Ⅳ.①R78

　中国版本图书馆 CIP 数据核字(2012)第 265361 号

人卫社官网　**www. pmph. com**	出版物查询，在线购书
人卫医学网　**www. ipmph. com**	医学考试辅导，医学数 据库服务，医学教育资 源，大众健康资讯

口腔医学临床前技能训练

主　　编：李晓箐　张凌琳
出版发行：人民卫生出版社（中继线 010-59780011）
地　　址：北京市朝阳区潘家园南里 19 号
邮　　编：100021
E - mail：pmph @ pmph. com
购书热线：010-59787592　010-59787584　010-65264830
印　　刷：北京虎彩文化传播有限公司
经　　销：新华书店
开　　本：787×1092　1/16　印张：19　插页：4
字　　数：462 千字
版　　次：2013 年 1 月第 1 版　　2024 年 1 月第 1 版第10次印刷
标准书号：ISBN 978-7-117-16708-6/R·16709
定　　价：49.00 元

打击盗版举报电话：010-59787491　**E-mail**：WQ @ pmph. com
（凡属印装质量问题请与本社市场营销中心联系退换）

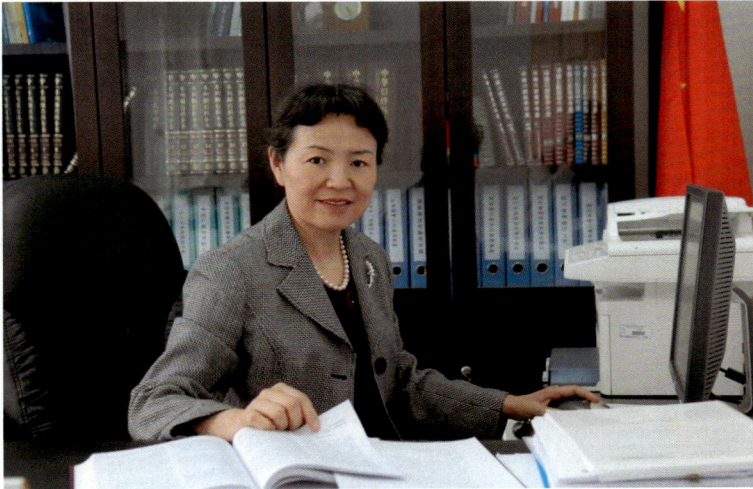

周学东

周学东教授,博士研究生导师,国家教学名师。1987 年毕业于华西医科大学,获医学博士学位,1987 年赴丹麦奥尔胡斯皇家牙学院留学。现任四川大学华西口腔医学院院长,口腔疾病研究国家重点实验室主任,国务院学科评议组成员、教育部高等学校口腔医学专业教学指导委员会主任委员、中华口腔医学会副会长、国际牙医师学院中国区主席,世界牙科研究会中国区主席,四川省口腔医学会会长。

主要从事龋病病因及防治的基础与临床研究,主持国家“973”前期项目、自然科学基金重点项目、国家“十五”、“十一五”国家科技攻关项目、科技部国际合作项目、卫生部临床学科重点建设项目、四川省重点科技攻关项目等多项课题研究。主编《中华口腔科学》、《中华口腔医学词典》、《实用龋病学》、《实用牙体牙髓病治疗学》、《实用口腔微生物学与技术》、《龋病学》、《中国现代高等口腔医学教育史》等教材与专著。*International Journal Of Oral Science* 杂志和《中国口腔医学年鉴》主编。

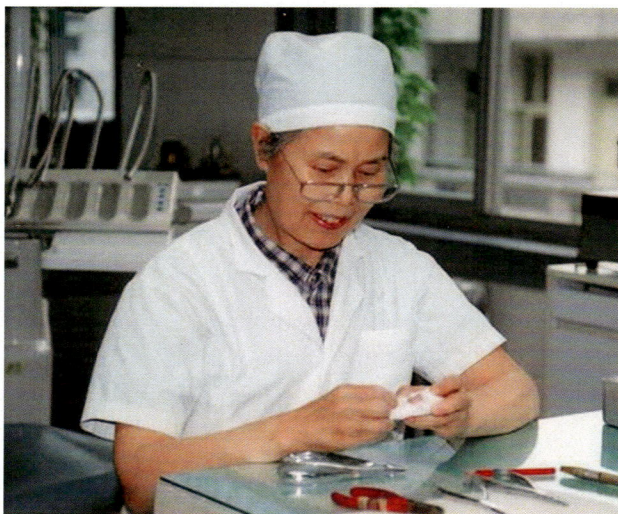

易新竹

易新竹教授,博士研究生导师。1963年毕业于四川医学院口腔医学系。中华口腔医学会颞下颌关节病学及𬌗学专业委员会副主任委员,国家职业医师和专业医师考试命审题专家。

主要从事口腔解剖生理学、𬌗学和口腔生物力学等教学、科研和临床工作,参与筹建我国第一个口腔解剖生理教研室的成立,1998年被国务院批准为该专业全国第一个博士学位授权点,主编全国规范教材《𬌗学》,并担任多种教材参考书的编委及全国口腔医学领域多种杂志的编委,积极开展学生动手能力的培训教学工作,尤其在牙体雕刻、咬合调整、复杂牙缺失修复设计与制作等,已培养博士研究生、硕士研究生40余人,为我国口腔基础医学的发展做出重要贡献。

主 编 简 介

李晓箐副教授,硕士研究生导师。1993年毕业于华西医科大学,现任四川大学华西口腔医学院口腔基础医学系副系主任、解剖生理学教研室主任,中华口腔医学会颞下颌关节病学及𬌗学专业常务委员,卫生部专业技术职称命题专家。

主要从事口腔基础医学和口腔临床前技能训练教学和研究,主讲《口腔解剖生理学》、《𬌗学》、《口腔素描学》、《口腔医学导论》和《口腔探究性学习》等课程。2009年在全国率先开设《口腔素描学》创新课程,并首次总结出牙体绘图的教学内容和教学方法。作为四川省精品课程《口腔解剖生理学》的主讲教师,采用PBL(problem based learning)教学法,丰富了教材和实验教学录像等。先后主持和参与校级教改项目多项,曾荣获国家教学成果奖二等

李晓箐

奖、四川省教学成果奖一等奖、第一届四川大学教学成果奖一等奖、四川大学教师教学发展中心教学顾问、四川大学教学名师培育人选等。主编《口腔医学专业必修课考试辅导教材——口腔解剖生理学》教学参考书,副主编《徐樱华𬌗学》和《口腔基础医学》,参编卫生部规划教材《𬌗学》,自编教材《口腔解剖生理实验教材》、《口腔素描学》、《口腔治疗手部技能》和《牙体外形绘图》等。

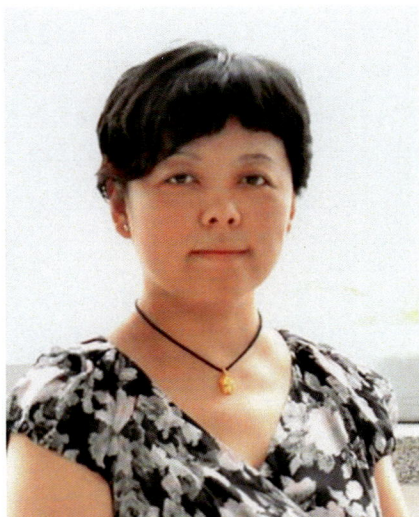

主 编 介 绍

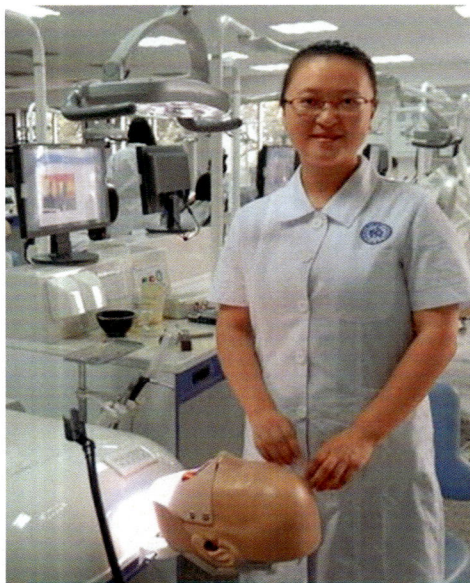

张凌琳

张凌琳副教授,硕士研究生指导组老师。2009 年毕业于四川大学华西口腔医学院,获口腔医学博士学位,2007 年赴加拿大英属哥伦比亚大学(University British Columbia)牙学院学习。现为中华口腔医学会牙体牙髓专业青年委员,四川省口腔医学会牙体牙髓病专业委员会常委,四川省口腔医学会口腔医学教育专业委员会委员,四川大学华西口腔医学院教务部部长、教学实验室主任。

主要从事龋病病因及其防治研究。先后主持国家自然科学基金、教育部新世纪优秀人才支持计划、四川省科技支撑计划等课题研究。作为主编助理,参编《中华口腔医学词典》、《实用牙体牙髓病治疗学》、《实用龋病学》等教材与专著。积极开展临床技能实验教学,科学合理调整课程设置,强化学生早期动手能力训练和早期临床实践。加强实验教学中心的建设,早期训练学生新技术的使用技能,如镍钛根管系统、牙科显微操作系统和橡皮障系统等,提高学生的临床操作技能。

序

随着现代医学模式的建立,医学教育的理念和教育教学方法面临着不断创新与改革,以适应社会对人才的需求。临床技能培训是口腔医学主要的教育内容,提高学生的实践操作技能是口腔医学重要的教育特点,关键是科学设计、合理规划开展全新的口腔医学本科生培养模式,使学生能接受专业技能的早期培训,临床实践的早期体验,培养具有深厚人文底蕴、扎实专业基础、强烈创新意识、宽广国际视野的卓越口腔医学医生。

四川大学华西口腔医学院积极探索本科创新人才培养新模式,科学调整合理设置本科专业课程,率先开展了本科生早期临床前技能训练和临床实践的早期体验。本科生早期接受口腔医学临床前技能训练课和临床实践体验课,培养学生热爱专业、了解基础知识与流程、掌握基本技能与动态、学习医患交流与沟通等,为学生临床实习打下扎实的基础,也为毕业后进入社会做好充分的知识准备。

《口腔医学临床前技能训练》将现代口腔医学教学创新理念与教学方法有机融合,是华西口腔医学院开展本科生早期临床前技能训练培养模式的教育教学改革的经验总结,是主编承担本科生创新人才培养教研课题的系统总结,也是全体编写成员集体智慧的结晶,为中国口腔医学教育奉献了一本全新实践教学教材。全书内容涵盖口腔医学临床技能的早期培训核心部分,全书编写由浅入深,图文并茂,融创新性与实用性为一体,具有很强的示范性,值得在全国口腔医学实验教学中推广应用。

周学东　易新竹

2012 年 9 月 10 日

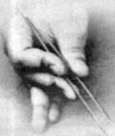

前　言

　　口腔医学是一门理论与实践紧密结合临床学科,对学生动手能力的要求很高。临床技能培训是口腔医学教育的主要组成部分。如何保证参与临床实习的医学生具备基本的临床操作技能,如何通过临床前的技能训练提高口腔医学生的动手操作能力是长期以来口腔医师培养中的重点和难点。四川大学华西口腔医学院探索本科生培养模式,合理科学调整课程设置,强化学生动手能力的早期训练和临床实践的早期体验,开展了本科生早期临床前技能训练创新课程,在口腔医学本科生前三年的基础教学中循序渐进地完成相关临床前技能训练,为学生口腔仿头模实验及临床实习做好前期准备,打下坚实的操作基础。经过五年的教学实践和近两年写作的努力,适用于指导该类课程的《口腔医学临床前技能训练》一书终于完成。

　　《口腔医学临床前技能训练》是一本适用于指导口腔医学专业本科生早期临床前技能训练的教程。本书共分三篇,十四章,主要内容包括口腔常用设备及仪器的认识,口腔治疗操作技能训练,牙体内、外形态观察及绘图,口腔摄影基础,口腔颌面部结构的观察、牙体外形雕刻等。全书编写内容翔实,由浅入深,图文并茂,生动形象,现代口腔医学教学创新理念与教学方法融入其中,是一本创新性与实用性紧密结合的口腔医学本科生技能训练教材。

　　《口腔医学临床前技能训练》编写工作得到口腔疾病研究国家重点实验室的大力支持,特此致谢! 限于编写人员的水平,难免有所疏漏或错误,恳请读者提出宝贵意见,以便修订时改正,不断提高本书质量。

李晓箐　张凌琳

2012 年 9 月 10 日

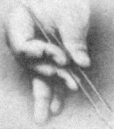

目　录

第一篇　口腔医学临床前技能初级训练

第二篇　口腔医学临床前技能中级训练

第三篇　口腔医学临床前技能高级训练

第一篇

口腔医学临床前技能
初级训练

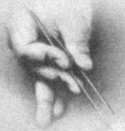

第一章 口腔设备及仪器的认识

本章主要介绍了口腔常用设备,口腔综合治疗台及其配套设备、牙科手机的认识。通过理论知识的介绍及绘图训练,使同学们对于口腔医学中的常用设备有一个整体认识与初步的了解,为今后的实践操作打下良好的基础。

第一节 口腔综合治疗台

口腔综合治疗台主要由综合治疗机、治疗椅及其配套设备组成。本节分三部分分别介绍其主要结构和功能。

一、口腔综合治疗机

(一) 目的和要求

1. 掌握口腔综合治疗机的基本结构。

2. 熟悉口腔综合治疗机的工作原理。

(二) 器材

口腔综合治疗机。

(三) 学时安排

2 学时。

(四) 口腔综合治疗机的认识

1. 口腔综合治疗机的外部结构(图 1-1)。

口腔综合治疗机主要包括地箱、附体箱、器械盘和冷光手术灯及脚控开关五大部件。

(1) 地箱:是口腔综合治疗台的水、气、电、下水与外部提供的水、气、电、下水条件的交接处。

水:压力为 0.2MPa 以上的自来水通过过滤器和压力调节阀,将水压调定在额定工作压力值(0.2MPa),然后进入附体箱和器械盘的水路。

气:压力为 0.5 ~ 0.7MPa 的压缩空气通过过滤器滤除其中的杂质和水分后,经过压力调节阀将气压调定在一个稳定的值(0.5MPa),然后进入附体箱和器械盘的气路。

电:电压 220V、50Hz 的交流电源进入地箱,经电

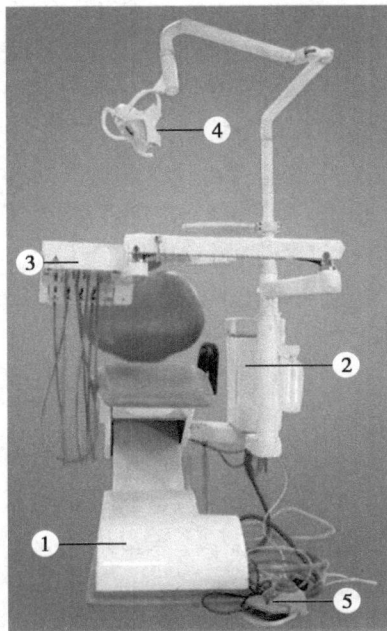

图 1-1　口腔综合治疗机
①地箱,②附体箱,③器械盘,④冷光手术灯,⑤脚控开光

源变压器及接线排分配后,分别送到冷光手术灯、治疗椅、器械盘等用电部位。

下水:痰盂的下水管、吸唾器、强吸器的排水口,均回流至地箱内的下水管。

(2) 附体箱:固定安装在治疗椅的左侧面,随治疗椅的升降而升降。附体箱内装有水杯注水器、漱口水器、强吸负压发生器、吸唾器负压发生器、外部用三用枪、强吸器头、痰盂、喷嘴等。同时它又是其他部分,如冷光手术灯、器械盘的基础机座。

水杯注水器:为患者提供漱口水。水量由重量或时间自动控制。

漱口水加热器:位于水杯注水器的前端,采用电加热的方式将漱口水加热到适当温度,避免冷水对患者口腔的刺激。

三用枪:三用枪安装在附体箱外部,其水、气压由附体箱直接提供。

强吸器和吸唾器:强吸器和吸唾器的负压发生器的工作原理与口腔综合治疗机的吸唾器的工作原理完全相同。不同之处为产生强吸负压的流体是压缩空气。当流体的压力为0.4MPa时,强吸器的负压度为0.01MPa,抽吸速率在20L/min以上。

痰盂:位于附体箱上部,下水口有污物滤网和污物收集器。冲盂水流能沿整个盆底旋转,排水速率大于4L/min。

(3) 器械盘:主要用于吊挂或放置高、低速手机、三用枪等。盘面上可放置洁治所需的常用药物和小器械。器械盘的边缘装有观片灯,器械盘的下部装有手机的水气路和手机工作气压表。器械盘最大载荷一般为2kg,盘面的水平倾斜度小于3°,水平方向的旋转范围达270°,垂直方向的移动范围大于30dm。

(4) 冷光手术灯:工作电压应为交流12～24V,灯泡功率一般为55～150W,光照度为13 000～28 000lx,光亮度可用无级或分级的方式调节。冷光手术灯焦距为80cm,光场为80mm×120mm。冷光手术灯反光镜的镀层可透射发热的红外线,而仅反射色温与日光接近的可见光,从而保证医生可观察到患者口内组织的真实颜色。

(5) 脚控开关:具有控制面板上各种功能键的功能,可控制水、电、气阀开关,牙科手机的运转和牙科椅的动作。

2. 口腔综合治疗机的内部结构　主要由气路、水路和电路三个系统组成。

(1) 气路系统:口腔综合治疗机主要以压缩空气为动力,通过各种控制阀体,供高速、低速手机、三用喷枪和洁牙器等用气。综合治疗机使用的压缩空气要求无水和无油。

(2) 水路系统:口腔综合治疗台的水源以净化的自来水为宜,有的手机要求使用蒸馏水。

(3) 电路系统:口腔综合治疗台的工作电压为交流220V、50Hz,控制电路电压一般在36V以下。

3. 口腔综合治疗机的工作原理　打开空气压缩机电源开关,产生压力为0.45～0.60MPa的压缩空气,以供机头使用。打开地箱控制开关,水源、气源及电源均接通。打开冷光手术灯电源开关灯即亮,并分别按动牙科椅升、降、仰、俯动作。拉动器械台上的三用喷枪机臂,分别按动水、气按钮,可获得喷水和喷气;若同时按动水、气按钮,可获得雾状水,以满足治疗的不同需要。拉动器械台上的高速手机和低速手机机臂,踩下脚控开关,压缩空气和水分别经过气路系统和水路系统的各控制阀到达机头,驱动涡轮旋转,从而带动车针旋转,达到钻削牙的目的。车针旋转的同时有洁净的水从机头喷出,以降低钻削牙时产生的温度。放松脚控开关,机头停止旋转。医师可根据患者病情,选择高速或低速手机。

（五）注意事项

注意保持综合治疗台的整洁,使用完成后要全部复位。

二、口腔综合治疗椅

（一）目的和要求

1. 掌握口腔综合治疗椅的基本结构。

2. 熟悉口腔综合治疗椅的工作原理。

（二）器材

综合治疗椅。

（三）学时安排

1学时。

（四）口腔综合治疗椅的认识

1. 口腔综合治疗椅的基本结构（图1-2）

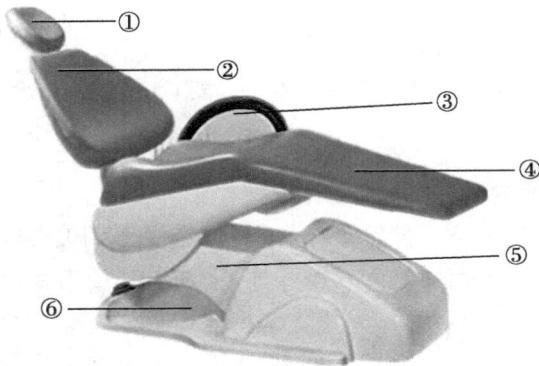

图1-2 口腔综合治疗椅
①头托,②椅背,③扶手,④椅座,⑤支架,⑥底板

综合治疗椅是口腔综合治疗台的重要组成部分。综合治疗椅的设计应符合人机工程学原理。外形平滑便于清洁和消毒。综合治疗椅主要由底座、椅身、电动机、电子控制线路、手动及脚动椅位调整控制器、限位开关系统、椅座升降和背靠俯仰传动装置等组成。

2. 口腔综合治疗椅的工作原理 接通综合治疗椅电源后,轻触所需动作的控制开关,控制电路驱动电动机开始运转,驱使传动机工作使综合治疗椅的椅座或背靠向所需的方位运动。当椅位达到所需合适位置时,手离开关,主电路立即断电,电动机停止转动,椅位固定。如果手或脚不离开控制开关,综合治疗椅达到极限位置时,因升降、俯仰均设有限位保护装置,限位行程开关动作,断开动力主电源,综合治疗椅自动停止。

三、口腔综合治疗台配套设备

（一）目的和要求

1. 熟悉空气压缩机的基本结构。

2. 了解空气压缩机的工作原理。

（二）器材

空气压缩机。

（三）学时安排

1学时。

（四）口腔综合治疗台配套设备的认识

口腔综合治疗台的配套设备主要包括空气压缩机及真空负压泵,这里主要介绍空气压缩机[图1-3(1)]。

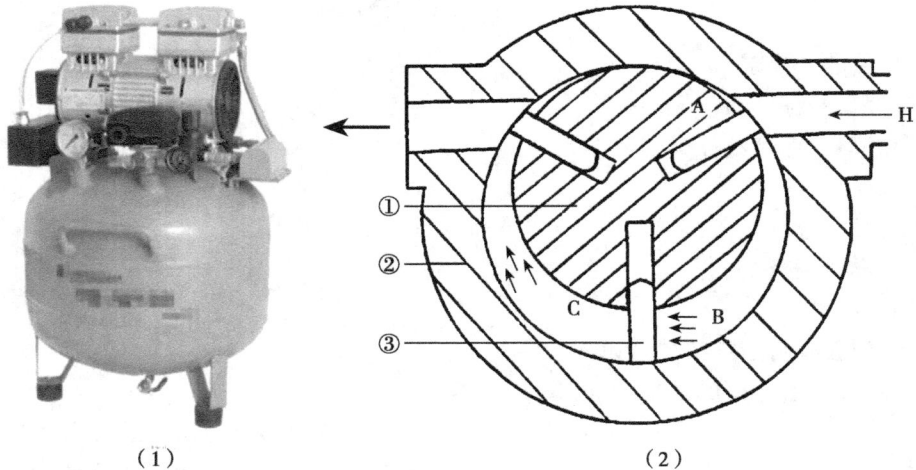

图1-3 空气压缩机
(1)空气压缩机实物图;(2)空气压缩泵基本工作原理示意图①转子,②泵体,③叶片

空气压缩机的结构主要包括空气压缩泵、电动机、散热管、储气罐、皮带轮、皮带、进气装置、安全阀、过滤器、油水分离器、视油窗、加油口及出气接头等。

1. 空气压缩泵 叶片式空气压缩泵[图1-3(2)],其转子与泵体的组合关系为偏心叶片装置。转子上有3个分布均匀的深槽,每一槽中嵌有一长方形叶片,叶片可在槽内自由滑动,叶片无论在任何方位,均紧贴泵体内壁。3个叶片将泵体内的空间分隔成3个相互封闭的A、B、C三个气室。转子在电动机带动下,按顺时针方向转动时,A气室的空间由小逐渐变大,转到B气室的位置时,空气从进气口H吸入B室空间。当转子继续旋转到C位的过程中,C室的空间就由大逐渐变小,在逐渐缩小空间的过程中空气受到压缩,受压缩的空气从F出口排出,经散热管进入储气罐,转子每转动一周,就有三个B室的空气被压缩进储气罐,由此连续工作,在机械、电压均正常的情况下,气压可升至0.4MPa以上,排气量可达32L/min。这样的气压和供气量即可供一直高速涡轮手机工作所需动力。

另外一种空气压缩机为活塞式,或叫气缸式压缩机。当电动机带动活塞作垂直或水平运动时,气缸的顶端装有两个方向相反的单向阀,活塞向下运动时,进气单向阀打开,空气被吸进气缸,而另一单向阀关闭;活塞运动到最下端时,气缸吸满空气。活塞运动到最下端后即转为向上运动,在活塞向上运动的过程中,进气阀关闭,排气阀在受压缩空气的挤压下打开,随着活塞的容积变小,受到压缩的空气被挤压进排气阀进入储气罐。

2. 电动机 电动机是驱动空气压缩泵运转的动力源,其传动方式一般采用三角皮带和皮带轮联动。活塞式空压机一般采用电动机轴与曲轴相连接,驱动活塞杆带动活塞运动。

3. 分离器 经压缩机出来的压缩空气含有大量机油,水分等杂质,必须经过两次以上的过滤和分离之后,才能进入系统供涡轮机头使用。一般采用三种过滤和分离方法:

(1)机油过滤器:压缩空气须经过滤过后才能进入储气罐,此过滤网的成型方法在工业上称为粉末冶金,是以金属粉末为原料,采用压制成型再经过烧结而成。材质具有多孔性,就像泡沫塑料那样。当带有油雾的压缩空气从又密又微小的空隙通过时,油雾和杂质就会吸附在空隙中而被挡,但压缩空气可以很快通过而进入储气罐。

(2)油水分离器:压缩机在工作过程中,不断地抽吸空气,自然把空气中的水分、杂质也带入了泵内。由于油水比重不同,水及金属沫等杂质在泵罐内自然沉底,该油水分离器的安装位置在空气压缩泵的最下端,因此,水分杂质等便顺着管道流入该分离器的塑料管内积存。所以每当涡轮机使用两周左右,应将该油水分离器最下端螺丝反时针旋松,放出水和杂质,以保证压缩泵内机油的纯净,从而使压缩泵不被水分锈蚀。

(3)分水滤清器:设置分水滤清器是为了进一步净化压缩空气,滤掉空气中的水分及杂质。空气中的水分会降低手机中微型轴承的使用寿命,因此必须使空气中的水分降到最低程度。

第二节　牙科手机

牙科手机主要包括高速涡轮机和低速涡轮机。

一、高速涡轮手机

(一)目的和要求

1. 熟悉高速涡轮手机的基本结构。
2. 了解高速涡轮手机的工作原理。
3. 完成高速涡轮手机的绘图。

(二)器材

高速涡轮手机和绘图工具。

(三)学时安排

2学时。

(四)高速涡轮手机的认识

1. 高速涡轮手机

高速涡轮手机主要包括滚珠轴承式涡轮手机和空气浮动轴承式涡轮手机。这里主要介绍滚珠轴承式涡轮手机(图1-4)。

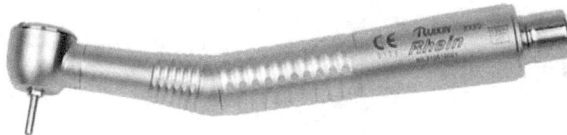

图1-4　高速涡轮手机

滚珠轴承式涡轮手机主要由机头、手柄及手机接头构成。

(1)机头:机头由机头壳、涡轮转子、后盖组成。

①机头壳:固定涡轮转子的壳体,它的前端中心位置有一通孔,夹轴从此伸出,通孔旁有一水雾孔。机头壳侧面与手机柄相连,手机壳后端固定机头后盖。

②涡轮转子:为机头的核心部件,它由轴承、风轮和夹轴组合而成。风轮前后各一个微型轴承紧固在夹轴上,涡轮转子通过卡在轴承外环上的两个 O 形橡胶圈,固定在机头壳内。

③后盖:固定在机头壳后端,内部通过 O 形圈支撑后轴承。

(2) 手柄:手柄是手机的手持部位,为一空心圆管,内部有手机风轮驱动气管和水雾管,部分手机还装有回气管、过滤器、防回吸装置和气体调压装置。

(3) 手机接头:手机接头是手机与输气软管的连接件,推动手机风轮旋转的主动力气流和产生雾化水的支气流,水流,分别通过管路进入手机接头的主气孔、支气孔、水孔通向手机头部。

2. 高速涡轮手机的工作原理　牙科高速涡轮手机于 1957 年问世,是一种以气流驱动的高速旋转切削医疗器械。其工作原理与风车相似,利用压缩空气对风轮片施加推力,使其高速旋转。当高压流动空气沿进气管进入进气口时,高压气流便对风轮片产生推力,使风轮带动夹轴及其夹持的车针高速旋转,连续而稳定的气流使风轮匀速转动。常用的滚珠轴承式牙科高速涡轮手机转速可由 30～45 万转/分钟不等。

3. 高速涡轮手机的绘图

(1) 观察实物的构成结构,构成比例,按图 1-5(1)画出器械的框架结构,并绘制辅助线;

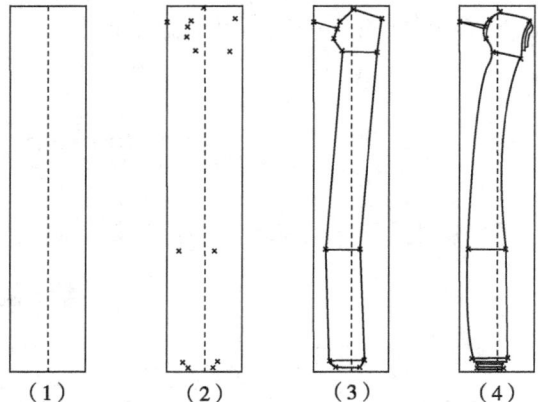

图 1-5　高速涡轮机的绘图步骤

(2) 确定绘制图的标志点,按图 1-5(2)作好标记;

(3) 按标志点形成直线轮廓图 1-5(3);

(4) 按实物对直线轮廓进行修整,形成曲线轮廓,并完成绘制图 1-5(4)。

(五) 注意事项

在使用过程中避免手机摔坏,实际操作中要注意手机的无菌操作。

二、低速涡轮手机

(一) 目的和要求

1. 熟悉低速涡轮手机的基本结构。

2. 了解低速涡轮手机的工作原理。

3. 完成低速涡轮手机的绘图。

(二) 器材

低速涡轮手机、绘图工具。

(三) 学时安排

2 学时。

(四) 低速涡轮手机的认识

低速涡轮手机主要包括气动马达手机和电动马达手机,这里主要介绍气动马达手机(图 1-6)。

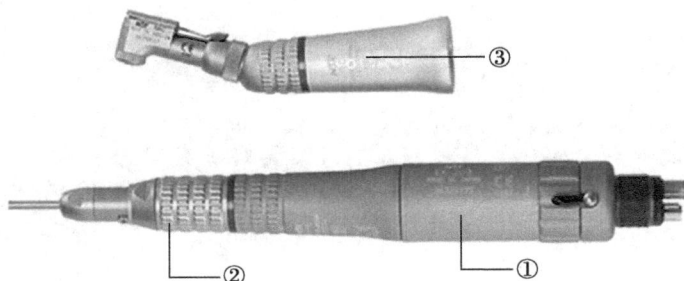

图1-6 低速涡轮手机
①气动马达,②直机头,③弯机头

1. 气动马达手机由气动马达和与之相配的直机头或弯机头组成,具有正、反转和低速钻削功能。

(1) 气动马达:气动马达由定子、转子、轴承、滑片、滑片弹簧、输气管、调气阀、消音气阻及空气过滤器组成,高压空气沿马达定子内壁切线方向进入缸体内部,形成旋转气流,借助滑片推动马达转子旋转,转子通过联轴叉带动机头工作。

(2) 直机头:直机头由芯轴、轴承、三瓣夹簧、锁紧螺母及外套组成。芯轴由两个轴承夹固在机头壳内,芯轴内前端装有锤度三瓣夹簧,转动紧缩螺母,可使三瓣夹簧在芯轴内前后移动,放松或夹紧车针。芯轴由气动马达带动旋转。

(3) 弯机头:弯机头由带齿轮和夹簧的夹轴、齿轮杆、轴承、钻扣及机头外套组成。

2. 低速涡轮手机的工作原理 低速涡轮手机的马达将动力传递给弯手机后轴,后轴通过齿轮驱动中间齿杆旋转,中间齿杆又用齿轮驱动夹轴齿轮,夹轴齿轮带动夹轴内的车针旋转。

3. 低速涡轮手机的绘图

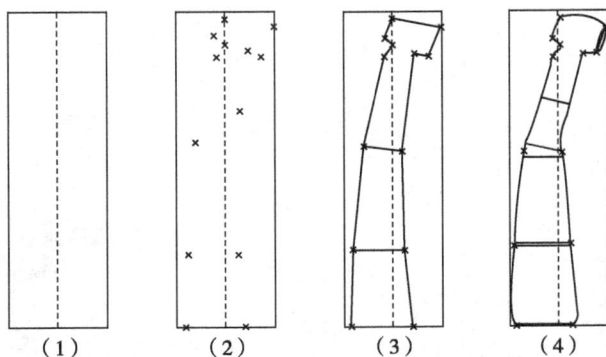

图1-7 低速涡轮手机的绘图步骤

(1) 观察实物的构成结构,构成比例,按图1-7(1)画出器械的框架结构,并绘制辅助线;

(2) 确定绘制图的标志点,按图1-7(2)作好标记;

(3) 按标志点形成直线轮廓图1-7(3);

(4) 按实物对直线轮廓进行修整,形成曲线轮廓,并完成绘制图1-7(4)。

(五) 注意事项

注意区分高、低速手机的用途。

第二章 口腔器械的认识

本章主要介绍了口腔医学中,各科常用的手持器械,通过实物的认识与讲解,并通过绘图训练,使同学们了解各种器械的特性、用途、养护方法等。

第一节 口腔检查盘

口腔检查盘常规包括口镜、探针、镊子、治疗巾。

一、口 镜

（一）目的和要求

1. 掌握口镜的结构。
2. 熟悉口镜的用途和养护。
3. 完成口镜的绘图。

（二）器材

口镜和绘图工具。

（三）学时安排

1 学时。

（四）口镜的认识

1. 口镜的结构 口镜由柄及口镜头组成,口镜头可分为平面与凹面两种(图 2-1)。

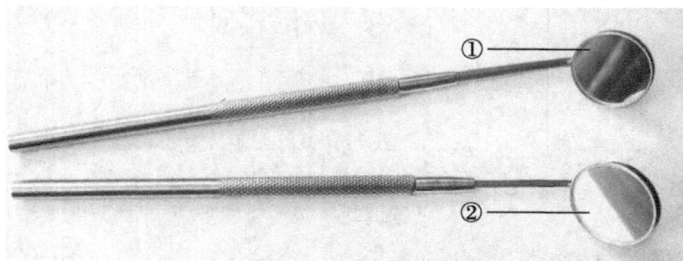

图 2-1 口镜
①平面,②凹面

2. 口镜的用途 反射并聚光于被检查部位,以增加照明;平面镜能真实反映检查者不能直接检查部位的影像,凹面镜能放大影像;牵引或推压唇、颊、舌等软组织,扩大视野,保护软组织;金属口镜柄末端还可以作叩诊用。

3. 口镜的养护　保持镜面的平整与光亮,避免磨损镜面;口镜头不能用高温或高压的方法消毒,以免损坏镜背面的水银涂膜;不要任意改变口镜头与柄相交的角度。

4. 口镜的绘图

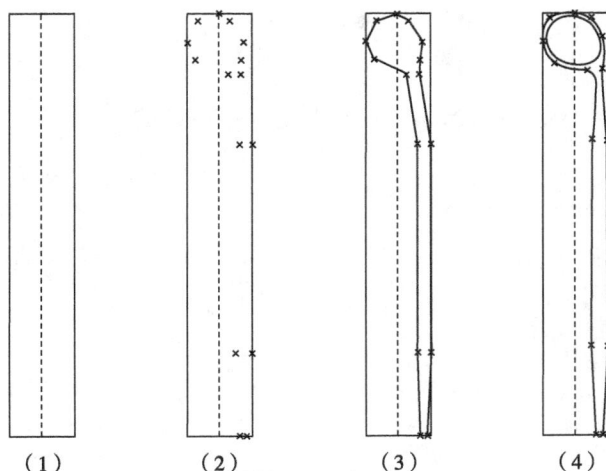

（1）　　　　（2）　　　　（3）　　　　（4）

图2-2　口镜的绘图步骤

（1）观察实物的构成结构,构成比例,按图 2-2(1)画出器械的框架结构,并绘制辅助线;

（2）确定绘制图的标志点,按图 2-2(2)作好标记;

（3）按标志点形成直线轮廓图 2-2(3);

（4）按实物对直线轮廓进行修整,形成曲线轮廓,并完成绘制图 2-2(4)。

（五）注意事项

实际治疗操作过程中,要学会利用口镜的各种功能。

二、探　　针

（一）目的和要求

1. 掌握探针的结构。

2. 熟悉探针的用途和养护。

（二）器材

探针和绘图工具。

（三）学时安排

1 学时。

（四）探针的认识

1. 探针的结构　探针由手柄与两个细而尖锐的工作端组成,一端为大弯,另一端为双弯(图2-3)。

2. 探针的用途　探针可用于探查牙体缺损的范围,深浅度及硬度;探查牙体组织的感觉,发现敏感点及穿髓孔,探寻窦道的方向,根分歧病变及悬突等。

3. 探针的养护　保持其特定的弯曲度及锐利的尖端,切忌加热烧灼以免探针尖变钝;

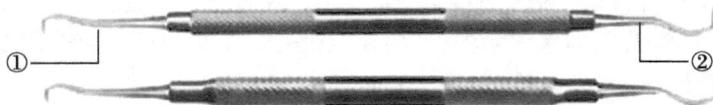

图 2-3 探针
①大弯,②双弯

探诊时,避免用力过度而损坏锐尖;禁止任意改变各工作端的角度。

（五）注意事项

在使用过程中避免被探针误伤。

三、镊　子

（一）目的和要求

1. 掌握镊子的结构。

2. 熟悉镊子的用途和养护。

3. 完成镊子的绘图。

（二）器材

镊子和绘图工具。

（三）学时安排

1 学时。

（四）镊子的认识

1. **镊子的结构**　由柄和两个双弯头镊瓣构成。双弯头镊子的特定角度是为了适应口腔和牙齿位置而设计的,镊子的喙端细长尖锐,闭合紧密,可有或无定位梢（图 2-4,图 2-5）。

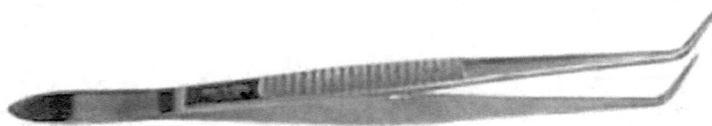

图 2-4 镊子（无定位梢）

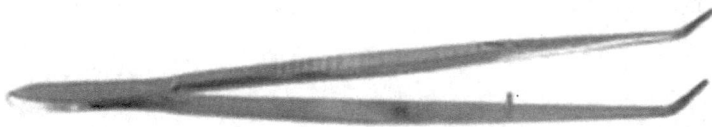

图 2-5 镊子（有定位梢）

2. **镊子的用途**　镊子可用于夹持牙冠以测定牙齿的松动度;用于治疗操作,夹去腐败组织和异物,夹取敷料或药物等治疗用品。镊子的柄末端可用于叩诊。

3. **镊子的养护**　应保持两镊子的尖锐及密合,喙尖不能烧灼;不要用力掰开镊瓣,以免损伤镊子的弹性。

4. 镊子的绘图

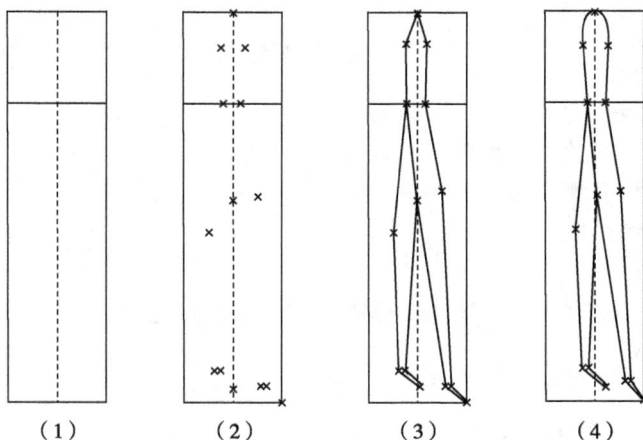

（1）　　　（2）　　　（3）　　　（4）

图 2-6　镊子的绘图步骤

（1）观察实物的构成结构,构成比例,按图 2-6（1）画出器械的框架结构,并绘制辅助线;

（2）确定绘制图的标志点,按图 2-6（2）作好标记;

（3）按标志点形成直线轮廓图 2-6（3）;

（4）按实物对直线轮廓进行修整,形成曲线轮廓,并完成绘制图 2-6（4）。

（五）注意事项

在使用镊子夹持物品时要有无菌操作的观念。

四、治 疗 巾

（一）目的和要求

1. 掌握治疗巾的结构。

2. 熟悉治疗巾的用途。

（二）器材

治疗巾。

（三）学时安排

0.5 学时。

（四）治疗巾的认识

1. 治疗巾的结构　治疗巾由巾体与系带构成,铺巾时吸水面向上。治疗巾可分为吸水与防水两面,正面为吸水性较强的纸质材料,反面为防水塑料层。

2. 治疗巾的用途　铺于患者胸前隔离污染。

（五）注意事项

铺巾时要注意区分治疗巾的正反面。

第二节 口腔内科常用器械

一、充填类器械

（一）目的和要求

1. 掌握口腔内科充填类器械的名称和结构。

2. 熟悉口腔内科充填类器械的用途。

3. 完成充填器的绘图。

（二）器材

银汞充填器、水门汀充填器等口腔内科充填类器械和绘图工具。

（三）学时安排

2 学时。

（四）口腔内科充填类器械的认识

1. 银汞充填器

（1）银汞充填器的结构：工作端为圆柱形，端面为光滑面或条纹网格。工作端有大、中、小型号之分（图 2-7）。

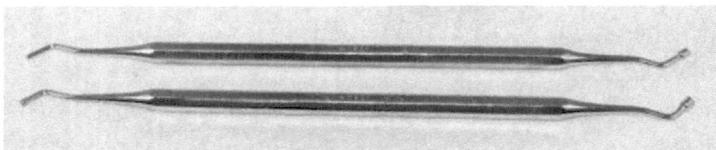

图 2-7 银汞充填器

（2）银汞充填器的用途：用于充填银汞合金。

2. 水门汀充填器

（1）水门汀充填器的结构：两端为工作端，一端为光滑面充填器，另一端为扁平状钝刀型充填器，若扁平状钝刀型充填器端与手柄以直角相交，又称远中充填器（图 2-8）。

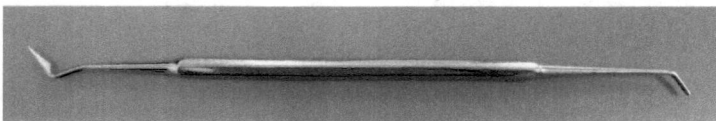

图 2-8 水门汀充填器

（2）水门汀充填器的用途：光滑面充填器用于充填糊膏状材料；扁平状钝刀型充填器用于采取糊膏状充填材料，并可用于后牙邻面洞的充填；远中充填器专用于牙齿远中面窝洞的充填。

3. 充填器的绘图

（1）观察实物的构成结构，构成比例，按图 2-9（1）画出器械的框架结构，并绘制辅助线；

（2）确定绘制图的标志点，按图 2-9（2）作好标记；

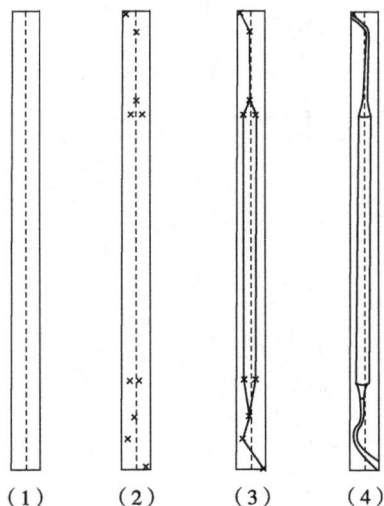

（1）　（2）　（3）　（4）

图 2-9　充填器的绘图步骤

（三）　学时安排

2 学时。

（四）　口腔内科雕刻类器械的认识

1. 银汞雕刻器

（1）　银汞雕刻器的结构：工作端呈卵圆形或菱形的圆盘状（图 2-10）。

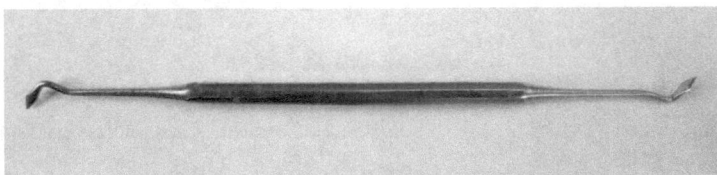

图 2-10　银汞雕刻器

（2）　银汞雕刻器的用途：用于雕刻银汞充填体的外形。注意保护雕刻器工作端的角度和光滑的边缘。

（3）　银汞雕刻器的绘图：

①观察实物的构成结构，构成比例，按图 2-11（1）画出器械的框架结构，并绘制辅助线；

②确定绘制图的标志点，按图 2-11（2）作好标记；

③按标志点形成直线轮廓图 2-11（3）；

④按实物对直线轮廓进行修整，形成曲线轮廓，并完成绘制图 2-11（4）。

2. 银汞光滑器

（1）　银汞光滑器的结构：工作端为多种形态，常为圆形或梨形，表面光滑。（图 2-12）

（2）　银汞光滑器的用途：用于充填后的银汞合金充填体的修整，光滑表面，使充填体边缘与洞壁密合。

3. 挖匙

（3）　按标志点形成直线轮廓图 2-9（3）；

（4）　按实物对直线轮廓进行修整，形成曲线轮廓，并完成绘制图 2-9（4）。

（五）　注意事项

在使用过程中注意各种器械的用途以及不同工作端的用途。

二、雕刻类器械

（一）　目的和要求

1. 掌握口腔内科雕刻类器械的名称和结构。

2. 熟悉口腔内科雕刻类器械的用途。

3. 完成银汞雕刻器和挖匙的绘图。

（二）　器材

银汞雕刻器、银汞光滑器、挖匙等口腔内科雕刻类器械和绘图工具。

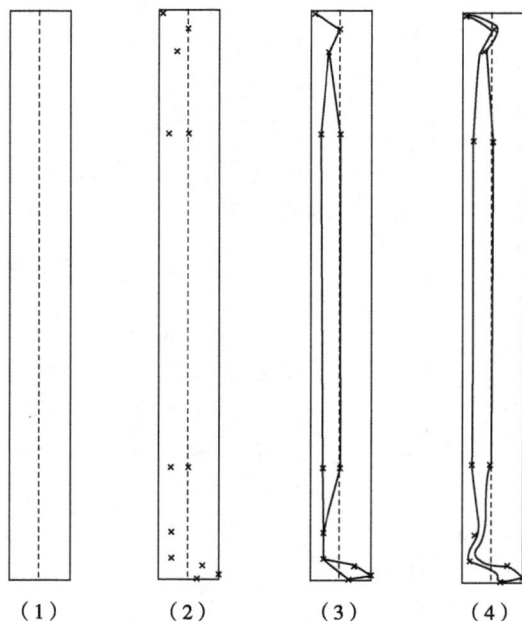

（1）　　　　（2）　　　　（3）　　　　（4）

图 2-11　银汞雕刻器的绘图步骤

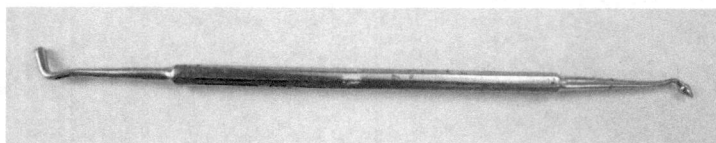

图 2-12　银汞光滑器

（1）挖匙的结构：由柄和两个工作端组成。工作端为匙形，周边刃缘锐利。有大、中、小型号之分（图 2-13）。

图 2-13　挖匙

（2）挖匙的用途：刮除腐质、炎症组织及暂时性充填物。

（3）挖匙的养护：注意保持匙缘的锐利和匙内的清洁。边缘变钝时，可用油石打磨外缘，小石尖由匙内向外缘打磨。

（4）挖匙的绘图：

①观察实物的构成结构，构成比例，按图 2-14（1）画出器械的框架结构，并绘制辅助线；

②确定绘制图的标志点，按图 2-14（2）作好标记；

③按标志点形成直线轮廓图 2-14（3）；

④按实物对直线轮廓进行修整，形成曲线轮廓，并完成绘制图 2-14（4）。

（五）注意事项

使用中要区分各种器械的用途，防止器械误伤。

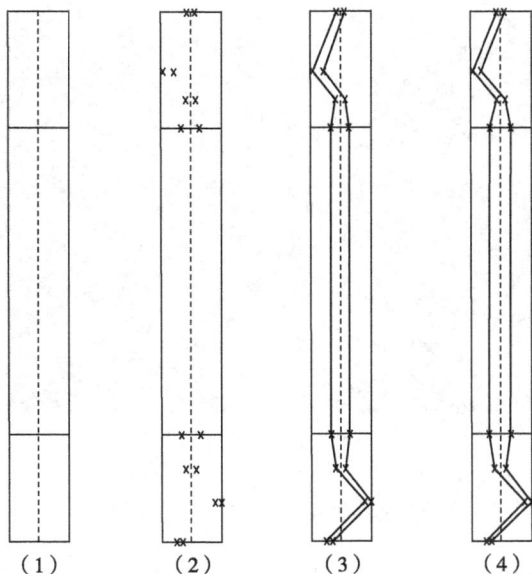

图 2-14　挖匙的绘图步骤

三、牙周治疗类器械

（一）目的和要求

1. 掌握牙周治疗类器械的名称和结构。

2. 熟悉牙周治疗类器械的用途。

3. 完成牙周洁治器和牙周探针的绘图。

（二）器材

牙周洁治器、龈下刮治器、牙周探针等牙周治疗类器械和绘图工具。

（三）学时安排

2 学时。

（四）牙周治疗类器械的认识

1. 牙周洁治器

（1）牙周洁治器由柄、颈和工作端组成。常用洁治器工作端有镰形和锄形之分。

①锄形洁治器[图 2-15（1）]：锄形洁治器左右成对，刃口一端为锐角，可稍进入龈沟内，主要用于去除小块牙石、软垢和色素。

②镰形洁治器[图 2-15（2）]：镰形洁治器工作端的断面为三角形，有两个切割刃，顶端呈尖形。

用于前牙者：有直角形、大弯形。工作端与柄成直线。

用于后牙者：因其形似牛角形，也称牛角形洁治器。在颈部形成一定角度，使工作端适应后牙外形，主要用于大块牙石的去除。

（2）牙周洁治器的绘图：

①观察实物的构成结构，构成比例，按图 2-16（1）画出器械的框架结构，并绘制辅助线；

②确定绘制图的标志点，按图 2-16（2）作好标记；

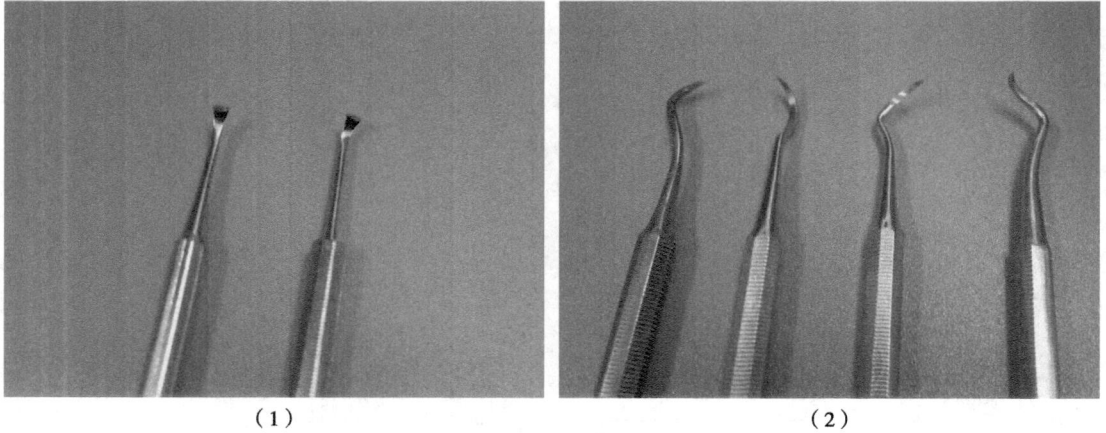

（1）　　　　　　　　　　　　　　　　　（2）

图 2-15
（1）牙周锄形洁治器;（2）牙周镰形洁治器

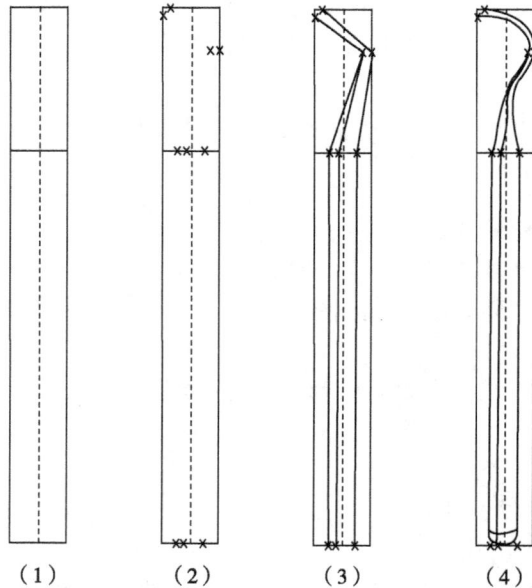

（1）　　　（2）　　　（3）　　　（4）

图 2-16　牙周洁治器的绘图步骤

③按标志点形成直线轮廓图 2-16（3）;

④按实物对直线轮廓进行修整,形成曲线轮廓,并完成绘制图 2-16（4）。

2. 龈下刮治器

（1）通用刮治器:呈匙形,其工作端前部为圆形,横截面为半圆形,底部呈圆滑的凸面,底部侧边与工作面相交形成工作刃。刮治器的弯曲设计使工作端能抱住根面,适应牙根面的外形,因而能进入深牙周袋,且对软组织损伤小。

（2）Gracey 匙形器:以设计者 Gracey 命名,是为适用于不同牙齿、不同牙面的形状而设计的,最常用的有其中 4 支,具有区域专用的特点,每支刮治器只适用于一个或数个特定的部位和牙面,Gracey 5/6 号用于前牙,7/8 号用于后牙的颊面和舌面,11/12 用于后牙近中面,13/14 用于后牙远中面。工作面与颈部呈 70°偏斜角,使得工作端进入龈下刮治时,当颈部与牙长轴平行时,工作面与牙面成 70°~80°的最佳工作角度,有效清除牙石。Gracey 的两侧刃长度不等,外侧的长刃为工作刃(图 2-17)。

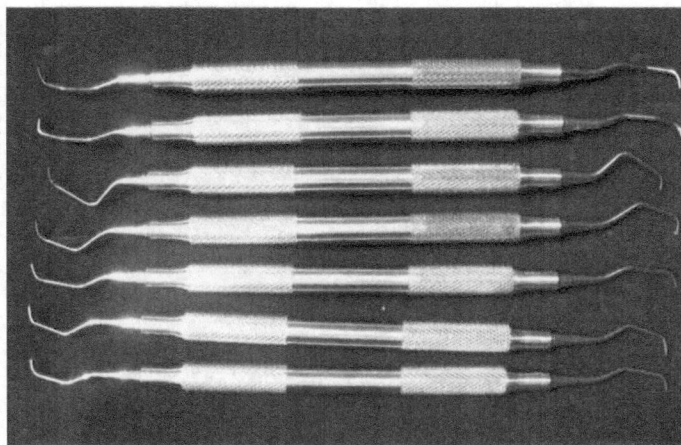

图 2-17　Gracey 匙形器

3. 牙周探针

(1) 牙周探针的结构:其顶端为钝头,顶端直径约 0.5mm,探针上有刻度(图 2-18)。常用的牙周探针有:Williams 探针(刻度为 1,2,3,5,7,8,9,10mm)、Michigan-0 探针(刻度为 3,6,8mm)、Marquis 探针(刻度为 3,6,9,12mm,并有颜色标记)、UNC-15 探针(每 1mm 都有黑线刻度,5mm、10mm、15mm 为全黑刻度)。

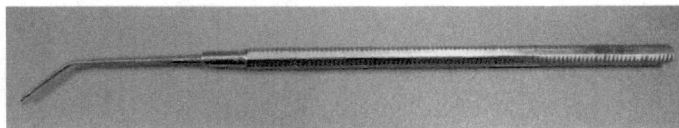

图 2-18　牙周探针

(2) 牙周探针的用途:牙周探针的作用主要在于探查有无牙周袋及其深度、形状,有无附着丧失及其程度。握持探针时采用改良执笔式,探诊时要注意支点的建立,探入时探针应与牙体长轴平行,顶端紧贴牙面,避开牙石,直达牙周袋底。探入力量要轻,约20~25g。

(3) 牙周探针的绘图:

①观察实物的构成结构,构成比例,按图 2-19(1)画出器械的框架结构,并绘制辅助线;

②确定绘制图的标志点,按图 2-19(2)作好标记;

③按标志点形成直线轮廓图 2-19(3);

④按实物对直线轮廓进行修整,形成曲线轮廓,并完成绘制图 2-19(4)。

(五) 注意事项

注意区分各种牙周洁治器的使用范围。

19

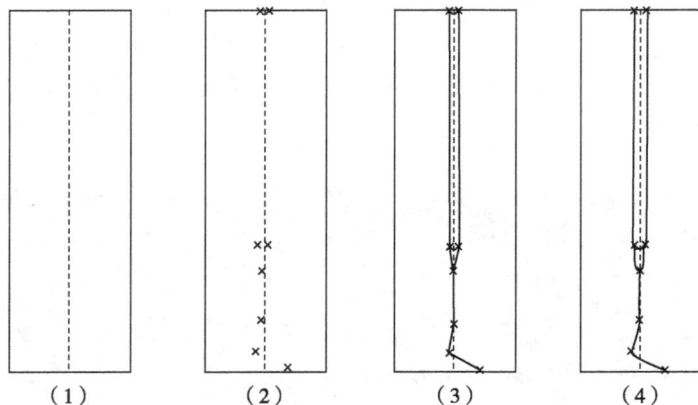

（1）　　　（2）　　　（3）　　　（4）

图 2-19　牙周探针的绘图步骤

第三节　口腔修复科常用器械

一、调拌类器械

（一）目的和要求

1. 掌握口腔修复科调拌类器械的名称和结构。
2. 熟悉口腔修复科调拌类器械的用途。
3. 完成石膏调拌刀的绘图。

（二）器材

托盘、石膏调拌刀等口腔修复科调拌类器械和绘图工具。

（三）学时安排

2 学时。

（四）口腔修复材料调拌类器械的认识

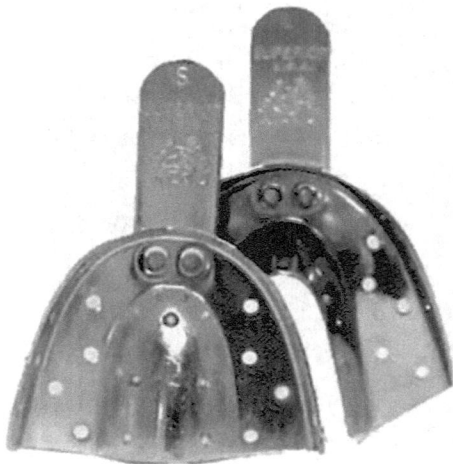

图 2-20　托盘

1. 托盘

（1）托盘的种类和用途:按制作托盘的材质分有金属托盘、塑料托盘和金属支架外部涂塑托盘;按托盘的结构和使用目的分有全牙列托盘、部分牙列托盘、无牙颌托盘;此外金属托盘还可以分为有孔型(图 2-20)和无孔型两种。

①金属托盘

铝合金成品托盘:临床上常用。托盘由铝合金压制而成。形态稳定性较好,质轻价廉,因铝制材料较软,当个别部位不合适时,术者可用工具调改外形,多用于制取藻酸盐类印模。

不锈钢成品托盘:临床上较常用。钢材质硬,变形性小,但如果外形不合适,调改困难,且由于表面光滑,印模时易脱模,用于制取橡胶类印模,如硅橡胶印模以及聚醚印模。

金属托盘可以进行高温消毒,反复使用,寿命长,是目前临床上普遍使用的托盘。

②塑料托盘:近年作为一次性托盘较普遍使用。一次性托盘使用方便,价格便宜,不需消毒程序,可防止交叉感染,塑料托盘因为不耐高温,不易采用高温消毒,而使用消毒液浸泡消毒效果不明确,且无统一消毒标准,因此目前多作为一次性使用托盘应用。目前塑料托盘的主要缺点是材质软,在复杂印模时,印模的精确性可能受到影响,托盘外形不合适时,不易修改。有时有脱模现象发生。如果材质性能得到改善,也有广泛的应用空间。塑料托盘由于不易变形,多用于橡胶类印模材料的取模。

③金属-塑料联合托盘:这种托盘是先制作一个金属网状托盘,在其表面喷涂塑料而成,美观舒适,这种托盘外形尺寸稳定性好,不易脱模。但消毒较困难,当托盘外形不合适时,不易进行托盘修改。

托盘结构及用途不同的种类有:无牙颌修复的全口义齿专用托盘;牙列缺损、牙体缺损修复专用托盘,这类托盘又分为双侧牙颌即全牙列和单侧牙颌即部分牙列两种。

2. 石膏调拌刀

(1) 石膏调拌刀的结构:分为手柄和刀刃两部分,手柄有木质和塑料两种(图 2-21)。

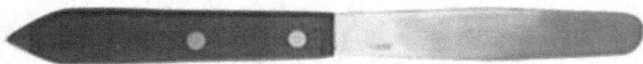

图 2-21 石膏调拌刀

(2) 石膏调拌刀的用途:用于石膏或藻酸盐印模材料的调拌。

(3) 石膏调拌刀的绘图:

①观察实物的构成结构,构成比例,按图 2-22(1)画出器械的框架结构,并绘制辅助线;

②确定绘制图的标志点,按图 2-22(2)作好标记;

③按标志点形成直线轮廓图 2-22(3);

④按实物对直线轮廓进行修整,形成曲线轮廓,并完成绘制图 2-22(4)。

(五) 注意事项

1. 调拌相应材料时应按合适的水粉比例进行调拌。

2. 调拌时按一个方向调拌,速度不宜过快,以免人为带入气泡。

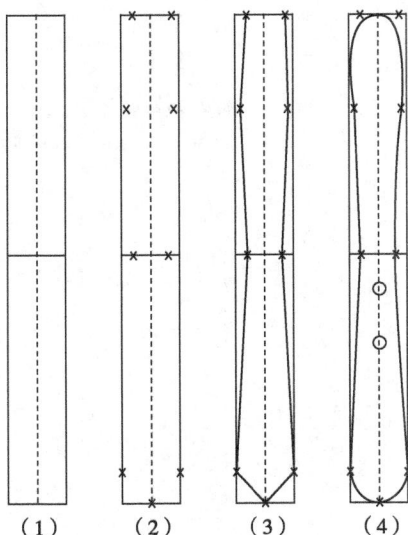

图 2-22 石膏调拌刀的绘图步骤

二、钳子类器械

(一) 目的和要求

1. 掌握口腔修复科钳子类器械的名称和结构。

2. 熟悉口腔修复科钳子类器械的用途。

3. 完成钳子类的绘图。

（二）器材

平钳、切断钳、长鼻钳等口腔修复科钳子类器械和绘图工具。

（三）学时安排

2学时。

（四）口腔修复科弯制类器械的认识

口腔修复科钳子类器械（图2-23）主要包括长鼻钳、短鼻钳、日月钳、平钳、切断钳等钳类。

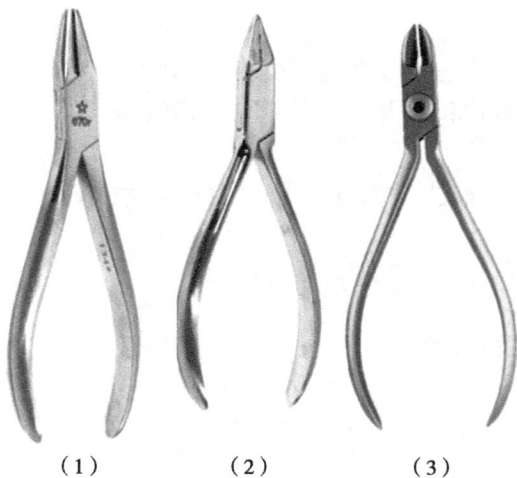

（1） （2） （3）

图2-23 钳子类

（1）日月钳；（2）平钳；（3）切断钳

（1）钳类的结构：由钳柄、关节和钳喙组成。钳喙的形状各不相同，弯制金属丝时可形成不同的形状。

（2）钳子的用途：弯制或切断金属丝，形成修复体上卡环等结构。

（3）钳子类的绘图

①观察实物的构成结构，构成比例，按图2-24（1）画出器械的框架结构，并绘制辅助线；

②确定绘制图的标志点，按图2-24（2）作好标记；

③按标志点形成直线轮廓图2-24（3）；

④按实物对直线轮廓进行修整，形成曲线轮廓，并完成绘制图2-24（4）。

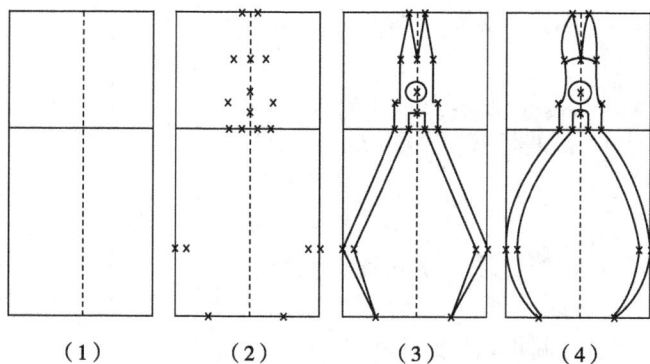

（1） （2） （3） （4）

图2-24 钳类的绘图步骤

（五）注意事项

弯制钢丝时，用力应恰当，以保持卡环表面光滑，切忌在某一处反复弯制调改，否则卡环容易发生折断。

三、打磨类器械

（一）目的和要求

1. 掌握口腔修复科打磨类器械的名称和结构。

2. 熟悉口腔修复科打磨类器械的用途。

（二）器材

石膏切刀、砂石和砂石针等口腔修复科打磨类器械。

（三）学时安排

1学时。

（四）口腔修复科打磨类器械的认识

1. 石膏切刀

（1）石膏切刀的结构：分为手柄和刀刃两部分（图2-25）。

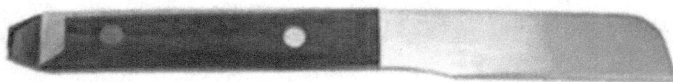

图 2-25　石膏切刀

（2）石膏切刀的用途：用于石膏模型完全凝固之前的粗略修整。

2. 砂石及砂石针

（1）砂石及砂石针的结构：分工作端和柄两部分（图2-26）。

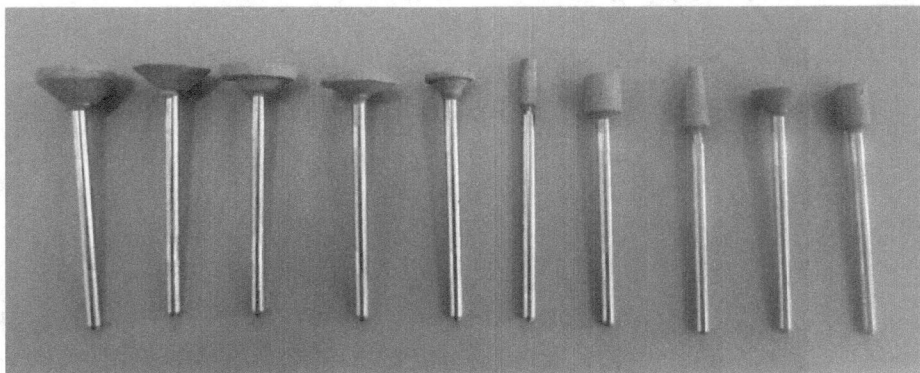

图 2-26　砂石针

（2）砂石及砂石针的用途：用于修复中义齿部件的打磨和抛光。

（五）注意事项

1. 在使用打磨和抛光器械时不能伤及卡环，否则在使用中卡环很容易折断。

2. 在磨光过程中所使用的器材，一定要由粗到细，才能获得一个满意的义齿磨光面。

3. 在用布轮抛光时应先用水浸湿，摩擦时用力不能过大，并随时加石英砂糊剂以保持义齿表面有一定湿度，以免因摩擦产热而烧焦塑料或导致基托变形。

四、雕刻类器械

（一）目的和要求

1. 掌握口腔修复科雕刻类器械的名称和结构。
2. 熟悉口腔修复科雕刻类器械的用途。
3. 完成蜡匙的绘图。

（二）器材

雕刻刀、蜡刀、蜡匙等口腔修复科雕刻类器械和绘图工具。

（三）学时安排

1学时。

（四）口腔修复雕刻类器械的认识

1. 雕刻刀

（1）雕刻刀的结构：分为手柄和刀刃两部分（图2-27）。

（2）雕刻刀的用途：制作基托蜡型或者雕刻人工蜡牙。

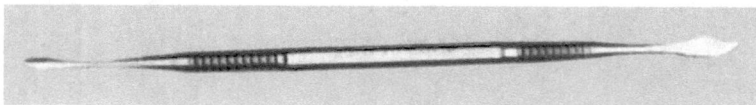

图2-27　雕刻刀

2. 蜡刀

（1）蜡刀的结构：分为手柄和刀刃两部分（图2-28）。

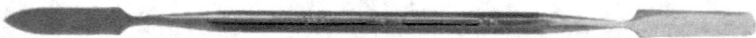

图2-28　蜡刀

（2）蜡刀的用途：制作基托蜡型或者雕刻人工蜡牙。

3. 蜡匙

（1）蜡匙的结构：分为手柄和匙两部分，两端为工作端，外形大体与挖匙类似（图2-29）。

图2-29　蜡匙

（2）蜡匙的用途：熔蜡进行基托蜡型、人工蜡牙、蜡型等的制作、修改或者烫平基托蜡型。

（3）蜡匙的绘图：

①观察实物的构成结构，构成比例，按图2-30（1）画出器械的框架结构，并绘制辅助线；

②确定绘制图的标志点，按图2-30（2）作好标记；

③按标志点形成直线轮廓图2-30（3）；

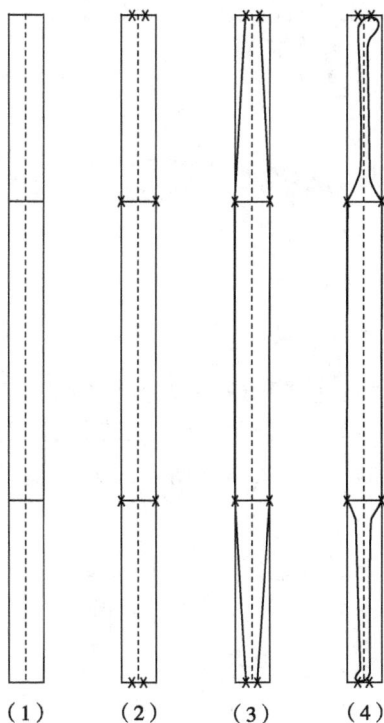

（1）　　（2）　　（3）　　（4）

图 2-30　蜡匙的绘图步骤

④按实物对直线轮廓进行修整,形成曲线轮廓,并完成绘制图 2-30(4)。

（五）注意事项

使用时注意勿损坏模型,以免影响义齿制作的精度。

第四节　口腔外科常用器械

一、剪刀类器械

（一）目的和要求

1. 掌握剪刀类器械的名称和结构。

2. 熟悉剪刀类器械的用途。

3. 完成组织剪的绘图。

（二）器材

组织剪、线剪等剪刀和绘图工具。

（三）学时安排

1 学时。

（四）剪刀类器械的认识

1. 组织剪

（1）组织剪的结构:分为圈套、关节及剪头三部分。有弯直二型,各型又有不同长短、大小之分。剪头又分锐头、钝头及锐、钝各一页三类(图2-31)。

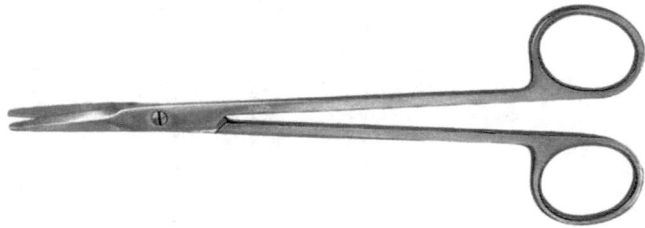

图 2-31 组织剪

(2)组织剪的用途:组织剪的主要用途是锐分离,剪开或剪断组织。口腔颌面外科手术以钝头细长弯剪(亦称深部手术剪或综合手术剪)最常用,既可作锐分离,又可作钝分离,还可减少误伤正常组织的机会。面部整形手术则常用锐头小直或小弯剪。

(3)组织剪的绘图

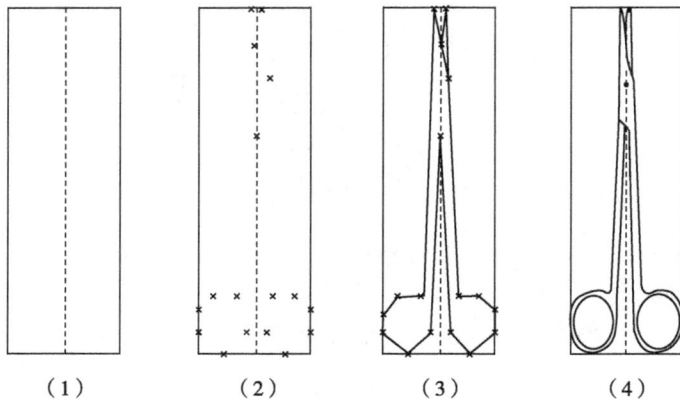

（1） （2） （3） （4）

图 2-32 组织剪的绘图步骤

①观察实物的构成结构,构成比例,按图2-32(1)画出器械的框架结构,并绘制辅助线;
②确定绘制图的标志点,按图2-32(2)作好标记;
③按标志点形成直线轮廓图2-32(3);
④按实物对直线轮廓进行修整,形成曲线轮廓,并完成绘制图2-32(4)。

2. 线剪

(1)线剪的结构:分为圈套、关节及剪头三部分。有弯直二型,剪头锐或者一页锐一页钝。线剪与组织剪的区别在于组织剪的刃锐薄,线剪的刃较钝厚(图2-33)。

(2)线剪的用途:主要用来剪线、拆线。

(五)注意事项

各种剪刀类器械的握持都应是拇指及无名指伸入圈套内,示指扶持关节或体部。临床容易犯的错误是以中指代替无名指,这会影响组织剪张闭的灵活性和持剪的稳定性。

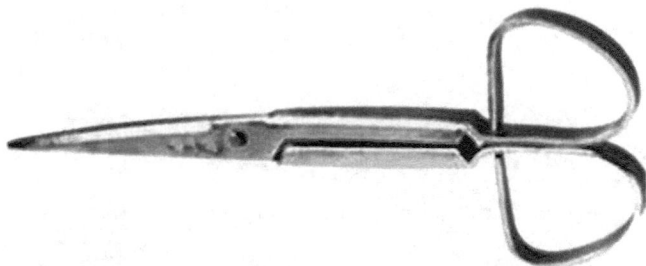

图 2-33　线剪

二、钳子类器械

（一）目的和要求

1. 掌握口腔外科钳子类器械的名称和结构。

2. 熟悉口腔外科钳子类器械的用途。

3. 完成组织钳的绘图。

（二）器材

卵圆钳、组织钳、铺巾钳、血管钳等口腔外科钳子类器械和绘图工具。

（三）学时安排

1 学时。

（四）口腔外科钳子类器械的认识

1. 卵圆钳

（1）卵圆钳的结构：卵圆钳又名环钳，两顶端各有一卵圆形环，故名卵圆钳（图 2-34）。其前端分直、弯，内面上有、无横纹。其内面光滑者用作夹持内脏，若内面上有横纹者可以夹持纱布，名为海绵钳。

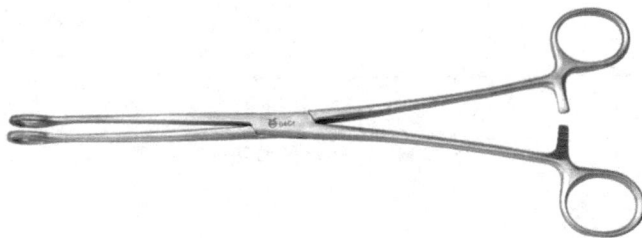

图 2-34　卵圆钳

（2）卵圆钳的用途：用于钳夹蘸有消毒液的纱布作皮肤消毒，深部伤口内蘸血或吸净积液。

2. 组织钳

（1）组织钳的结构：形状类似中号直血管钳，前端呈铲状，有细齿，亦称鼠齿钳、皮肤钳或阿里斯（Alliss）钳（图 2-35）。

（2）组织钳的用途：对组织的压榨较血管钳轻，故一般用以夹持皮肤、筋膜、肌肉、腹膜或肿瘤被膜，不易滑脱，以利于手术进行，牵拉皮肤时，要夹在紧贴皮肤的皮下组织上，以免

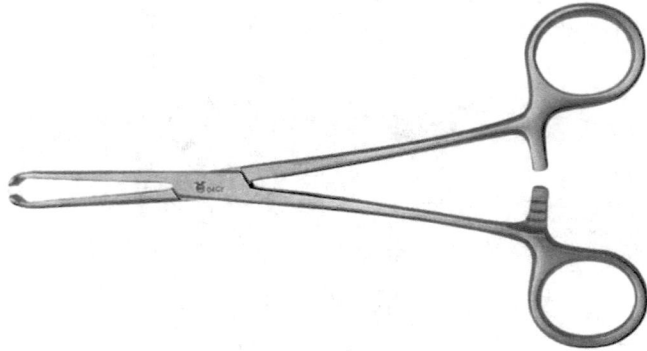

图 2-35　组织钳

造成皮肤坏死。组织钳不能用以夹持或牵拉内脏或神经、血管等脆弱组织。

（3）组织钳的绘图：

①观察实物的构成结构，构成比例，按图 2-36（1）画出器械的框架结构，并绘制辅助线；

②确定绘制图的标志点，按图 2-36（2）作好标记；

③按标志点形成直线轮廓图 2-36（3）；

④按实物对直线轮廓进行修整，形成曲线轮廓，并完成绘制图 2-36（4）。

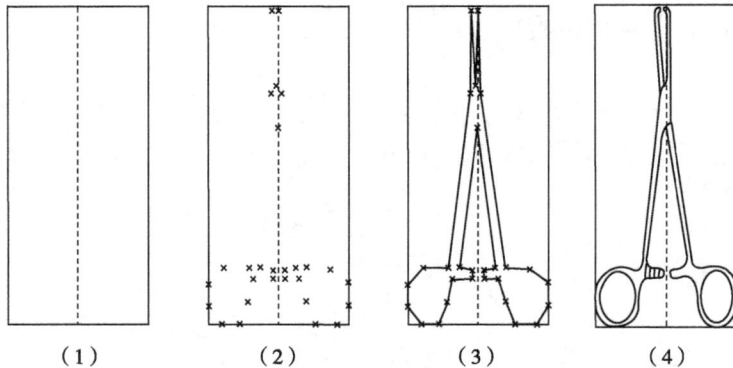

（1）　　　　　　（2）　　　　　　（3）　　　　　　（4）

图 2-36　组织钳的绘图步骤

3. 铺巾钳

（1）铺巾钳的结构：形状类似小弯止血钳，两前端密合成圆环（图 2-37）。

（2）铺巾钳的用途：用于固定铺盖手术切口周围的手术巾。

4. 血管钳

（1）血管钳的结构：血管钳有弯、直两种类型，根据其大小又可分为大、中、小三号。血管钳主要用于钳夹血管或出血点，亦称止血钳（图 2-38）。大号血管钳在结构上主要的不同是齿槽床，由于手术操作的需要，齿槽床分为直、弯、直角、弧形（如肾蒂钳）等。血管钳是有齿无钩的，有钩者则称为有钩血管钳或称柯克（Kocher）血管钳。

（2）血管钳的用途：用于血管手术的血管钳，齿槽的齿较细、较浅，弹性较好，对组织的压榨作用及对血管壁、血管内膜的损伤均较轻，称无损伤血管钳。由于钳的前端平滑，易插

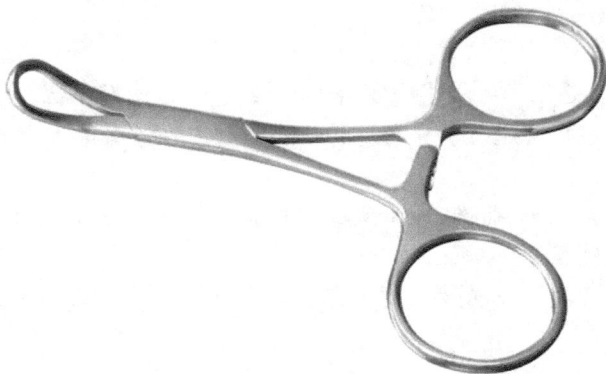

图 2-37 铺巾钳

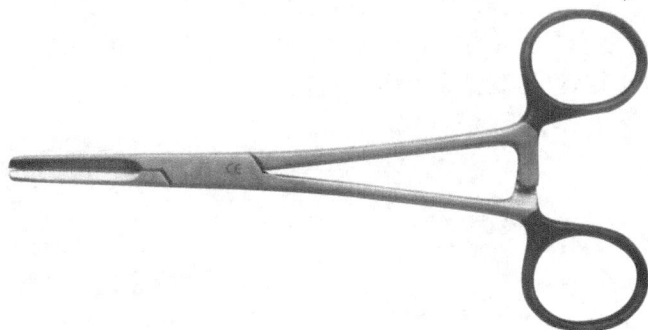

图 2-38 血管钳

入筋膜内,不易刺破静脉,也供分离解剖组织用。也可用于牵引缝线、拔出缝针,或代镊使用,但不宜夹持皮肤、脏器及较脆弱的组织。用于止血时尖端应与组织垂直,夹住出血血管断端,尽量少夹附近组织。

在口腔颌面外科手术中用的最多的是小号血管钳,主要用于钳夹皮下及浅部组织的细小出血点。中号止血钳主要用于较大出血点、较粗血管以及小束组织的钳夹。大号血管钳则多用于大束组织以及大块肌肉的钳夹,由于其柄较长,也常用于咽部等深区的止血。血管钳除具有止血作用外,在钝分离中也是主要的器械。

三、缝针及持针器器械

(一) 目的和要求

1. 掌握缝针及持针器器械的名称和结构。

2. 熟悉缝针及持针器器械的用途。

3. 完成持针器的绘图。

(二) 器材

持针器、缝针和绘图工具。

(三) 学时安排

1 学时。

（四）缝针及持针器器械的认识

1. 缝针

（1）缝针的结构：是用于各种组织缝合的器械,它由三个基本部分组成,即针尖、针体和针眼。针尖有圆针和三角针之分。另有一种针线已制成一体者称为无损伤缝针。

（2）缝针的用途：

圆针主要用于缝合黏膜、肌肉、皮下组织。根据弧度不同分为 1/2、3/8 弧度等,弧度大者多用于深部组织及软组织。

三角针前半部为三棱形,较锋利,用于缝合皮肤、软骨、韧带以及坚硬的瘢痕组织,损伤性较大。

无损伤缝针用以缝合血管、神经。

2. 持针器

（1）持针器的结构：也叫持针钳。虽结构上与直血管钳相似,但钳嘴粗短（图 2-39）。为适应缝针的不同规格亦有长短和大小之分,应用时应注意配伍。如小针用大持针器,则针易夹断;如大针配以小持针器,则针易打滑、旋转。

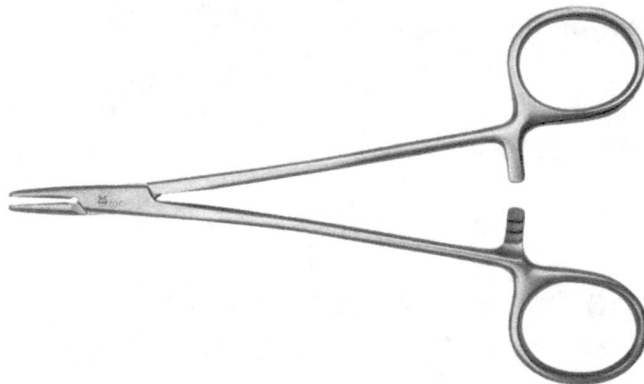

图 2-39 持针器

（2）持针器的用途：主要用于夹持缝针,不宜用于钳夹组织。有时也用于器械打结。用持针器的尖夹住缝针的中、后 1/3 交界处为宜,多数情况下夹持的针尖应向左,特殊情况可

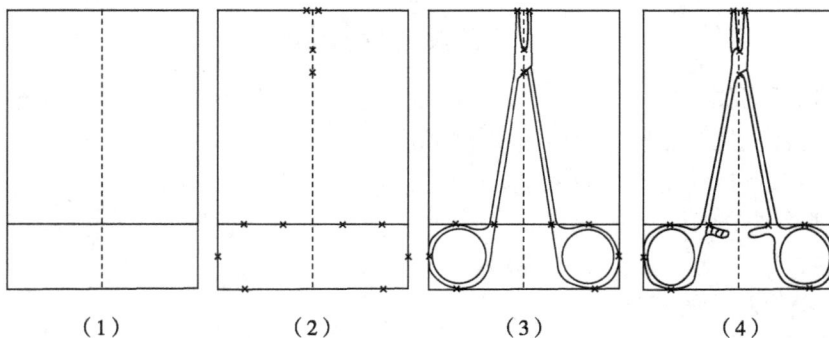

| （1） | （2） | （3） | （4） |

图 2-40 持针器的绘图步骤

向右,缝线应重叠 1/3,且将绕线重叠部分也放于针嘴内。

（3）持针器的绘图：

①观察实物的构成结构,构成比例,按图 2-40（1）画出器械的框架结构,并绘制辅助线;

②确定绘制图的标志点,按图 2-40（2）作好标记;

③按标志点形成直线轮廓图 2-40（3）;

④按实物对直线轮廓进行修整,形成曲线轮廓,并完成绘制图 2-40（4）。

四、手术刀片及刀柄器械

（一）目的和要求

1. 掌握手术刀片及刀柄器械的名称和结构。

2. 熟悉手术刀片及刀柄器械的用途。

3. 完成刀柄的绘图。

（二）器材

常用手术刀片、刀柄和绘图工具。

（三）学时安排

1 学时。

（四）手术刀片及刀柄器械的认识

1. 手术刀的结构　由刀片和刀柄两部分组成,用时将刀片（图 2-41）安装在刀柄（图 2-42）上。刀片宜用持针钳（或血管钳）夹持安装,避免割伤手指。

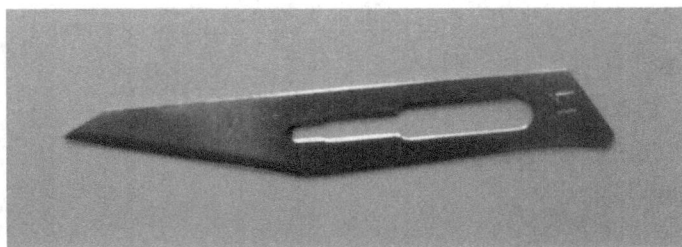

图 2-41　手术刀片

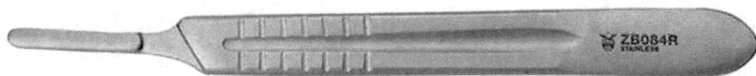

图 2-42　刀柄

刀片的末端刻有号码,20～24 号属于大刀片,适用于大创口切割,9～17 号属于小刀片,适用于眼科及耳鼻喉科,又根据刀刃的形状分为圆刀、弯刀、球头刀及三角刀。

刀柄根据长短及大小分型,其末端刻有号码,一把刀柄可以安装几种不同型号的刀片,常用为 4 号刀柄。

口腔颌面外科手术常用的刀片有 10、11、12、15、21、23 号。口内手术几乎全部应用 11

号(角形尖刀)刀片配以 3 号刀柄。口腔后部或咽部手术有时需用 12 号(弯形尖刀或称镰状刀)刀片,并配以较长的 7 号刀柄。面部手术主要采用 11 号刀片,有时也采用 15 号及 10 号刀片。颈部或头皮手术则多使用 4 号刀柄配以 21、23 号刀片。

2. 手术刀的用途 一般用于切开和剥离组织。

3. 手术刀柄的绘图

(1) 观察实物的构成结构,构成比例,按图 2-43(1)画出器械的框架结构,并绘制辅助线;

(2) 确定绘制图的标志点,按图 2-43(2)作好标记;

(3) 按标志点形成直线轮廓图 2-43(3);

(4) 按实物对直线轮廓进行修整,形成曲线轮廓,并完成绘制图 2-43(4)。

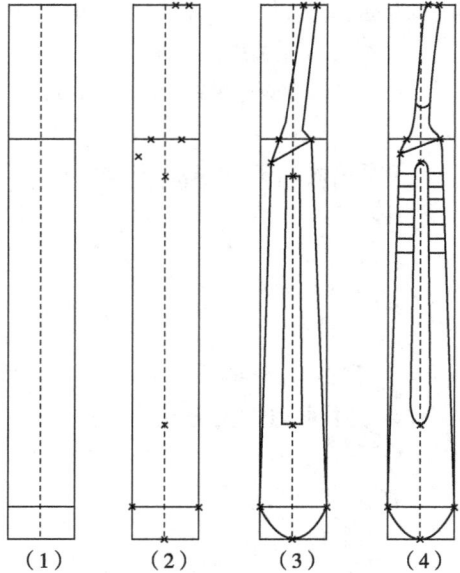

（1）　（2）　（3）　（4）

图 2-43　刀柄的绘图步骤

第五节　口腔正畸科常用器械

一、钳子类器械

（一）目的和要求

1. 掌握口腔正畸科钳子类的名称和结构。

2. 熟悉口腔正畸科钳子类的用途。

3. 完成末端切断钳的绘图。

（二）器材

梯形钳、细丝钳、方丝钳、末端切断钳等口腔正畸科钳子类器械和绘图工具。

（三）学时安排

1 学时。

（四）口腔正畸科钳子类器械的认识

正畸治疗中使用的钳子类,包括了修复治疗中的钳子,还具有以下特殊的钳子:

1. 梯形钳

(1) 梯形钳的结构:由两个不一样的钳喙构成,一侧钳喙相对面为平面,另一侧相对面为圆弧形。圆弧形一侧的钳喙横截面为三种直径递增的圆形,纵剖面为阶梯形,用于形成不同直径的曲(图 2-44)。

(2) 梯形钳的用途:用于弯制多曲方丝弓、弓丝小曲、停止曲、欧米茄曲。

2. 细丝钳

(1) 细丝钳的结构:两个钳喙向尖端逐渐缩窄,其中一个横截面为长方形。另一个横截

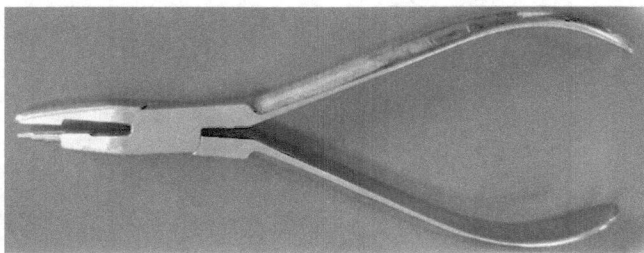

图 2-44 梯形钳

面为圆形。当钳喙闭合的时候,圆柱形钳喙与长方形钳喙成线性接触。有些厂商为了增加钳喙的强度,在圆柱形钳喙的尖端部分使用强度更高的材料制作而成(图 2-45)。

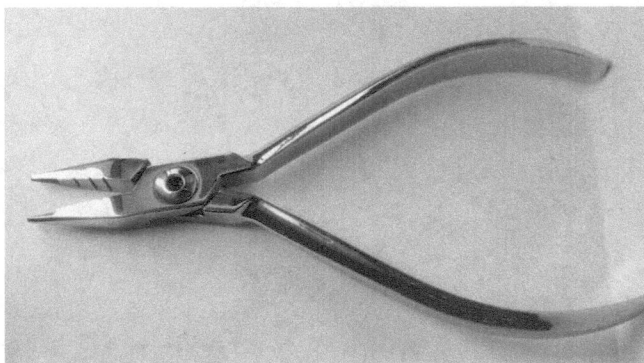

图 2-45 细丝钳

(2) 细丝钳的用途:用于弯制 0.020 英寸以下的细圆丝,可以用来精确弯制各种类型的曲以及在弯制细丝时用于夹持弓丝,是正畸临床使用较多的一种钳子。

3. 方丝钳

(1) 方丝钳(图 2-46)的结构:由两个完全一样的钳喙构成,钳喙相对面为平面。钳子平放时,钳喙为以钳子长轴为长边的近似长方形。钳喙闭合时钳喙相对面尖端接触,向钳喙颈部逐渐分开,使得在夹持横截面为长方形的弓丝时,钳喙可以与弓丝的表面均匀接触,更有利于弓丝的弯制,同时可以避免损伤弓丝。

(2) 方丝钳的用途:用于横截面为长方形的弓丝弯制时的夹持;为弓丝增加第一序列、第二序列以及第三序列弯曲。

4. 末端切断钳

(1) 末端切断钳(图 2-47)的结构:末端钳侧面观为一个钳喙弯曲的 L 形,L 形钳喙的水平部分是工作端。钳喙工作端为两个阶梯状的接触面,用于切断弓丝的同时,夹持住切断的弓丝末端。

(2) 末端切断钳的用途:末端钳用于在口腔内剪断颊面管远中多余的弓丝。由于末端切断钳的特殊设计,在剪断弓丝的同时可以夹持住远中剪断的弓丝,以防止其落入口腔内。

(3) 末端切断钳工作端的绘图:

①观察实物的构成结构,构成比例,按图 2-48(1)画出器械的框架结构,并绘制辅助线;

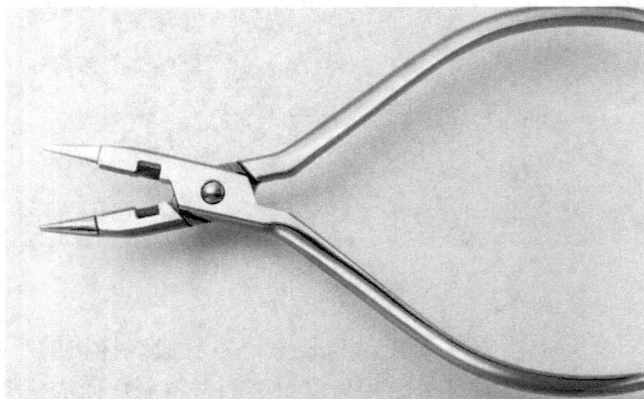

图 2-46　方丝钳

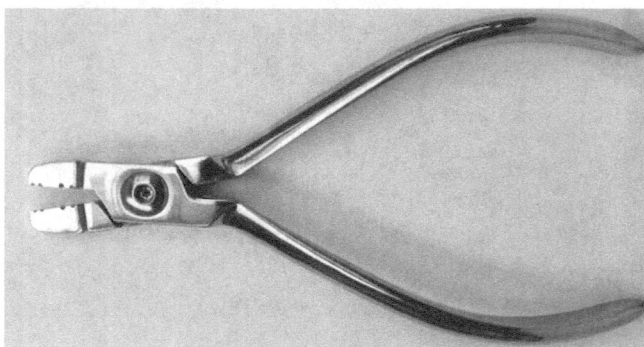

图 2-47　末端切断钳

②确定绘制图的标志点,按图 2-48(2)作好标记;

③按标志点形成直线轮廓图 2-48(3);

④按实物对直线轮廓进行修整,形成曲线轮廓,并完成绘制图 2-48(4)。

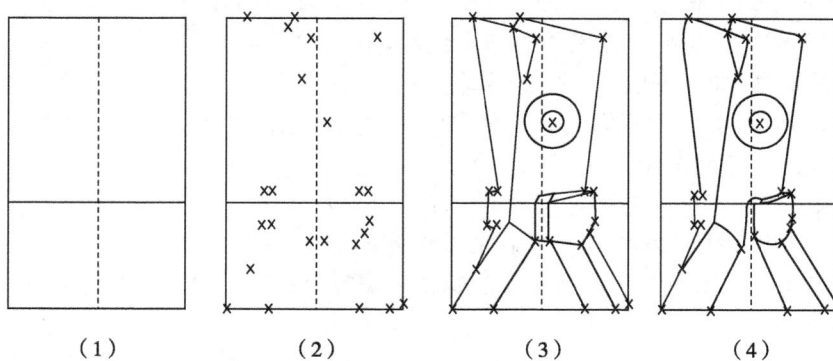

（1）　　　　　　（2）　　　　　　（3）　　　　　　（4）

图 2-48　末端切断钳工作端的绘图步骤

二、矫治器类器械

（一）目的和要求

1. 掌握口腔正畸科矫治器类器械的名称和结构。

2. 熟悉口腔正畸科矫治器类器械的用途。

（二）器材

托槽、带环等口腔正畸科矫治器类器械。

（三）学时安排

1 学时。

（四）口腔正畸科矫治器类器械的认识

1. 托槽

（1）托槽的结构：一般可以分成三个部分：供托槽和牙面粘接的底板、容纳弓丝的槽沟及固定弓丝用的结扎翼。托槽底板与牙冠颊面形态一致：前牙托槽地板为平面，尖牙和前磨牙底板为弧形；槽沟一般为长方形，以便更好地容纳横截面为圆形和长方形的弓丝；最常见的托槽有四个结扎翼，分别位于托槽的近中龈方、近中𬌗方、远中龈方以及远中𬌗方（图 2-49）。

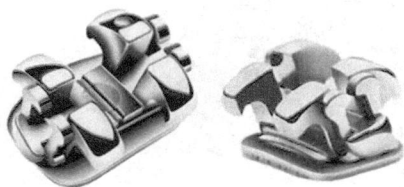

图 2-49　托槽

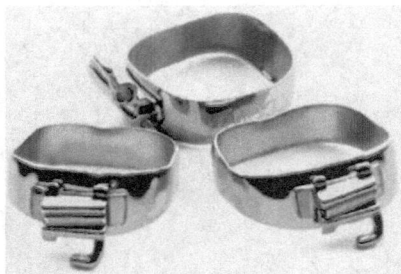

图 2-50　带环

（2）托槽的用途：托槽的作用是通过槽沟托住矫治弓丝，并将矫治弓丝和其他弹性附件产生的矫治力传递到牙齿，从而产生控制性正畸牙移动。

2. 带环

（1）带环的结构：由一个很薄的金属环片和焊接在上面的颊面管组成（图 2-50）。颊面管位于磨牙的颊侧，上颌颊面管一般有两个管，一个颊侧拉钩。其中一个较大的朝向龈方的是用于固定口外弓，矫治弓丝从另外一个较小的圆管中穿过。下颌颊面管一般则只有用于固定矫治弓丝的小圆管和颊侧拉钩构成。带环的金属环片有不同的型号，以适应不同的磨牙大小。

（2）带环的用途：带环用于磨牙上，其作用与托槽相似，主要是将矫治力传递到磨牙上，从而产生控制性磨牙移动。由于后牙的咀嚼力较大、咀嚼运动较活跃，同时对美观的要求没有前牙高，因此在磨牙区使用带环，而在前牙区使用托槽。

（五）注意事项

注意区分托槽带环的使用牙位。

三、口腔正畸科其他常用器械

（一）目的和要求

1. 掌握口腔正畸科其他常用器械的名称和结构。

2. 熟悉口腔正畸科其他常用器械的用途。

（二）器材

持针器和结扎丝。

（三）学时安排

1学时。

（四）口腔正畸科其他常用器械的认识

1. 结扎丝

（1）结扎丝的结构：在临床工作中，为了方便快捷地使用结扎丝结扎，需要将结扎丝制作成固定形状：结扎端为一个肩部增宽的U形（图2-51）。结扎丝应该有一定的长度，以便于在结扎完成后还有足够的长度暴露在口腔之外，以免在剪断之前刺伤口腔软组织。

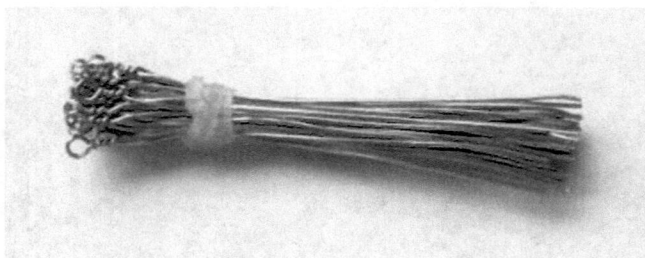

图 2-51　结扎丝

（2）结扎丝的用途：结扎丝的主要作用是通过托槽的结扎翼，将主弓丝固定在托槽的槽沟内。

2. 持针器

（1）持针器的结构：持针器结构与脉镊相似，但是工作端横截面更粗大。两个工作端接触面有密集的细小槽沟，以加大夹持时的摩擦力。

（2）持针器的用途：当手持部的锯齿形卡口卡住时，工作端有力地夹持住结扎丝以方便结扎。

（五）注意事项

注意区分持针器和其他类似器械。

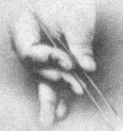

第三章　口腔治疗操作技能训练

第一节　牙科手机养护与维修

一、牙科手机的日常养护

（一）目的和要求

掌握牙科手机的日常养护方法。

（二）器材

牙科手机和养护用品。

（三）学时安排

1学时。

（四）方法和步骤

1. 首先操作人员要做好防护的准备工作,如戴上手套、口罩等。

2. 装卸车针前用小毛刷清除工作头附近的碎屑,用75%乙醇擦净手机头部。

3. 用酒精棉球将手机表面的血污、磨削粉末等擦净,用流动的清水冲洗手机的外部,并冲洗管路至少30秒。

4. 注油　将清洗润滑油罐充分上下摇动,油罐垂直,喷嘴对准并压紧牙科手机后部的进气孔喷注2~3秒,确认从手机头部流出干净的油即可。完成注油后将牙科手机外部擦干净。

5. 用压力蒸汽灭菌器对手机进行灭菌。

（五）注意事项

学生操作应在指导下进行,操作中避免对手机造成损坏。

二、牙科手机的常见故障及维修

（一）目的和要求

熟悉牙科手机的常见故障及维修。

（二）器材

牙科手机和维修工具。

（三）学时安排

1学时。

（四）方法和步骤

1. 高速手机常见故障及维修方法

（1）手机转动无力:工作气压低于额定值——调节气压至额定值;

　　　　　　　　　　车针磨损或弯曲——更换合格车针;

　　　　　　　　轴承上有污物或损坏——清洁或更换轴承。

（2）无冷却水雾：机头水雾孔堵塞——疏通水雾孔。

（3）手机尾部漏水：治疗台管线接头不合规格——更换合格接头。

（4）车针松动：检查车针是否合乎国际标准——更换合格车针并拧紧夹簧。

2. 低速手机常见故障及维修方法

（1）气动马达转速突然下降：马达气管接头连接不良——拧紧马达与气管；
　　　　　　　　　　　　　　　输气软管漏气气压不足——更换输气软管。

（2）马达不转：直手机未装车针或马达损坏——装好车针，维修或更换马达。

（3）马达扭力不足：气路中有异物——拆卸清理。

（4）直手机夹不住车针：三瓣夹簧有锈污——清洗三瓣夹簧。

（5）直手机不转：轴承损伤——更换轴承。

（6）弯手机卡不住车针：针卡磨损——更换针卡。

（7）弯机头转动无力：齿轮磨损、故障——更换齿轮。

（五）注意事项

手机的拆卸须在指导下进行，严禁私自拆卸手机。拆卸下的部件必须完整保留才能实现手机复原。

第二节　口腔治疗的手部技能综合训练

一、口腔器械的常用握持手法

（一）握笔法

握（执）笔法是最常用的一种握持口腔器械的方法，和拿钢笔的方法相似。主要握持器械的手指是拇指、示指和中指，而无名指和小指总是用来作支点。这种握持器械是作比较细微的动作时用。一般在口腔内治疗使用的器械多采用握笔式（图 3-1）。

（二）掌拇指法

掌拇指法是将器械全部握在手掌和第二、三、四、五指内，用拇指作支点。这种握法多用在口外握持雕刻刀操作（图 3-2）。

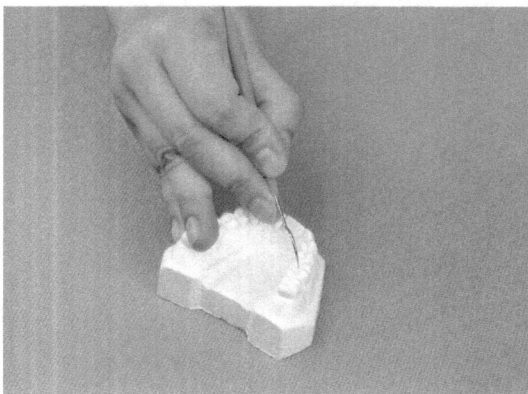

图 3-1　握笔法

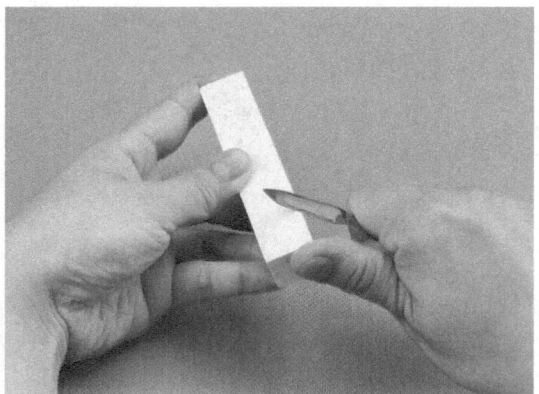

图 3-2　掌拇指法

（三）抓持法

抓持法是用手掌握拿调拌刀,拇指、中指、无名指和小指握器械,示指压在调拌刀的前部（图3-3）。

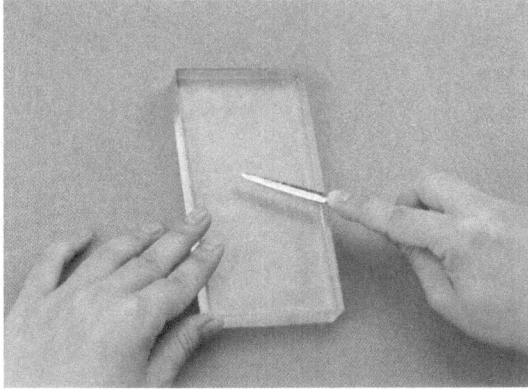

图3-3　抓持法

（四）掌握法

掌握法也称一把抓或满把握，即用手掌握拿钳子。一般钳子的握持就用此方法，钳柄紧贴鱼际肌上，拇指扣住一侧钳柄，示指、中指、无名指和小指四指并拢扣住另一侧钳柄，起固定作用。利用拇指及鱼际肌和掌指关节活动来张开或合拢钳柄（图3-4）。

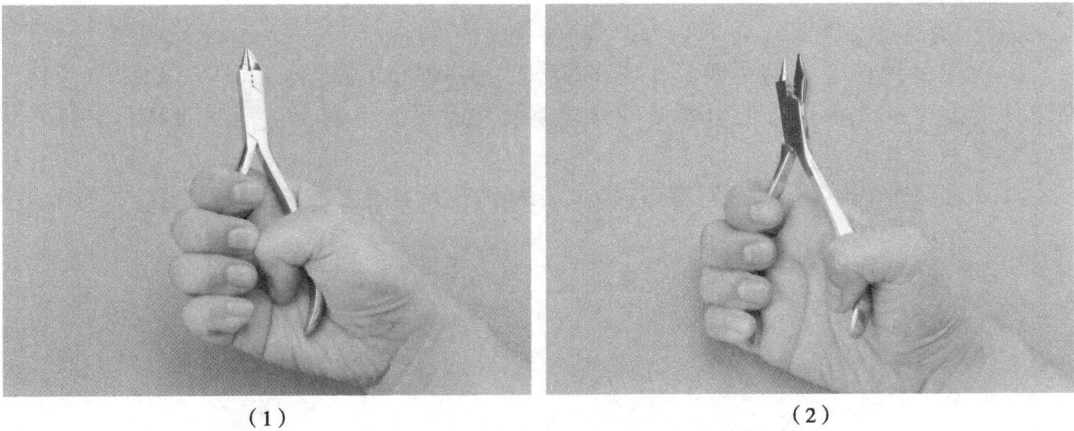

（1）　　　　　　　　　　　　　　（2）

图3-4　掌握法
(1)钳子合拢;(2)钳子打开

（五）指套法

指套法常用来握持剪刀,拇指和无名指分别插入剪刀柄的两环,中指放在无名指环的剪刀柄上,示指压在轴节处起稳定和向导作用(图3-5)。

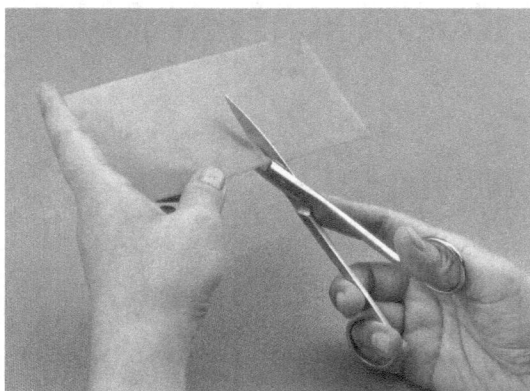

图 3-5　指套法

二、握 持 训 练

（一）目的和要求

能使用筷子准确夹住微小物体,通过筷子握持练习,掌握动筷和静筷的指法,为牙科手机及口腔器械的握持及支点的掌握打下基础。

（二）器材

筷子、口腔科专用手套、豆类等。

（三）学时安排

2 学时。

（四）方法和步骤

1. 筷子的握持及使用方法　正确的持筷方法（图 3-6）能使夹、开的动作有效而且稳定平滑。正确的持筷方法也能使动静筷能够跨越很大范围,迅速敏捷地活动,操作性很强。

（1）近身的一根筷子(静筷)穿过拇指的根部搭在无名指上,无名指弯曲程度具有握乒乓

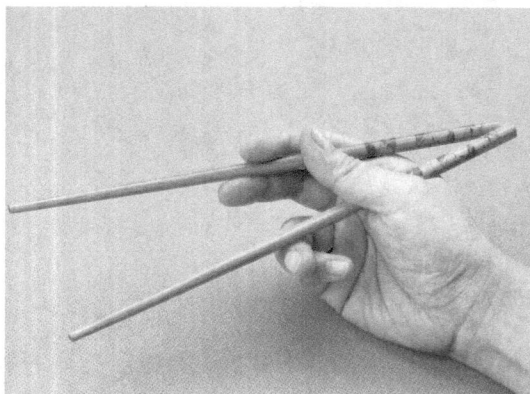

（1）

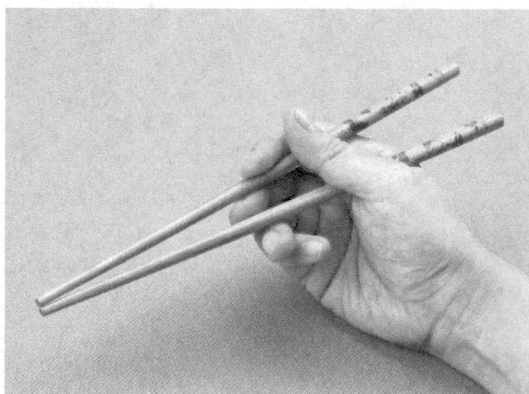

（2）

图 3-6　正确的持筷方法
(1)筷子打开;(2)筷子合拢

球的弯曲幅度,用拇指按住这根筷子的中部,固定。另一根筷子(动筷)用拇指、示指和中指三根指肚抓住。

(2) 弯曲无名指很重要(无名指和筷子的角度呈钝角)这样静筷比较稳定。

(3) 如果无名指和筷子的角度呈锐角,静筷容易从无名指滑落而不稳定。

(4) 中指不接触静筷,小指在下端支撑无名指,这样筷子使用更自如。

(5) 为了确认静筷的稳定状态,用左手摇晃筷子尖点,看看筷子是否对于不同方向的摇动都牢牢固定便可知筷子稳定度。

2. 练习正确的持筷方法。

3. 用正确的持筷方法练习夹持微小物体(如大豆、绿豆)(图3-7)。

4. 完成后的收拾、扫除。

(五) 注意事项

1. 实验材料可用芝麻、玻璃球和乒乓球等。

2. 实验也可戴上口腔科专用手套,能增加实验的难度。

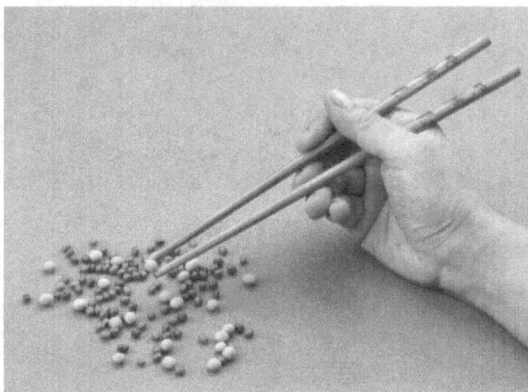

图 3-7 用正确的持筷方法练习夹持微小物体

3. 练习动筷和静筷正确的握持方法,有利于牙科手机和口腔器械握笔式握持的掌握,动筷是握持牙科手机和口腔器械位置,而静筷的手指是支点的位置。

三、制作手工作品

(一) 目的和要求

使用剪刀裁剪平面图,制作立体结构的实物,掌握剪刀的握持和使用。

(二) 器材

剪刀、口腔科专用手套、手工图片纸和胶水。

(三) 学时安排

2学时。

(四) 方法和步骤

1. 剪刀握持和使用 正确握持剪刀的方法应为指套法,右手拇指和无名指分别插入剪刀柄的两环,中指放在无名指环的剪刀柄上,示指压在轴节处起稳定和向导作用(图3-5)。正确的握持能使剪刀剪、开的动作有效、平直。在剪切时,左手持需剪的物体,右手持剪刀。

2. 裁剪手工图片(图3-8)。

3. 用胶水等完成手工立体结构实物(图3-9)。

4. 完成后的收拾、扫除。

(五) 注意事项

可利用不同的手工图来练习剪刀的握持和使用。

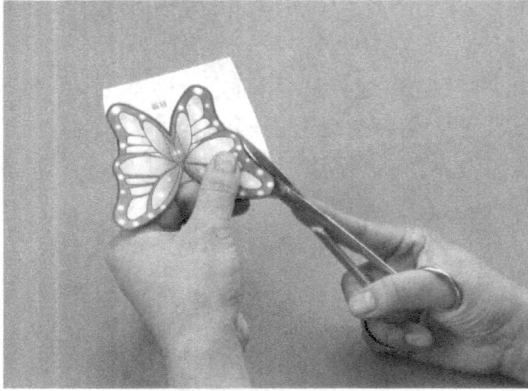

图 3-8　裁剪手工图片

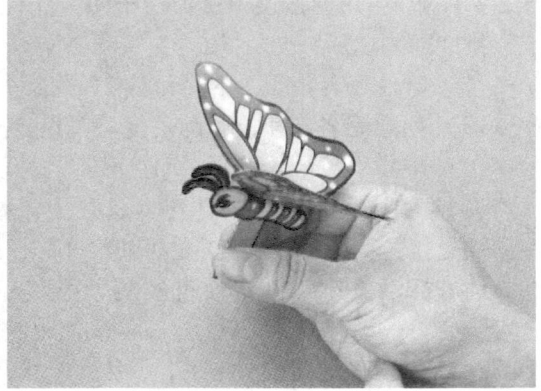

图 3-9　手工立体结构实物

四、彩泥牙的制作

（一）目的和要求

使用彩泥制作牙体外形,熟悉牙体外形的基本结构。

（二）器材

牙体标本、模型和图谱、彩泥和雕刻工具。

（三）学时安排

1 学时。

（四）方法和步骤

以右侧上颌中切牙为例。

1. 取 2 种不同颜色、约等量的彩泥（图 3-10）。

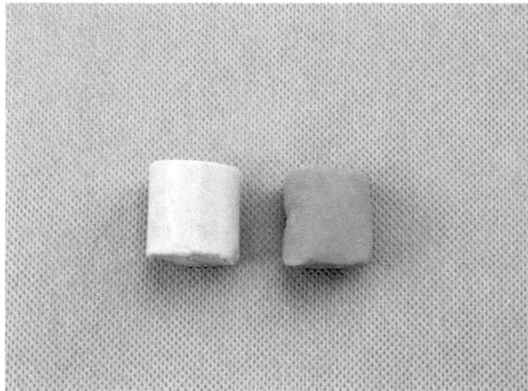

图 3-10　2 种不同颜色、约等量的彩泥

2. 观察右侧上颌中切牙的牙体外形,分别将彩泥形成牙冠和牙根形态,将牙冠的颈部形成小凹,而将牙根的颈部形成尖形的突起（图 3-11）。

3. 将牙冠和牙根凹突相对合拢,捏在一起,修整颈缘（图 3-12）。

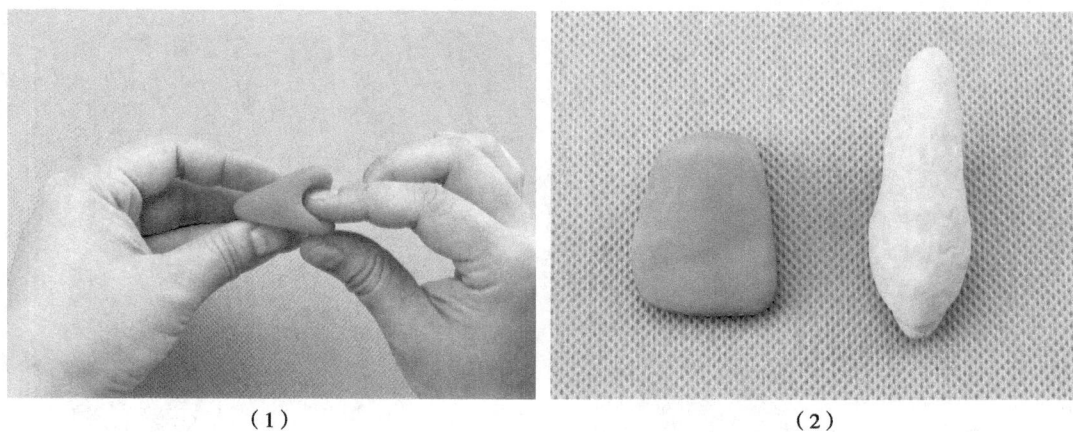

（1）　　　　　　　　　　　　　　　（2）

图 3-11　手工立体结构实物
（1）牙冠的颈部形成小凹；（2）彩泥形成牙冠和牙根形态

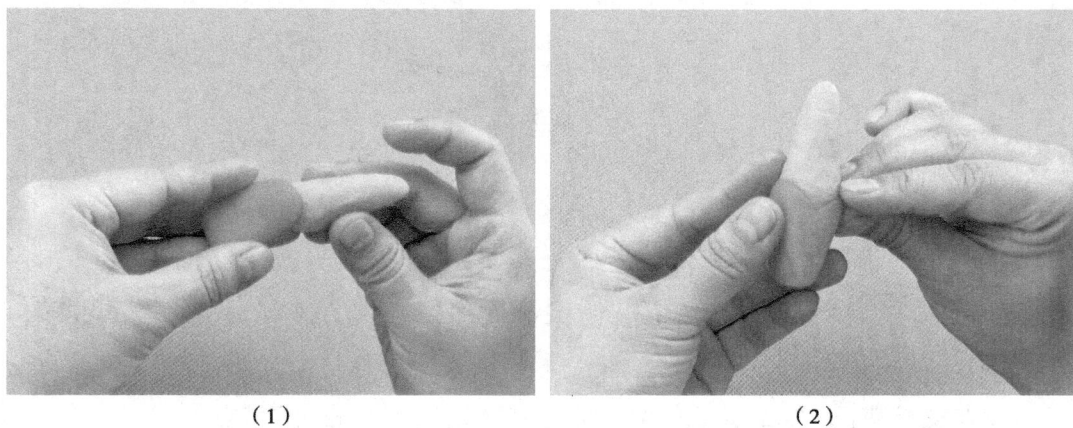

（1）　　　　　　　　　　　　　　　（2）

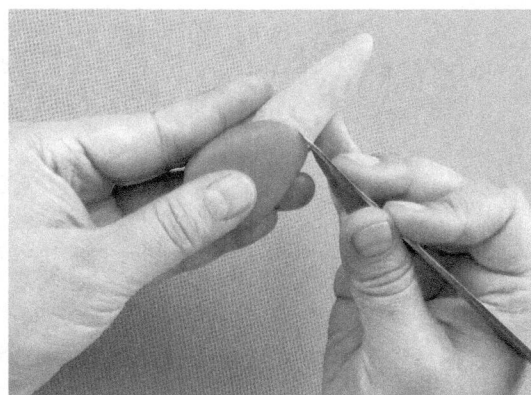

（3）

图 3-12　牙冠和牙根凹突相对合拢
（1）凹突相对合拢；（2）捏在一起；（3）修整颈缘

4. 修整细节,完成泥牙(图3-13)。

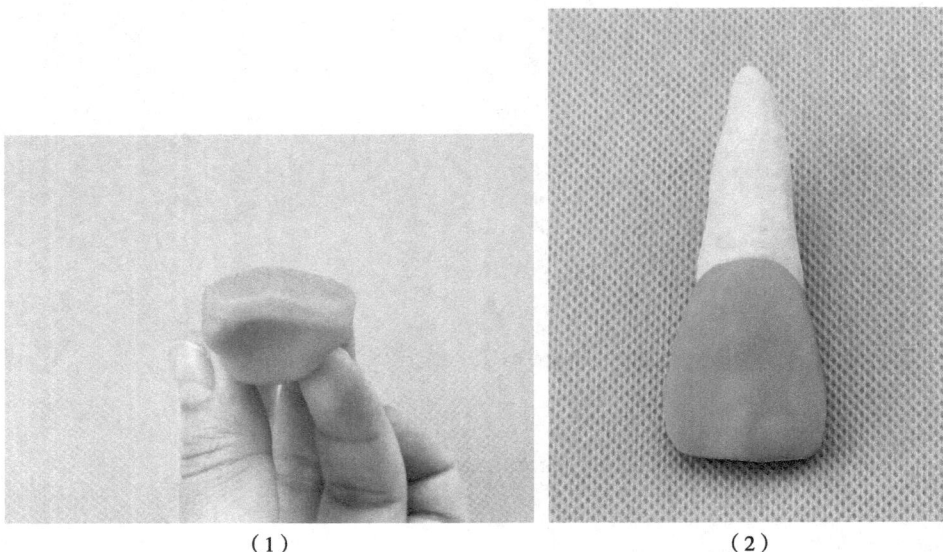

（1）

（2）

图3-13 右侧上颌中切牙
（1）唇面观;（2）切端观

5. 完成后的收拾、扫除。

（五） 注意事项

可以使用不同颜色彩泥制作不同牙。

五、镜像操作训练

（一） 目的和要求

练习在镜子观察并绘图,熟悉依据镜像进行实物操作的口腔操作特点。

（二） 器材

小镜子、铅笔、带有各种图像的卡片(图3-14)。

（三） 学时安排

1学时。

（四） 方法和步骤

1. 与镜子面对面操作训练(图3-15)

（1）把镜子立在自己面前,镜前桌面放置带图像的卡片,调整镜子位置使自己能透过镜子看到卡片上的文字,而无法直视(或用挡板将视线挡住,使自己不能直视)。

（2）观察镜中的图像,并在指定的框中描绘出来,注意不要画出文字的框。

2. 与镜子背对面操作训练(图3-16)

（1）把镜面立在与自己相同的朝向,把带有图像的卡片立着放在镜子的前面,将T形木板台立放,调整(位置)使自己能通过镜子看到记录纸张上的文字,但无法直视。

（2）观察镜中的图像,并在指定的框中描绘出来,注意不要画出文字的框。

3. 完成后的收拾、扫除。

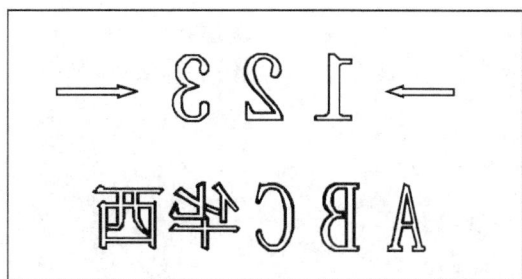

图 3-14　自制卡片

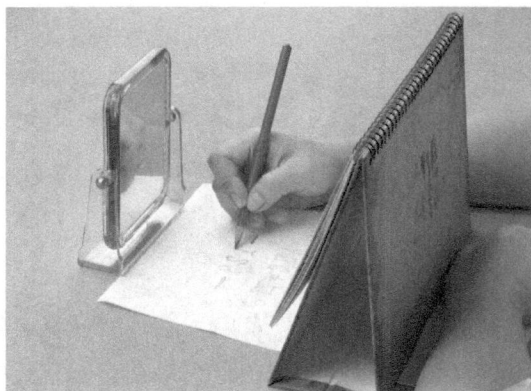

图 3-15　与镜子面对面

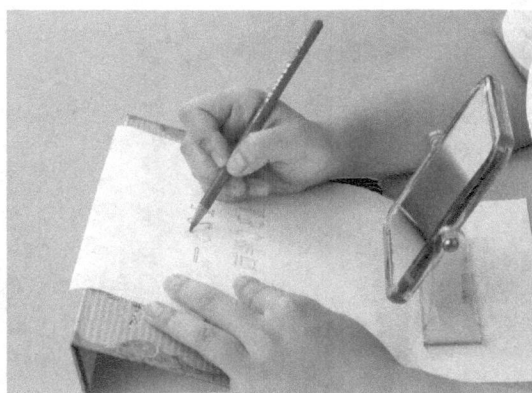

图 3-16　与镜子背对面

（五）　注意事项

所描绘的图像应该由易及难,从箭头、数字、英文字母过渡到笔画简单的汉字。

六、织毛线训练

（一）　目的和要求

通过学习织毛线的基本技巧,训练手指的灵活性与协调性。

（二）　器材

粗毛线签 2 根、毛线（图 3-17）。

（三）　学时安排

1 学时。

（四）　方法和步骤

1. 先在第一根签上打一个结,如图 3-18。为防止毛线在开头处散开,注意线圈不要太大,以能插进另一根

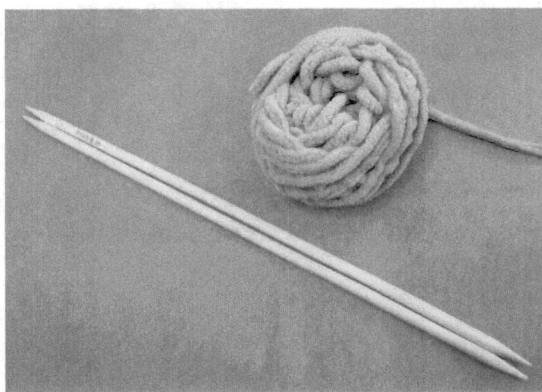

图 3-17　织毛线器材

毛线签为宜。

（1）　　　　　　　　　　　　　　　　（2）

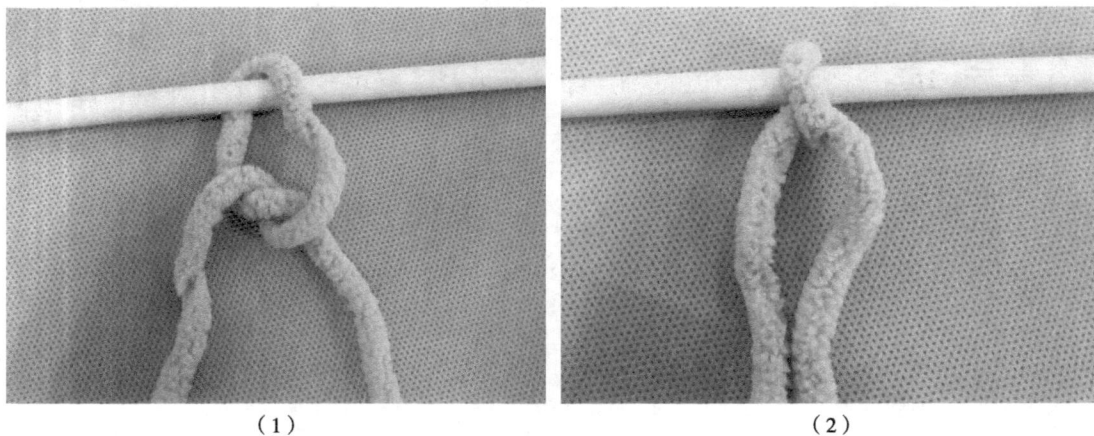

图3-18　起针前打结准备

2. 起针　用右手将毛线一圈圈缠在第一根签上，如图3-19。注意线圈不能太紧，以能插进另一根毛线签为宜。

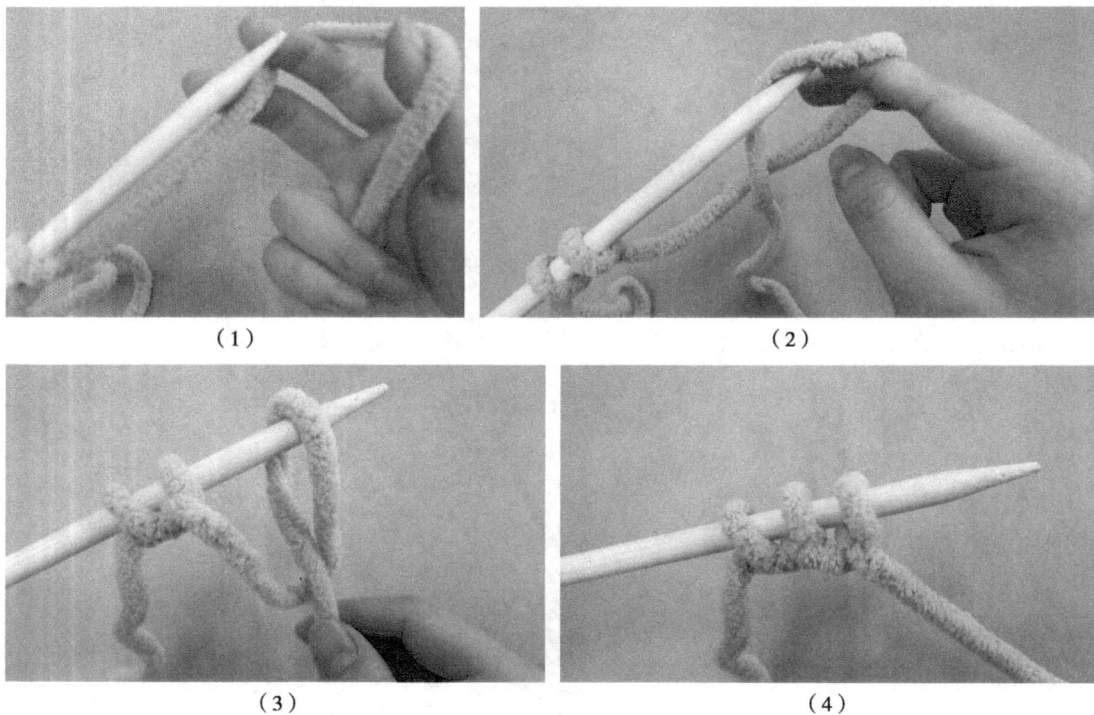

（1）　　　　　　　　　　　　　　　　（2）

（3）　　　　　　　　　　　　　　　　（4）

图3-19　起针步骤

3. 开始织毛线。最常规的针法为平针，平针为一排下针一排上针，如此反复。下针步骤如图3-20。

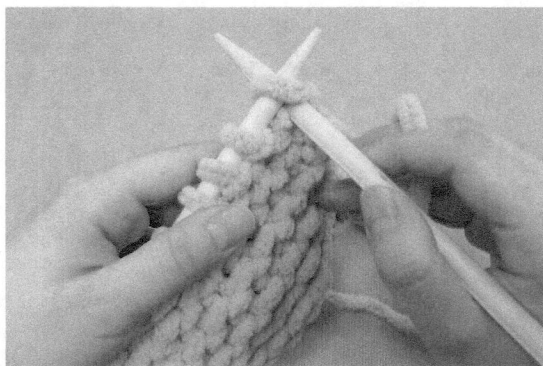

（1）

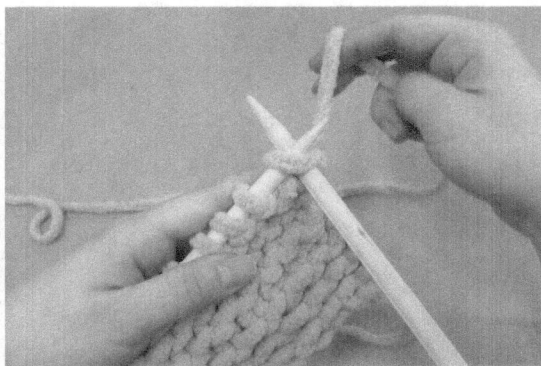

（2）

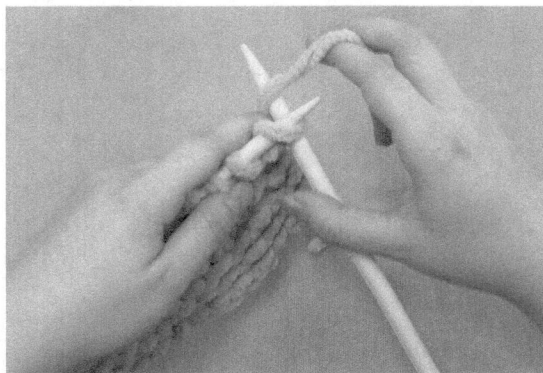

（3）

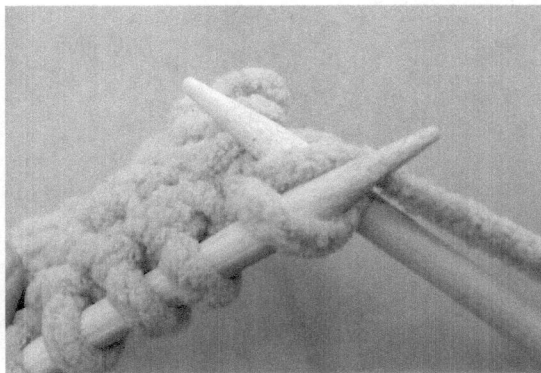

（4）

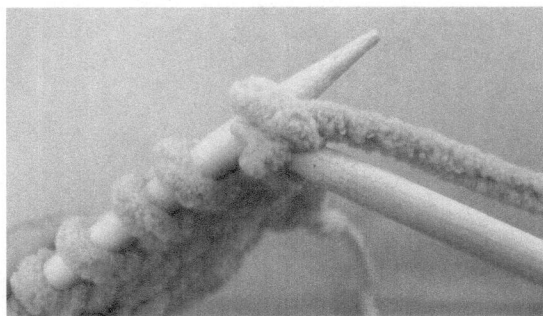

（5）

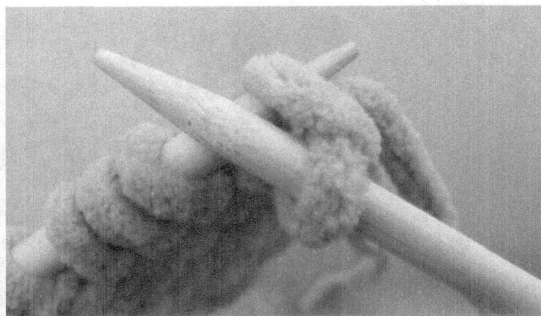

（6）

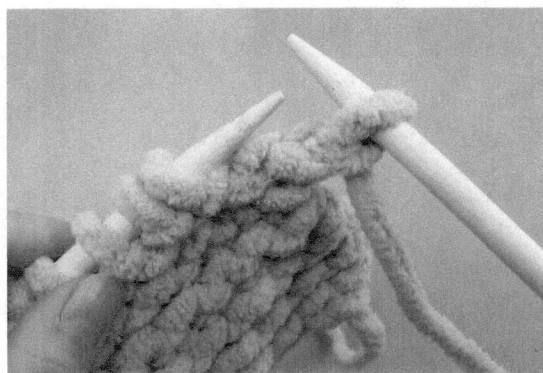

（7）

图 3-20　下针的织法步骤

上针步骤如图 3-21。

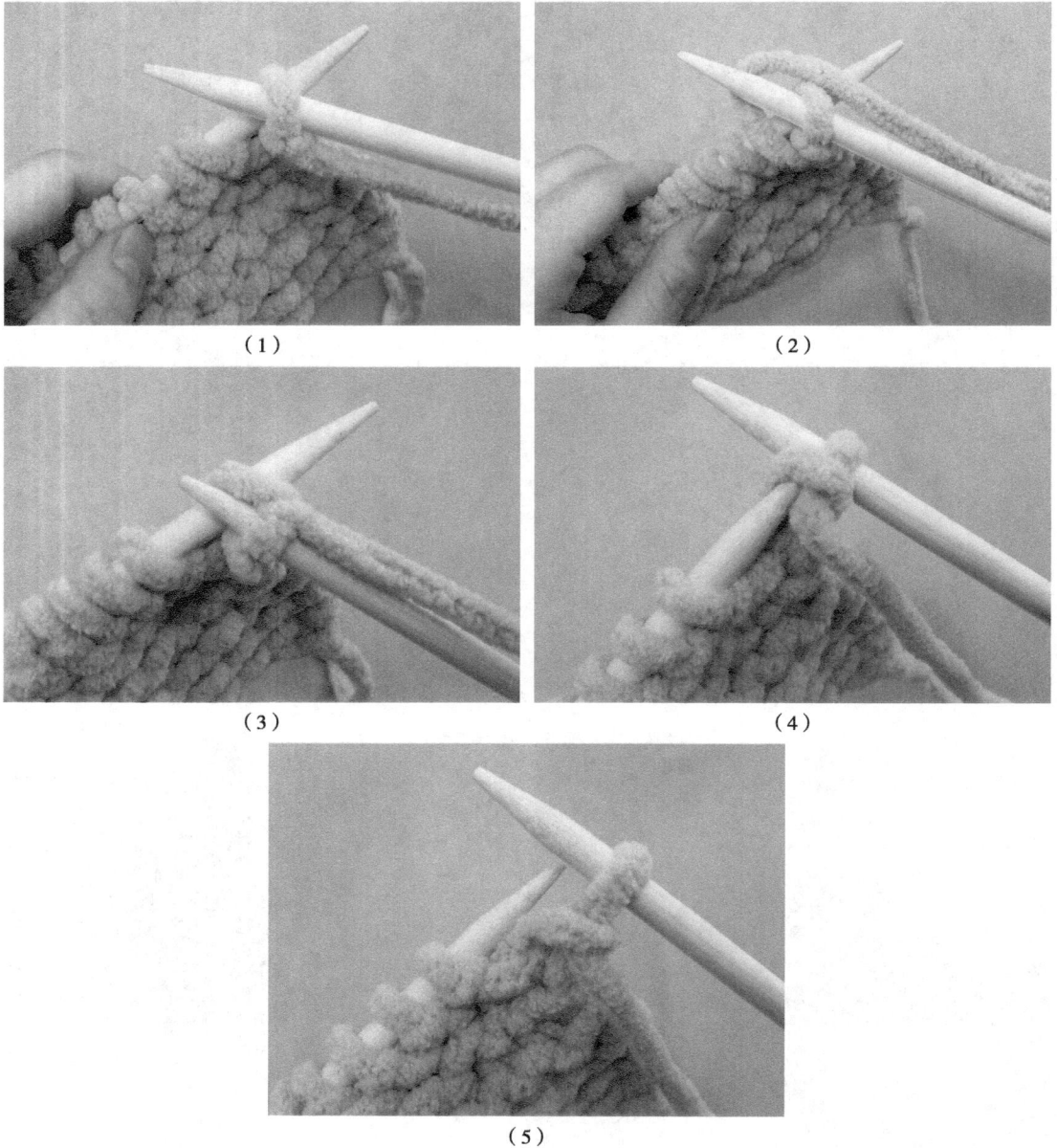

（1）　　　　　　　　　　　　（2）

（3）　　　　　　　　　　　　（4）

（5）

图 3-21　上针的织法步骤

平针整体的美观度略差,在此基础上,可以改进成上下针织法,上下针就是先织一针上针,再织一针下针的重复织法。

4. 收针　最基本的收针方式是两针退一针,如图 3-22。

5. 根据上下两种针法,可以织出几种图案,比较常见的图案如图 3-23。

（五）注意事项

在练习的过程中注意勿被毛线签戳伤。毛线签的粗细要与毛线匹配。

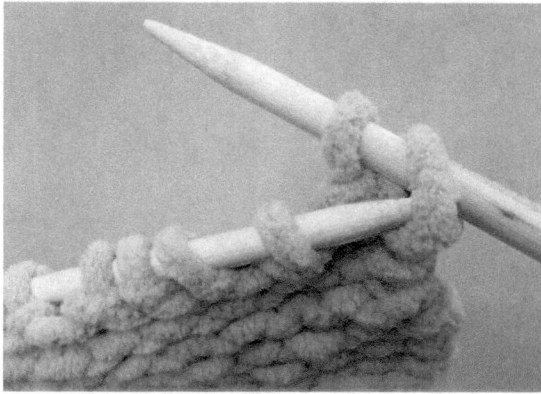

（1）

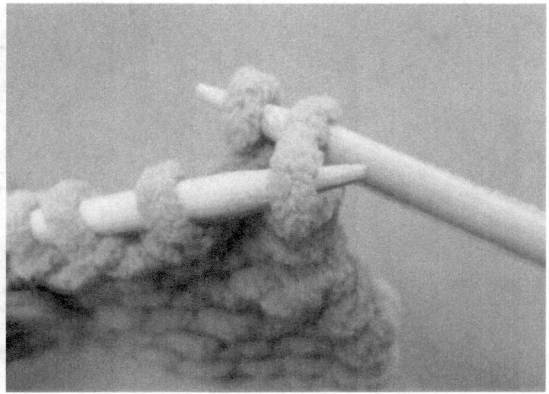

（2）

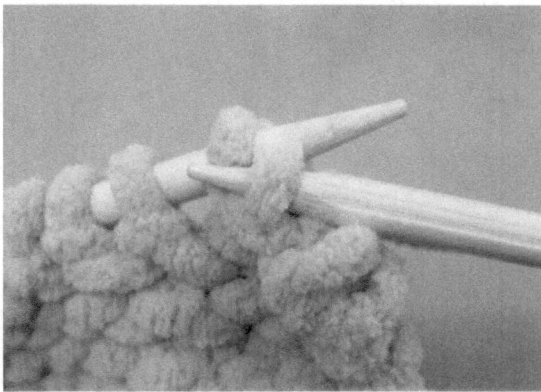

（3）

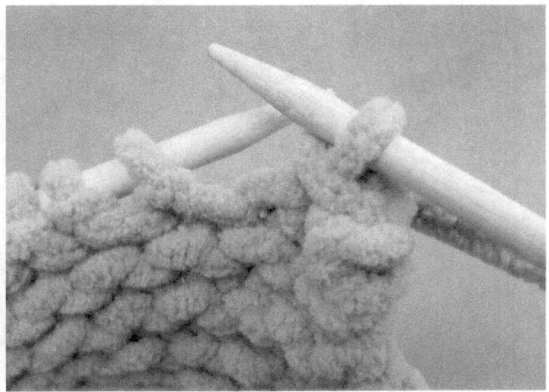

（4）

图 3-22　收针步骤

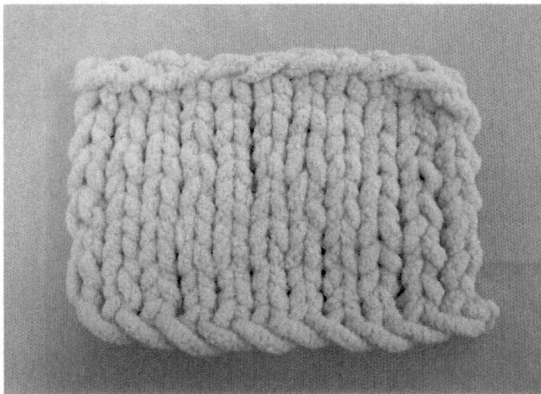

（1）

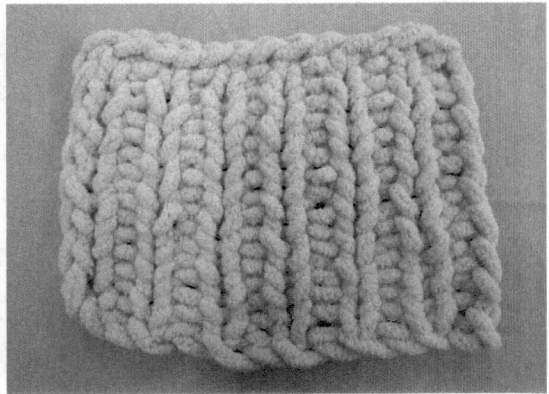

（2）

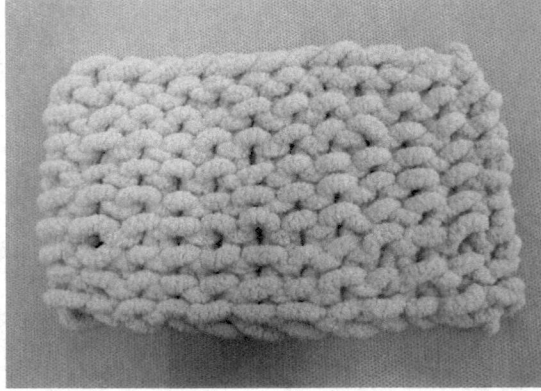

（3）

图 3-23
（1）平针图样；（2）上下针织出的图样；
（3）全是下针织出的图样

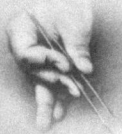

第四章 牙体外形的观察

第一节 恒牙牙体外形的观察

人的一生共有两副牙,第一副为乳牙,第二副为恒牙。恒牙共有28~32颗,根据其形态特点和功能特性可分为切牙、尖牙、前磨牙和磨牙四种类型(图4-1)。

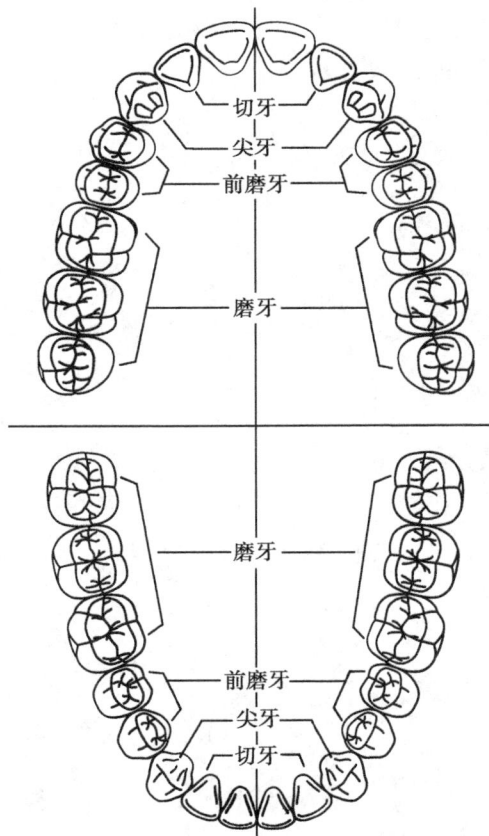

图4-1 恒牙

一、切牙组牙体外形的观察

(一)目的和要求

通过观察上颌中切牙、侧切牙,下颌中切牙、侧切牙的外部形态,能描述切牙组牙冠与牙根的共同特点。

（二）器材

上颌中切牙、侧切牙，下颌中切牙、侧切牙标本、挂图、模型、铅笔、彩笔、直尺和纸张等。

（三）学时安排

2 学时。

（四）方法和步骤

1. 观察上颌中切牙、侧切牙，下颌中切牙、侧切牙各面的形态特点（图 4-2～图 4-5）。

2. 用彩笔将切牙组各牙的牙冠和牙根涂上不同的颜色（图 4-6～图 4-10）。

3. 观察并用图下的名词来注明切牙组牙冠表面解剖标志（图 4-11）。

（五）注意事项

1. 注意观察切牙组牙体外形的共同特点。

切牙组位于口腔的前部，上、下、左、右共计 8 颗牙，主要功能是美观和切割食物。切牙组牙冠有 4 个轴面和 1 个切嵴，轴面分别是唇面、舌面、近中面和远中面。唇面形似梯形，切方宽，颈部缩窄；舌面形似唇面但较小，中央凹陷形成舌窝；近、远中面形似三角形，颈部宽，切方薄。切牙组的牙根均为单根，较直。

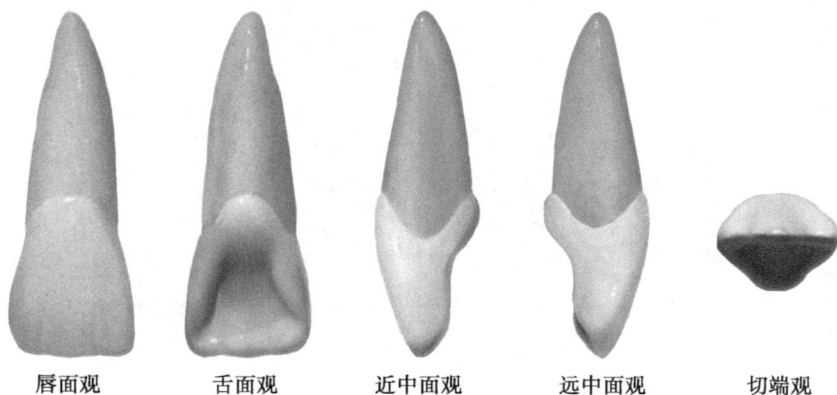

唇面观　　　舌面观　　　近中面观　　　远中面观　　　切端观

图 4-2　右侧上颌中切牙

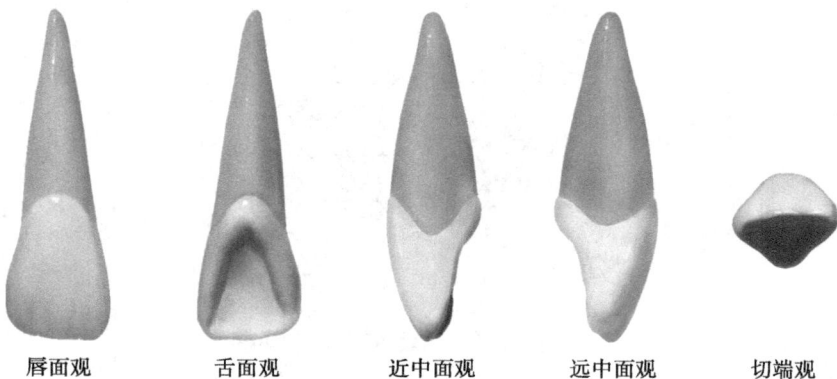

唇面观　　　舌面观　　　近中面观　　　远中面观　　　切端观

图 4-3　右侧上颌侧切牙

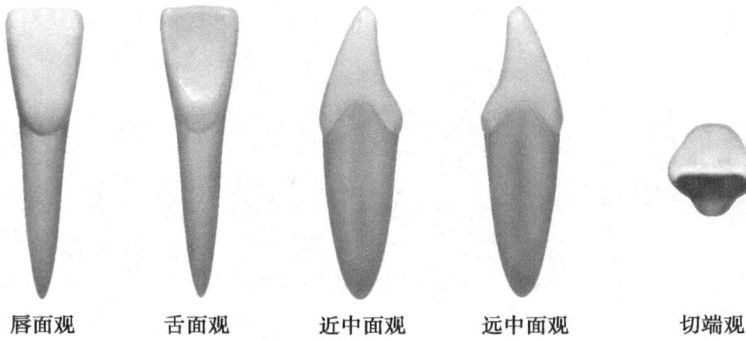

唇面观　　　舌面观　　　近中面观　　　远中面观　　　　切端观

图 4-4　右侧下颌中切牙

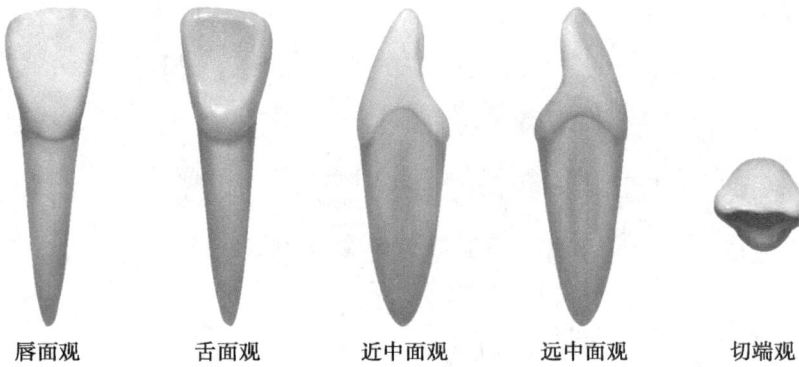

唇面观　　　舌面观　　　近中面观　　　远中面观　　　　切端观

图 4-5　右侧下颌侧切牙

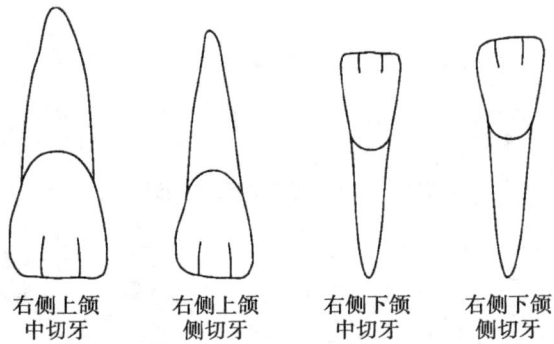

右侧上颌　　右侧上颌　　右侧下颌　　右侧下颌
中切牙　　　侧切牙　　　中切牙　　　侧切牙

图 4-6　切牙组唇面观的观察涂色

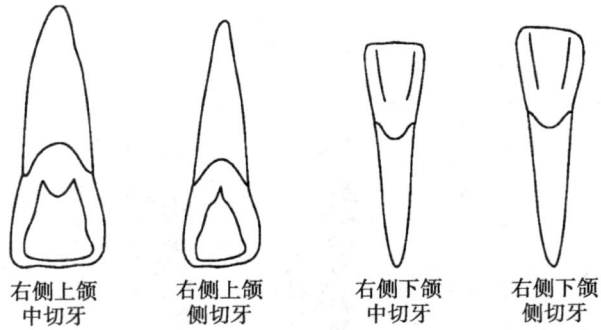

右侧上颌　　　右侧上颌　　　右侧下颌　　　右侧下颌
中切牙　　　　侧切牙　　　　中切牙　　　　侧切牙

图 4-7　切牙组舌面观的观察涂色

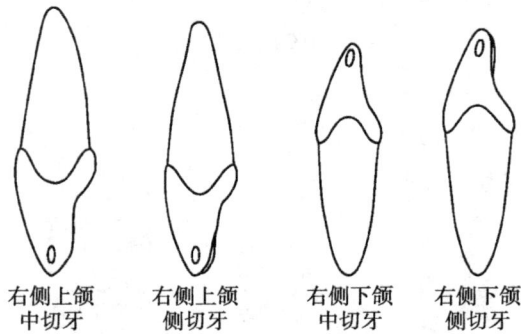

右侧上颌　　　右侧上颌　　　右侧下颌　　　右侧下颌
中切牙　　　　侧切牙　　　　中切牙　　　　侧切牙

图 4-8　切牙组近中面观的观察涂色

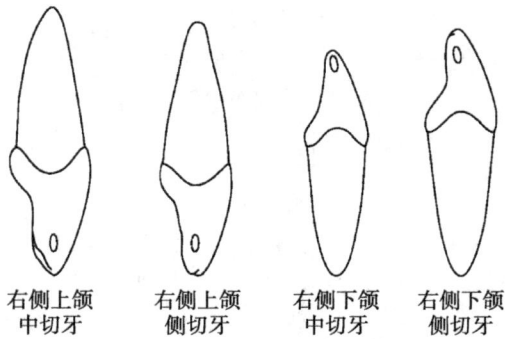

右侧上颌　　　右侧上颌　　　右侧下颌　　　右侧下颌
中切牙　　　　侧切牙　　　　中切牙　　　　侧切牙

图 4-9　切牙组远中面观的观察涂色

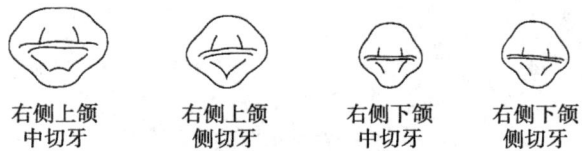

右侧上颌　　　右侧上颌　　　右侧下颌　　　右侧下颌
中切牙　　　　侧切牙　　　　中切牙　　　　侧切牙

图 4-10　切牙组切端观的观察涂色

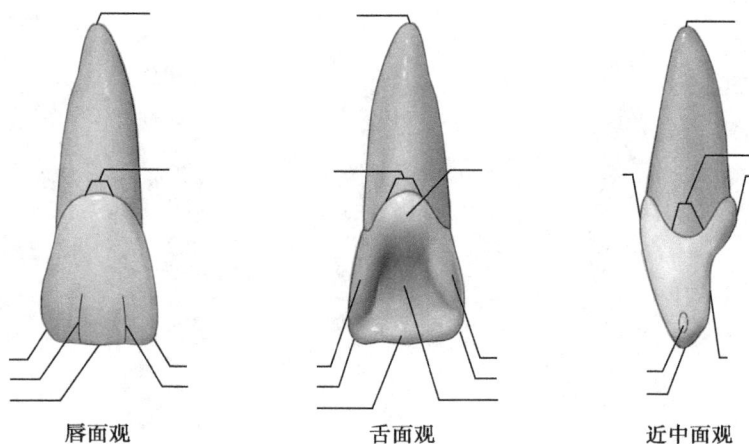

唇面观　　　　　　　　舌面观　　　　　　　　近中面观

图 4-11　切牙组牙冠表面解剖标志

1. 近中切角;2. 远中切角;3. 近中唇沟;4. 远中唇沟;5. 近中边缘嵴;
6. 远中边缘嵴;7. 切嵴;8. 颈缘;9. 颈嵴;10. 舌窝;11. 舌面隆突;12. 接
触区;13. 根尖

2. 注意观察上颌切牙和下颌切牙的区别特点。

（1）上颌切牙牙冠较宽,体积较大;下颌切牙牙冠较窄,体积较小。

（2）上颌切牙颈嵴、发育沟、舌窝、边缘嵴和舌面隆突较明显;下颌切牙颈嵴、发育沟、舌窝、边缘嵴和舌面隆突不明显。

（3）上颌切牙切嵴在牙体长轴的唇侧并接近牙体长轴;下颌切牙切嵴通过牙体长轴或在其舌侧。

（4）上颌切牙牙根较粗、圆;下颌切牙牙根较窄、扁,近远中面可有长形凹陷或沟。

二、尖牙组牙体外形的观察

（一）目的和要求

通过观察上、下颌尖牙的外部形态,能描述尖牙组牙冠与牙根的共同特点。

（二）器材

上、下颌尖牙标本,挂图,模型,铅笔,彩笔,直尺和纸张等。

（三）学时安排

2 学时。

（四）方法和步骤

1. 观察上、下颌尖牙各面的形态特点(图 4-12,图 4-13)。

2. 用彩笔将尖牙组各牙的牙冠和牙根涂上不同的颜色(图 4-14 ~ 图 4-18)。

3. 观察并用图下的名词来注明尖牙组牙冠表面解剖标志(图 4-19)。

（五）注意事项

1. 注意观察尖牙组牙体外形的共同特点。

尖牙组位于切牙的远端,口角的位置,上、下、左、右共计 4 颗牙,主要功能是穿刺和撕裂食物。尖牙组牙冠有 4 个轴面和 1 个牙尖,轴面分别是唇面、舌面、近中面和远中面,牙尖有

唇面观　　　舌面观　　　近中面观　　　远中面观　　　切端观

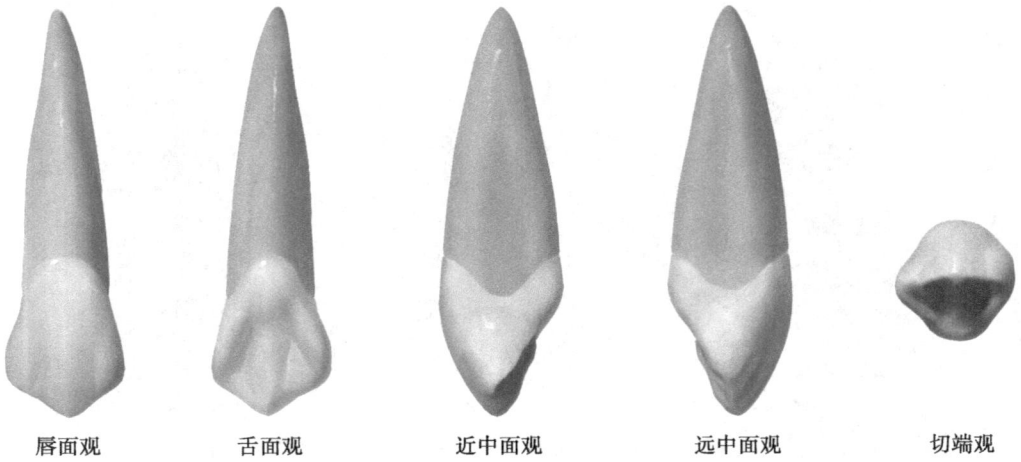

图 4-12　右侧上颌尖牙

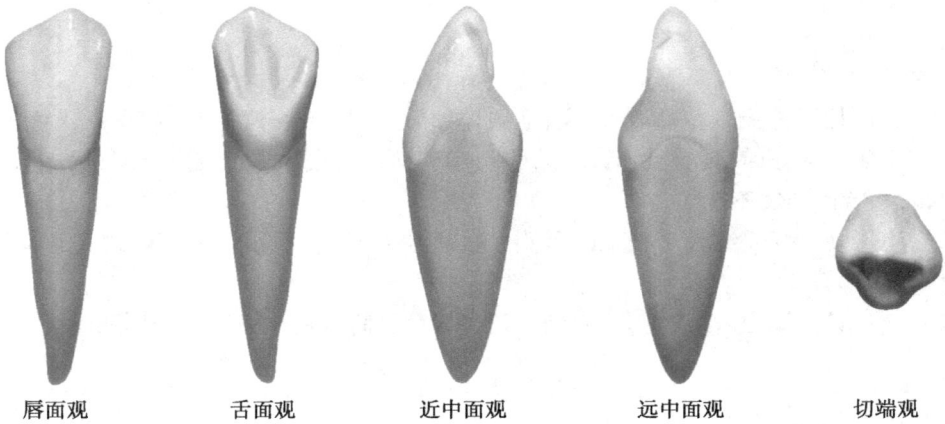

唇面观　　　舌面观　　　近中面观　　　远中面观　　　切端观

图 4-13　右侧下颌尖牙

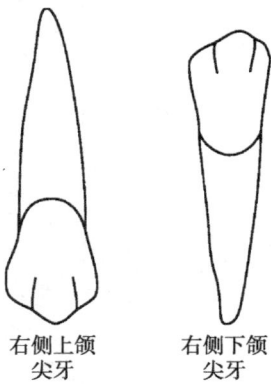

右侧上颌　　右侧下颌
尖牙　　　　尖牙

图 4-14　尖牙组唇面观的观察涂色

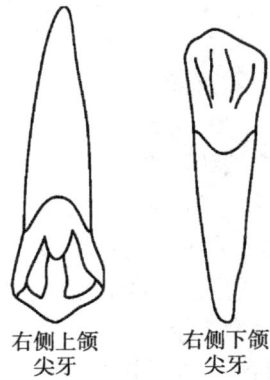

右侧上颌　　右侧下颌
尖牙　　　　尖牙

图 4-15　尖牙组舌面观的观察涂色

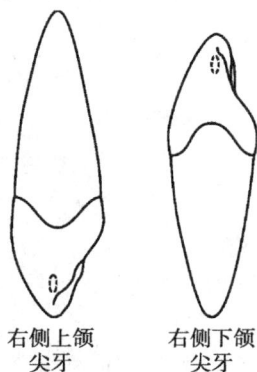

右侧上颌
尖牙　　　　右侧下颌
尖牙

图 4-16　尖牙组近中面观的观察涂色

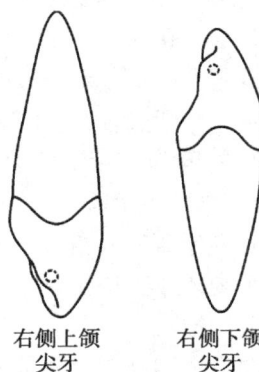

右侧上颌
尖牙　　　　右侧下颌
尖牙

图 4-17　尖牙组远中面观的观察涂色

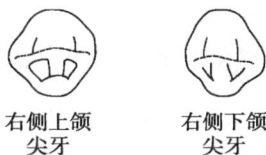

右侧上颌
尖牙　　　　右侧下颌
尖牙

图 4-18　尖牙组切端观的
观察涂色

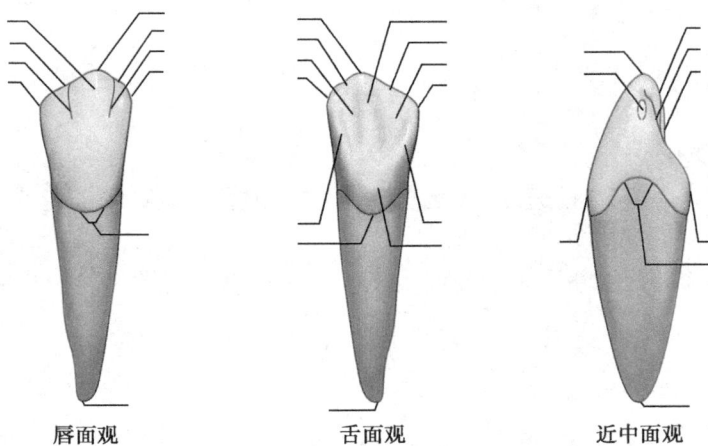

唇面观　　　　舌面观　　　　近中面观

图 4-19　尖牙组牙冠表面解剖标志

1. 近中切角；2. 远中切角；3. 近中唇沟；4. 远中唇沟；5. 近中斜缘；
6. 远中斜缘；7. 近中牙尖嵴；8. 远中牙尖嵴；9. 近中切嵴；10. 远中切嵴；11. 近中舌面窝；12. 远中舌面窝；13. 近中边缘嵴；14. 远中边缘嵴；15. 唇轴嵴；16. 舌轴嵴；17. 颈缘；18. 颈嵴；19. 舌面隆突；20. 接触区；21. 根尖

四嵴即唇、舌轴嵴,近远中牙尖嵴。唇面形似五边形,切方可见一长大的牙尖;舌面形似唇面但较小,舌轴嵴将舌窝分为近远中舌窝,舌隆突较大;近、远中面形似三角形,颈部较厚。尖牙组的牙根均为单根,长大而粗壮,较直。

2. 注意观察上颌尖牙和下颌尖牙的区别特点。

（1）上颌尖牙牙冠较圆,体积较大;下颌切牙牙冠较窄长,体积小。

（2）上颌尖牙唇舌轴嵴、发育沟、舌窝、边缘嵴舌面隆突较明显;下颌切牙唇舌轴嵴、发育沟、舌窝、边缘嵴和舌面隆突不明显。

（3）上颌尖牙两斜缘相交呈直角;下颌两斜缘相交呈钝角。

（4）上颌尖牙牙尖顶在牙体长轴的唇侧并接近牙体长轴;下颌切牙牙尖顶通过牙体长轴或在其舌侧。

（5）下颌尖牙唇面观牙冠根的近中缘相连呈直线,近远中面观牙冠根的唇缘相连呈弧线。

（6）上颌尖牙牙根粗、长,颈部横切面呈卵圆三角形;下颌尖牙牙根细长,颈部横切呈扁圆形。

三、前磨牙组牙体外形的观察

（一）目的和要求

通过观察上颌第一、第二前磨牙,下颌第一、第二前磨牙的外部形态,能描述前磨牙组牙冠与牙根的共同特点。

（二）器材

上颌第一、第二前磨牙、下颌第一、第二前磨牙标本、挂图、模型、铅笔、彩笔、直尺和纸张等。

（三）学时安排

2 学时。

（四）方法和步骤

1. 观察上颌第一、第二前磨牙,下颌第一、第二前磨牙各面的形态特点(图4-20～图4-23)。

2. 用彩笔将前磨牙组各牙的牙冠和牙根涂上不同的颜色(图4-24～图4-28)。

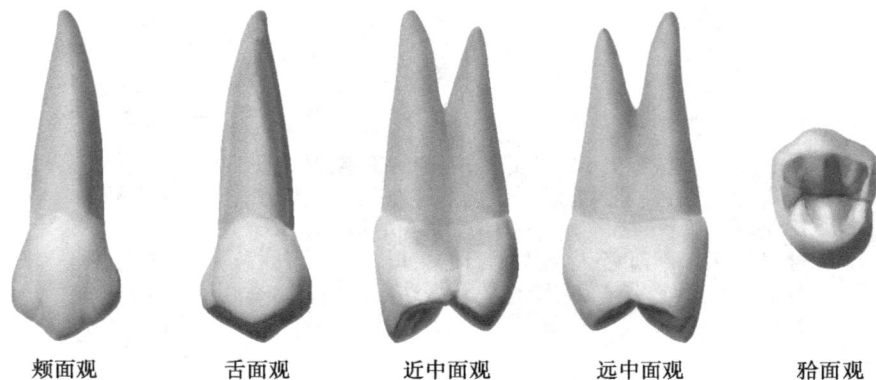

| 颊面观 | 舌面观 | 近中面观 | 远中面观 | 𬌗面观 |

图4-20 右侧上颌第一前磨牙

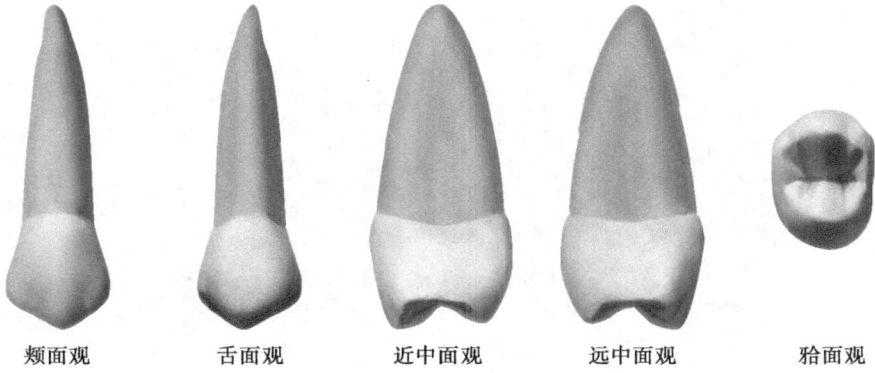

| 颊面观 | 舌面观 | 近中面观 | 远中面观 | 𬌗面观 |

图 4-21　右侧上颌第二前磨牙

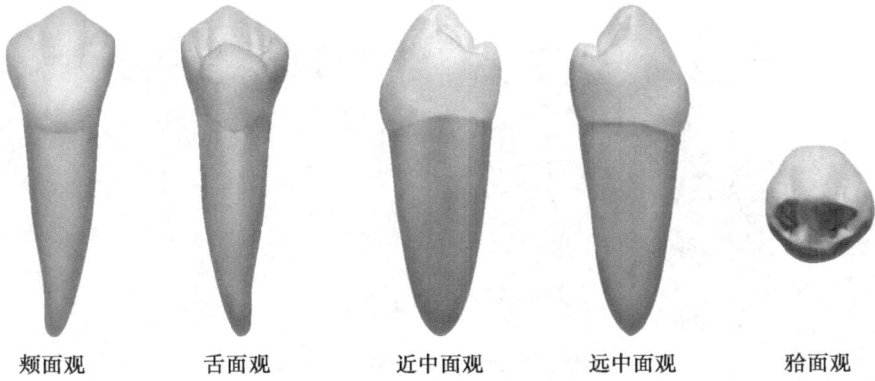

| 颊面观 | 舌面观 | 近中面观 | 远中面观 | 𬌗面观 |

图 4-22　右侧下颌第一前磨牙

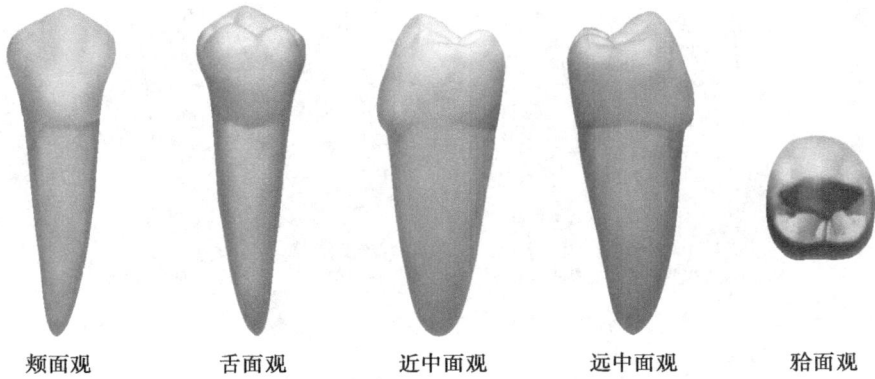

| 颊面观 | 舌面观 | 近中面观 | 远中面观 | 𬌗面观 |

图 4-23　右侧下颌第二前磨牙

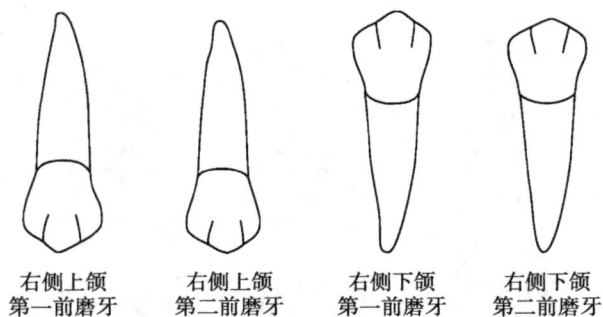

右侧上颌
第一前磨牙　　右侧上颌
第二前磨牙　　右侧下颌
第一前磨牙　　右侧下颌
第二前磨牙

图 4-24　前磨牙组颊面观的观察涂色

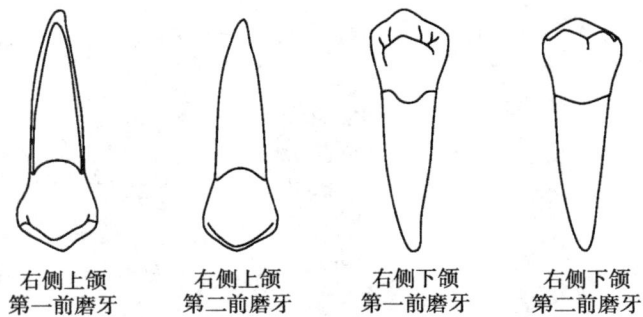

右侧上颌
第一前磨牙　　右侧上颌
第二前磨牙　　右侧下颌
第一前磨牙　　右侧下颌
第二前磨牙

图 4-25　前磨牙组舌面观的观察涂色

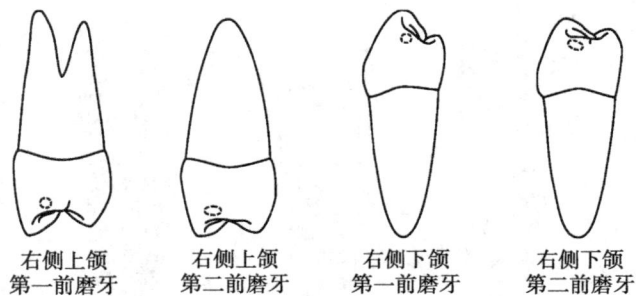

右侧上颌
第一前磨牙　　右侧上颌
第二前磨牙　　右侧下颌
第一前磨牙　　右侧下颌
第二前磨牙

图 4-26　前磨牙组近中面观的观察涂色

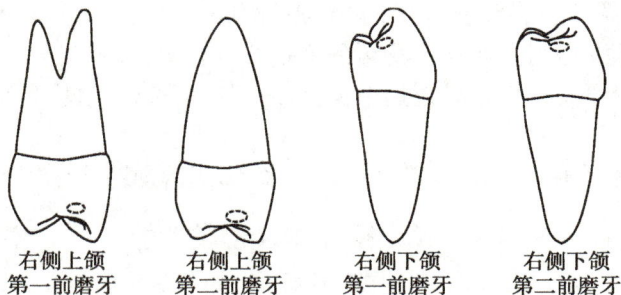

右侧上颌　　右侧上颌　　右侧下颌　　右侧下颌
第一前磨牙　第二前磨牙　第一前磨牙　第二前磨牙

图 4-27　前磨牙组远中面观的观察涂色

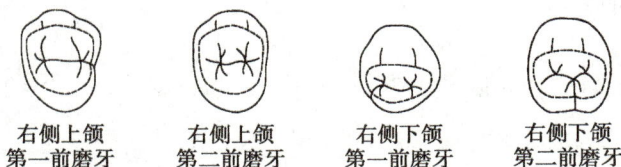

右侧上颌　　右侧上颌　　右侧下颌　　右侧下颌
第一前磨牙　第二前磨牙　第一前磨牙　第二前磨牙

图 4-28　前磨牙组𬌗面观的观察涂色

3. 观察并注明前磨牙组牙冠表面解剖标志（图 4-29）。

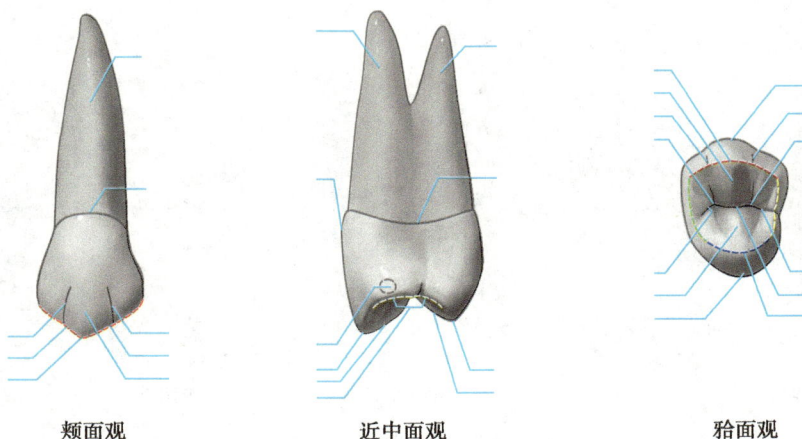

颊面观　　　　　近中面观　　　　　𬌗面观

图 4-29　前磨牙组牙冠表面解剖标志
1. 近中颊沟；2. 远中颊沟；3. 近中沟；4. 中央沟；5. 远中沟；6. 近中点隙；7. 远中点隙；8. 近中牙尖嵴；9. 远中牙尖嵴；10. 颊轴嵴；11. 舌轴嵴；12. 颈缘；13. 颈嵴；14. 接触区；15. 边缘嵴；16. 三角嵴；17. 颊尖顶；18. 舌尖顶；19. 颊根；20. 舌根；21. 根尖

（五）注意事项
1. 注意观察前磨牙组牙体外形的共同特点。
前磨牙组又称双尖牙，位于尖牙和磨牙之间，上、下、左、右共计 8 颗牙，主要功能辅助尖牙撕裂食物和辅助磨牙捣碎食物。前磨牙组牙冠呈立方体，有 4 个轴面和 1 个𬌗面，轴面分别是颊面、舌面、近中面和远中面。颊面形似五边形，颊尖长大；舌面形似颊面但较小；近、远中面形似四边形。𬌗面一般有 2~3 个牙尖（下颌第二前磨牙可有 3 个牙尖）。前磨牙组的

61

牙根单根或双根(上颌第一前磨牙多为双根),根较扁。

2. 注意观察上颌前磨牙和下颌前磨牙的区别特点。

(1) 上颌前磨牙牙冠颊舌径较近远中径大,牙冠较窄长;下颌前磨牙牙冠颊舌径与近远中径相近,牙冠方圆。

(2) 上颌前磨牙牙冠较直,略偏牙体长轴的颊侧;下颌前磨牙牙冠倾向舌侧。

四、磨牙组牙体外形的观察

(一) 目的和要求

通过观察上颌第一、第二、第三磨牙,下颌第一、第二、第三磨牙的外部形态,能描述磨牙组牙冠与牙根的共同特点。

(二) 器材

上颌第一、第二、第三磨牙以及下颌第一、第二、第三磨牙的标本、挂图、模型,铅笔,彩笔,直尺和纸张等。

(三) 学时安排

2学时。

(四) 方法和步骤

1. 观察上颌第一、第二、第三磨牙,下颌第一、第二、第三磨牙各面的形态特点(图4-30 ~ 图4-35)。

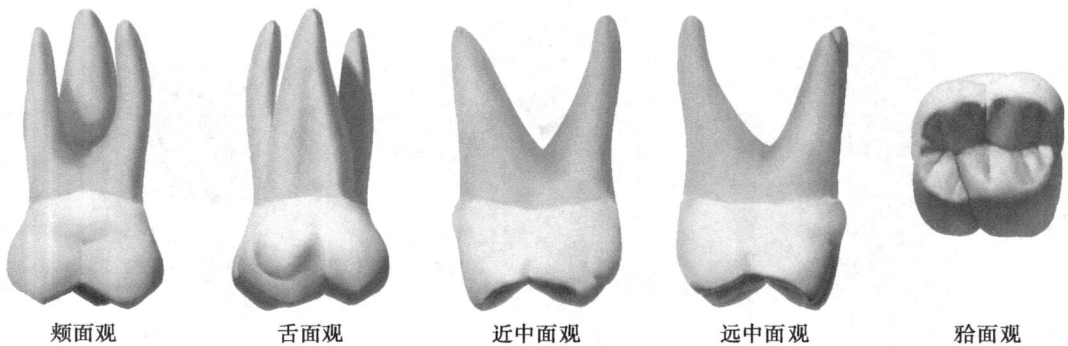

| 颊面观 | 舌面观 | 近中面观 | 远中面观 | 𬌗面观 |

图4-30 右侧上颌第一磨牙

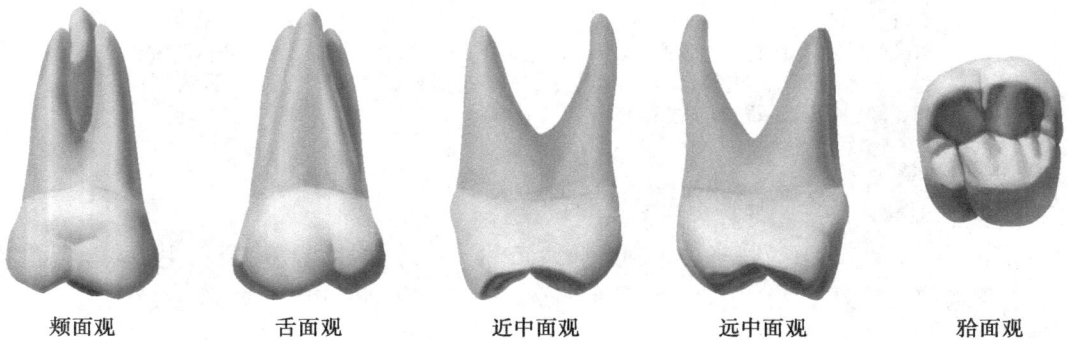

| 颊面观 | 舌面观 | 近中面观 | 远中面观 | 𬌗面观 |

图4-31 右侧上颌第二磨牙

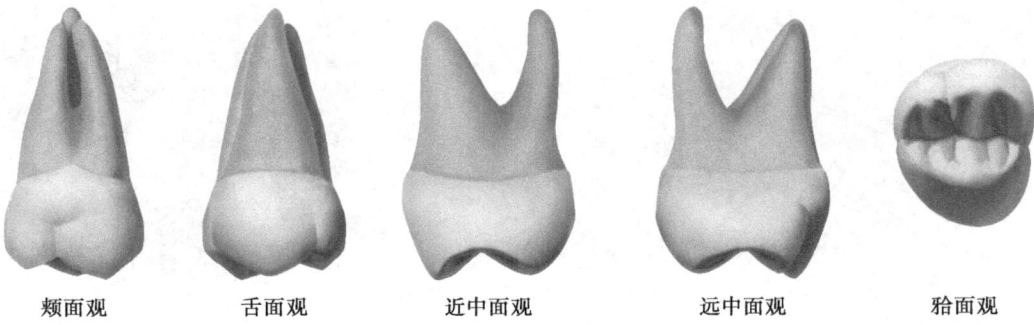

| 颊面观 | 舌面观 | 近中面观 | 远中面观 | 𬌗面观 |

图 4-32 右侧上颌第三磨牙

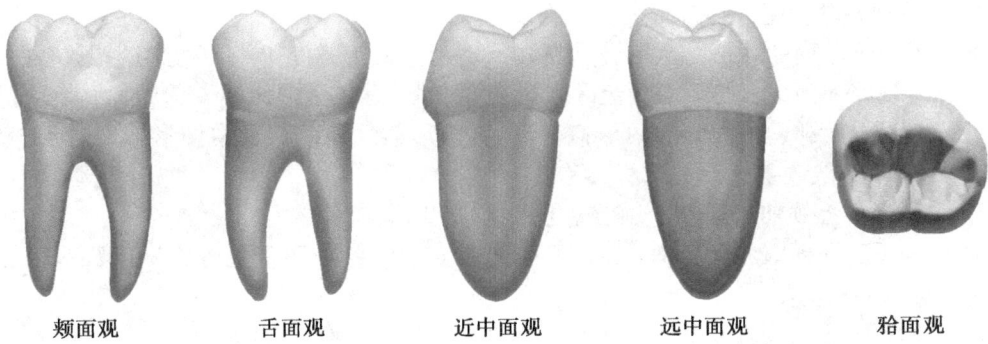

| 颊面观 | 舌面观 | 近中面观 | 远中面观 | 𬌗面观 |

图 4-33 右侧下颌第一磨牙

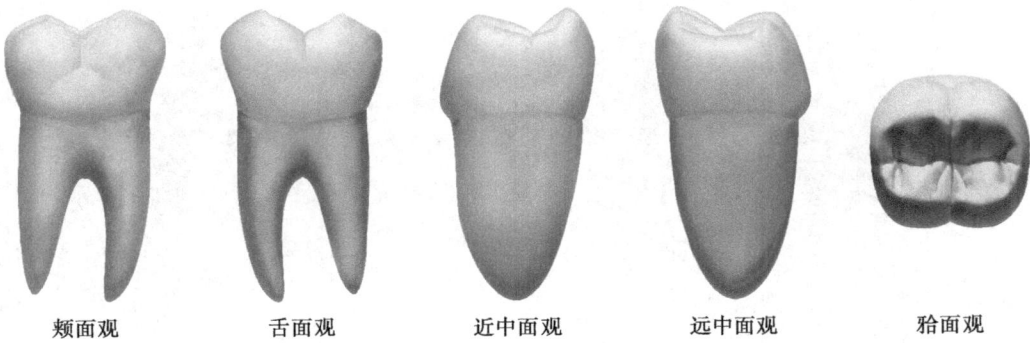

| 颊面观 | 舌面观 | 近中面观 | 远中面观 | 𬌗面观 |

图 4-34 右侧下颌第二磨牙

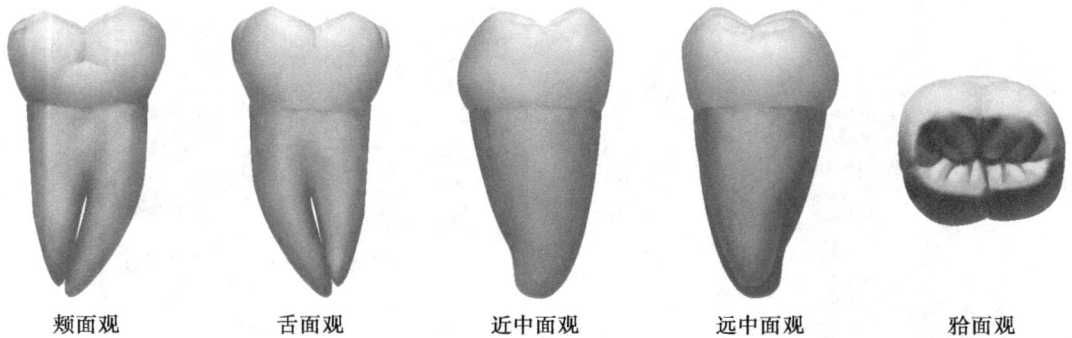

| 颊面观 | 舌面观 | 近中面观 | 远中面观 | 𬌗面观 |

图 4-35 右侧下颌第三磨牙

2. 用彩笔将磨牙组各牙的牙冠和牙根涂上不同的颜色(图 4-36 ~ 图 4-40)。

3. 观察并注明磨牙组牙冠表面解剖标志(图 4-41)。

(五) 注意事项

1. 注意观察磨牙组牙体外形的共同特点。

磨牙组位于牙列的后份,上、下、左、右共计 8 ~ 12 颗牙,第三磨牙可能阻生或缺失牙胚。主要功能是捣碎和磨细食物。磨牙组牙冠呈大立方体,有 4 个轴面和 1 个𬌗面,轴面分别是颊面、舌面、近中面和远中面。颊面形似梯形,舌面形似颊面,近、远中面形似四边形。𬌗面一般有 4 ~ 5 个牙尖。磨牙组的牙根多为 2 ~ 3 个。

2. 注意观察上颌前磨牙和下颌前磨牙的区别特点。

(1) 上颌磨牙牙冠𬌗面呈斜方形,颊舌径较近远中径大;下颌磨牙牙冠𬌗面呈长方形,近远中径较颊舌径大。

(2) 上颌磨牙颊尖较锐而舌尖较钝;下颌磨牙颊尖较钝而舌尖较锐。

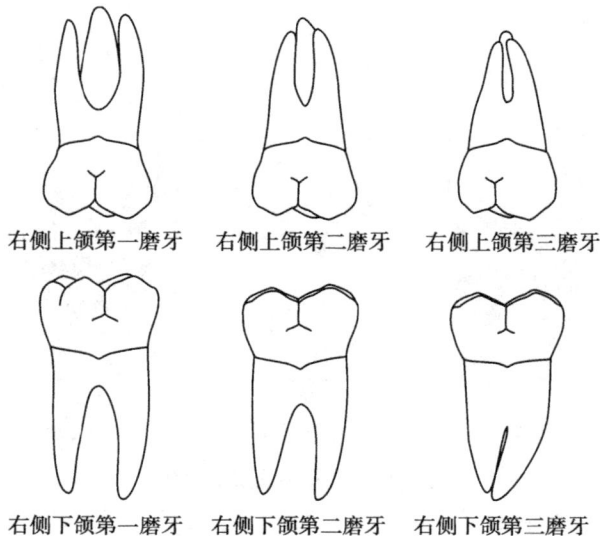

| 右侧上颌第一磨牙 | 右侧上颌第二磨牙 | 右侧上颌第三磨牙 |
| 右侧下颌第一磨牙 | 右侧下颌第二磨牙 | 右侧下颌第三磨牙 |

图 4-36 磨牙组颊面观的观察涂色

64

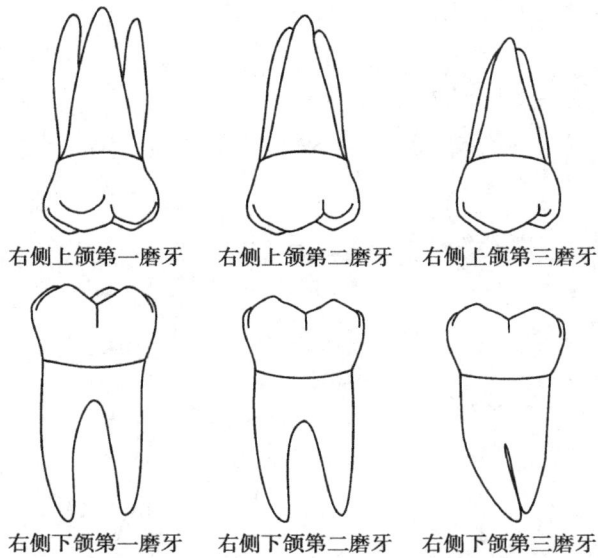

右侧上颌第一磨牙　　右侧上颌第二磨牙　　右侧上颌第三磨牙

右侧下颌第一磨牙　　右侧下颌第二磨牙　　右侧下颌第三磨牙

图 4-37　磨牙组舌面观的观察涂色

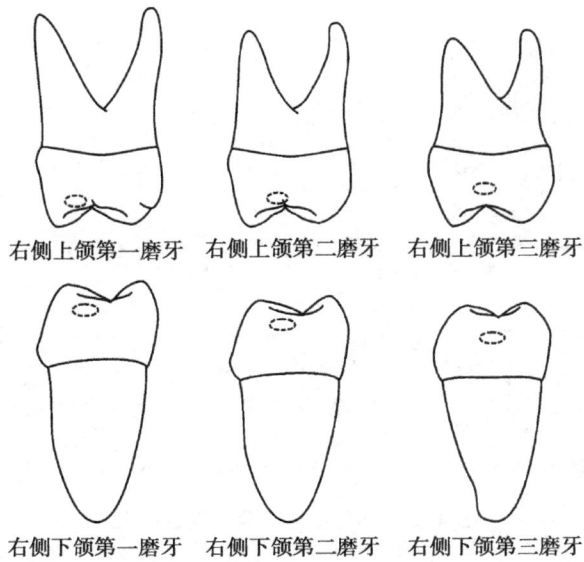

右侧上颌第一磨牙　　右侧上颌第二磨牙　　右侧上颌第三磨牙

右侧下颌第一磨牙　　右侧下颌第二磨牙　　右侧下颌第三磨牙

图 4-38　磨牙组近中面观的观察涂色

右侧上颌第一磨牙　　右侧上颌第二磨牙　　右侧上颌第三磨牙

右侧下颌第一磨牙　　右侧下颌第二磨牙　　右侧下颌第三磨牙

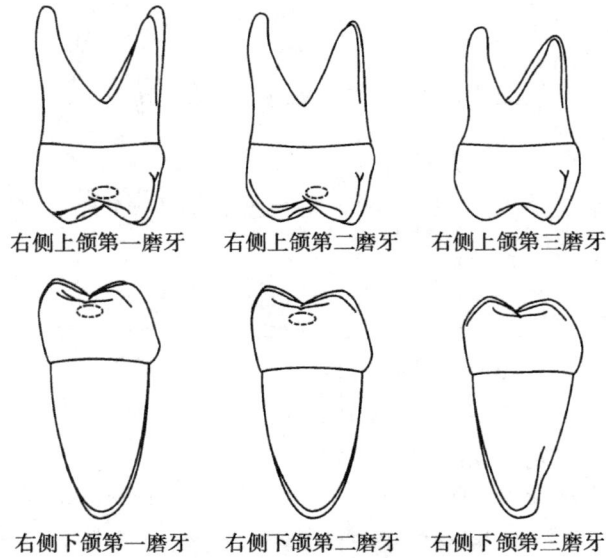

图 4-39　磨牙组远中面观的观察涂色

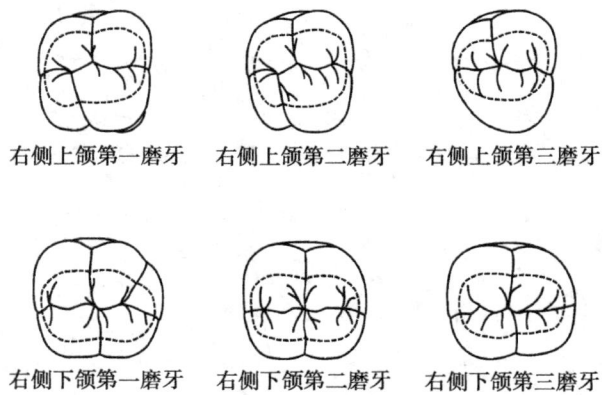

右侧上颌第一磨牙　　右侧上颌第二磨牙　　右侧上颌第三磨牙

右侧下颌第一磨牙　　右侧下颌第二磨牙　　右侧下颌第三磨牙

图 4-40　磨牙组𬌗面观的观察涂色

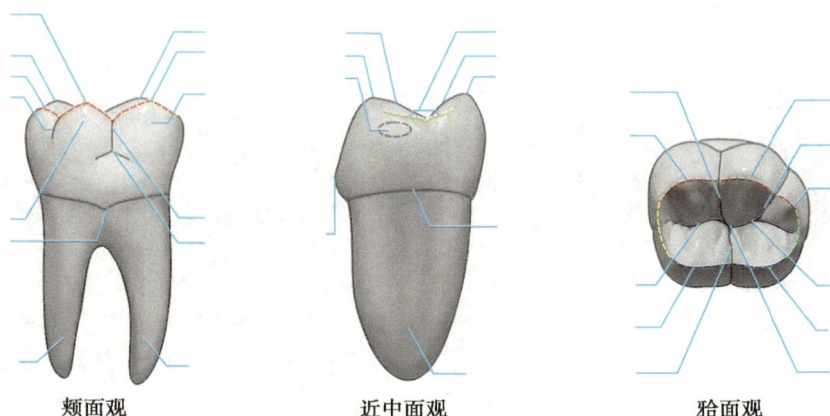

| 颊面观 | 近中面观 | 𬌗面观 |

图 4-41　磨牙组牙冠表面解剖标志

1. 近中颊尖顶;2. 远中颊尖顶;3. 近中舌尖顶;4. 远中舌尖顶;5. 远中尖顶;6. 颊沟;
7. 舌沟;8. 近中沟;9. 远中沟;10. 远颊沟;11. 中央点隙;12. 轴嵴;13. 三角嵴;
14. 接触区;15. 颈缘;16. 颈嵴;17. 近中根;18. 远中根

（3）上颌磨牙牙冠较直,略偏牙体长轴的颊侧;下颌磨牙牙冠倾向舌侧。

（4）上颌磨牙多为颊舌向的 3 根;下颌磨牙多为近远中向的 2 根。

第二节　乳牙牙体外形的观察

乳牙共有 20 颗牙,根据其形态特点和功能特性可分为乳切牙、乳尖牙和乳磨牙三种类型（图 4-42）。

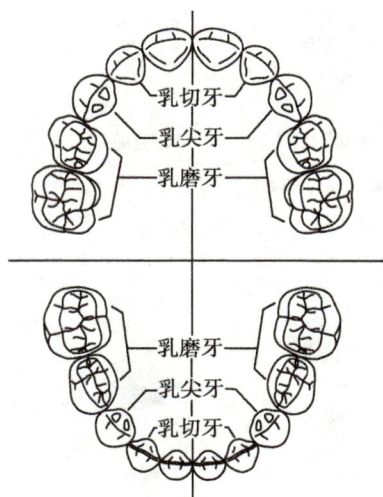

图 4-42　乳牙

同的颜色（图 4-47 ~ 图 4-51）。

一、乳切牙组牙体外形的观察

（一）目的和要求

通过观察上颌乳中切牙、乳侧切牙,下颌乳中切牙、乳侧切牙的外部形态,能描述乳切牙组牙冠与牙根的共同特点。

（二）器材

上颌乳中切牙、乳侧切牙以及下颌乳中切牙、乳侧切牙的标本、挂图、模型,铅笔,彩笔,直尺和纸张等。

（三）学时安排

2 学时。

（四）方法和步骤

1. 观察上颌乳中切牙、乳侧切牙,下颌乳中切牙、乳侧切牙各面的形态特点（图 4-43 ~ 图 4-46）。

2. 用彩笔将乳切牙组各牙的牙冠和牙根涂上不

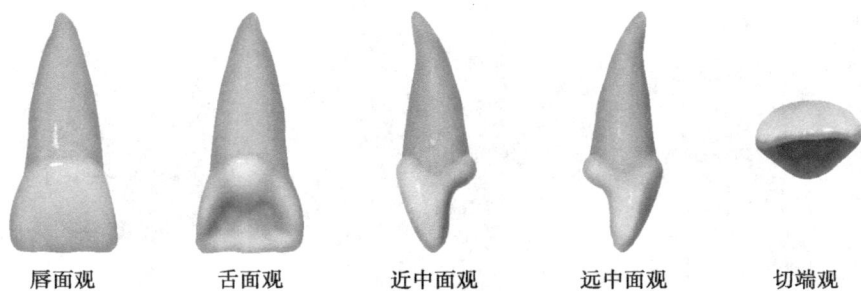

唇面观　　　舌面观　　　近中面观　　　远中面观　　　切端观

图 4-43　右侧上颌乳中切牙

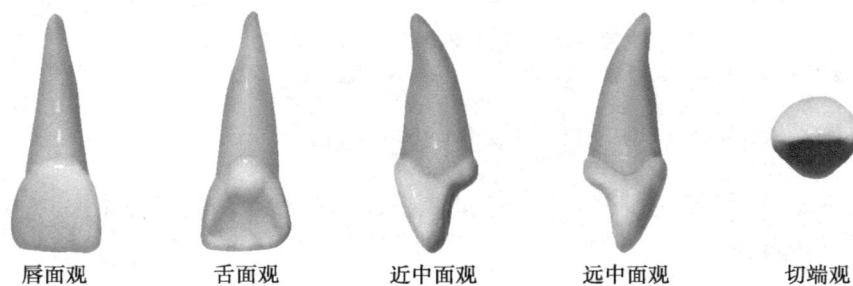

唇面观　　　舌面观　　　近中面观　　　远中面观　　　切端观

图 4-44　右侧上颌乳侧切牙

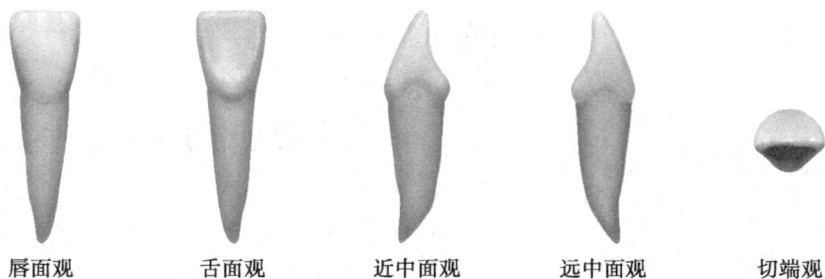

唇面观　　　舌面观　　　近中面观　　　远中面观　　　切端观

图 4-45　右侧下颌乳中切牙

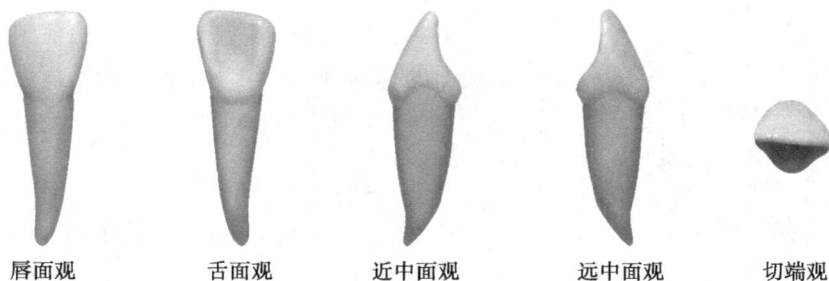

唇面观　　　舌面观　　　近中面观　　　远中面观　　　切端观

图 4-46　右侧下颌乳侧切牙

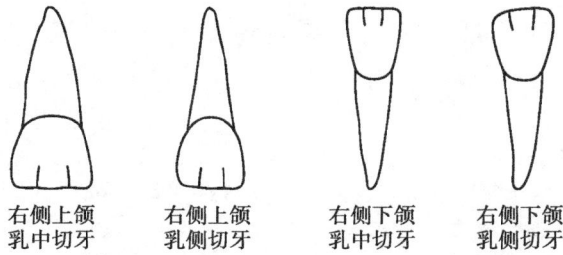

右侧上颌
乳中切牙　　右侧上颌
乳侧切牙　　右侧下颌
乳中切牙　　右侧下颌
乳侧切牙

图 4-47　乳切牙组唇面观的观察涂色

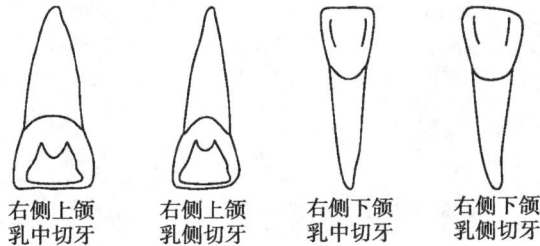

右侧上颌
乳中切牙　　右侧上颌
乳侧切牙　　右侧下颌
乳中切牙　　右侧下颌
乳侧切牙

图 4-48　乳切牙组舌面观的观察涂色

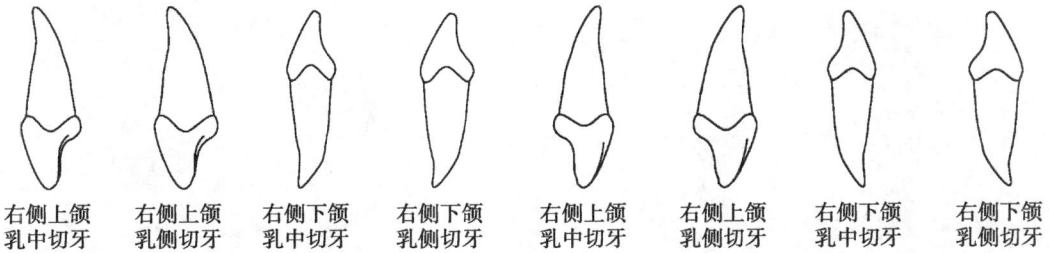

右侧上颌
乳中切牙　　右侧上颌
乳侧切牙　　右侧下颌
乳中切牙　　右侧下颌
乳侧切牙　　右侧上颌
乳中切牙　　右侧上颌
乳侧切牙　　右侧下颌
乳中切牙　　右侧下颌
乳侧切牙

图 4-49　乳切牙组近中面观的观察涂色　　　　图 4-50　乳切牙组远中面观的观察涂色

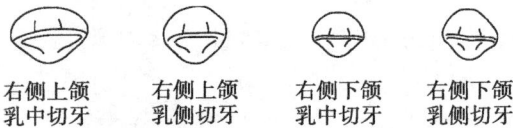

右侧上颌
乳中切牙　　右侧上颌
乳侧切牙　　右侧下颌
乳中切牙　　右侧下颌
乳侧切牙

图 4-51　乳切牙组切端观的观察涂色

（1）乳切牙体积小,牙冠短、宽,色乳白。
（2）乳切牙颈嵴、舌窝、边缘嵴和舌面隆突较明显。
（3）乳切牙牙根较窄(上颌乳中切牙牙根较宽),根尖弯向唇侧。

（五）注意事项

1. 注意观察乳切牙组与恒切牙组的共同特点。乳切牙与同名的恒切牙形态相似。

2. 注意观察乳切牙和恒切牙的区别特点。

二、乳尖牙组牙体外形的观察

（一）目的和要求

通过观察上、下颌乳尖牙的外部形态,能描述乳尖牙组牙冠与牙根的共同特点。

（二）器材

上、下颌乳尖牙的标本、挂图、模型,铅笔,彩笔,直尺和纸张等。

（三）学时安排

2学时。

（四）方法和步骤

1. 观察上、下颌乳尖牙各面的形态特点（图4-52,图4-53）。

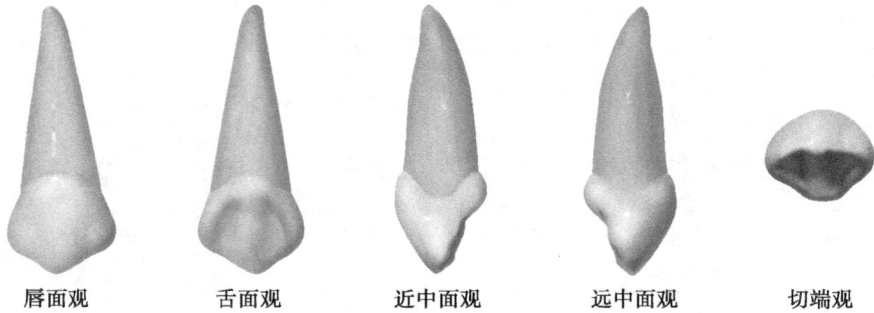

| 唇面观 | 舌面观 | 近中面观 | 远中面观 | 切端观 |

图4-52 右侧上颌乳尖牙

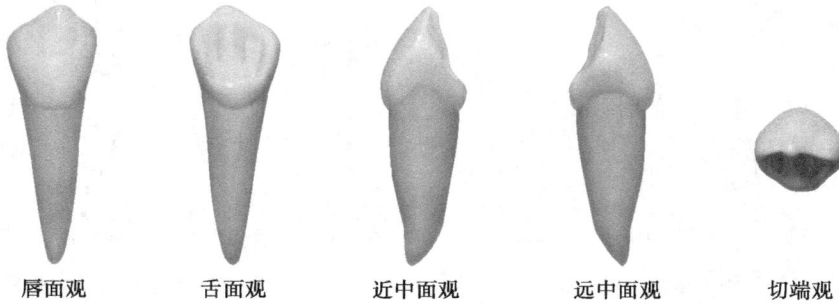

| 唇面观 | 舌面观 | 近中面观 | 远中面观 | 切端观 |

图4-53 右侧下颌乳尖牙

2. 用彩笔将乳尖牙组各牙的牙冠和牙根涂上不同的颜色（图4-54～图4-58）。

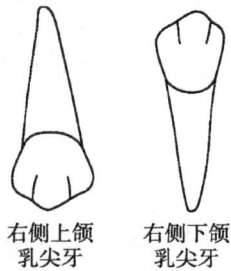

右侧上颌　右侧下颌
乳尖牙　　乳尖牙

图4-54 乳尖牙组唇面观的观察涂色

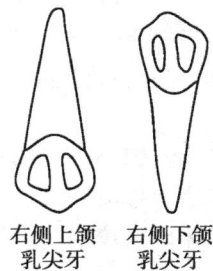

右侧上颌　右侧下颌
乳尖牙　　乳尖牙

图4-55 乳尖牙组舌面观的观察涂色

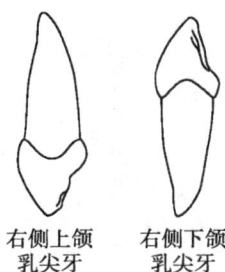

右侧上颌　　右侧下颌
乳尖牙　　　乳尖牙

图 4-56　乳尖牙组近中面观的观察涂色

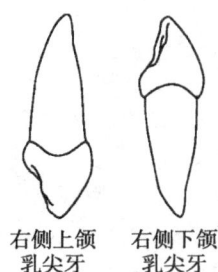

右侧上颌　　右侧下颌
乳尖牙　　　乳尖牙

图 4-57　乳尖牙组远中面观的观察涂色

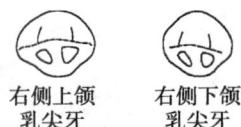

右侧上颌　　右侧下颌
乳尖牙　　　乳尖牙

**图 4-58　乳尖牙组切
端观的观察涂色**

（五）注意事项

1. 注意观察乳尖牙组与恒尖牙组的共同特点。乳尖牙与同名的恒尖牙形态相似。

2. 注意观察乳尖牙和恒尖牙的区别特点。

（1）乳尖牙体积小，牙冠短、宽，色乳白。

（2）乳尖牙唇舌轴嵴、颈嵴、舌窝、边缘嵴和舌面隆突较明显。

（3）上颌乳尖牙的牙尖略偏远中。

（4）乳尖牙牙根较窄（上颌乳中切牙牙根较宽），根尖弯向唇侧。

三、乳磨牙组牙体外形的观察

（一）目的和要求

通过观察上颌第一、第二乳磨牙，下颌第一、第二乳磨牙的外部形态，能描述乳磨牙组牙冠与牙根的共同特点。

（二）器材

上颌第一、第二乳磨牙及下颌第一、第二乳磨牙的标本、挂图、模型、铅笔、彩笔、直尺和纸张等。

（三）学时安排

2 学时。

（四）方法和步骤

1. 观察上颌第一、第二乳磨牙及下颌第一、第二乳磨牙各面的形态特点（图 4-59 ~ 图 4-62）。

2. 用彩笔将乳磨牙组各牙的牙冠和牙根涂上不同的颜色（图 4-63 ~ 图 4-67）。

（五）注意事项

1. 注意观察乳磨牙组与恒磨牙组的共同特点。乳磨牙与恒磨牙共同特点相同。

2. 注意观察乳磨牙和恒磨牙的区别。

（1）乳磨牙体积小，牙冠短、宽，色乳白。

（2）乳磨牙颈部缩窄，颈嵴较明显，𬌗方缩小，三角嵴和𬌗面沟不如恒牙清晰。

（3）乳尖牙牙根根干短，根分叉大。

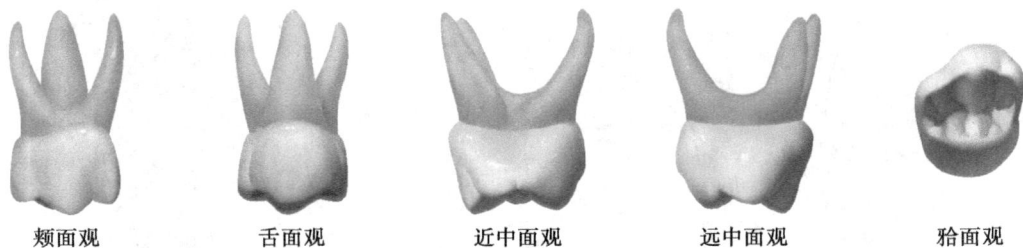

| 颊面观 | 舌面观 | 近中面观 | 远中面观 | 𬌗面观 |

图 4-59　右侧上颌第一乳磨牙

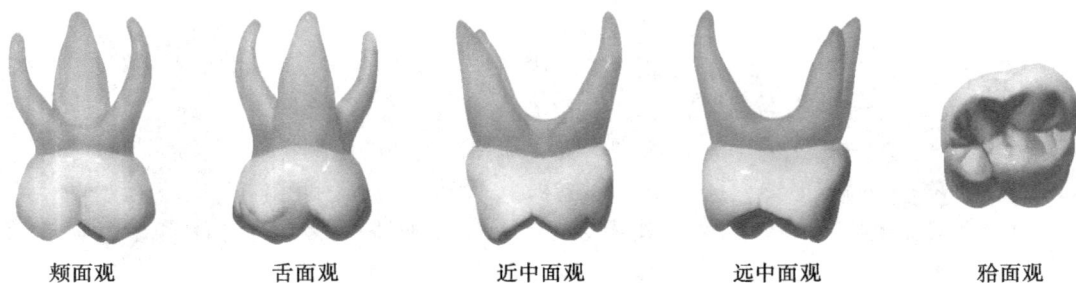

| 颊面观 | 舌面观 | 近中面观 | 远中面观 | 𬌗面观 |

图 4-60　右侧上颌第二乳磨牙

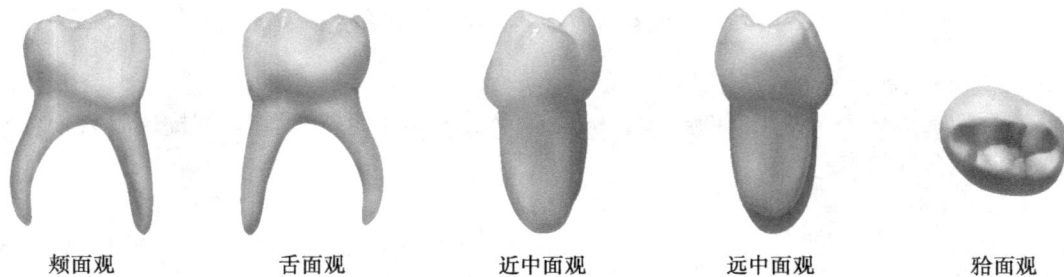

| 颊面观 | 舌面观 | 近中面观 | 远中面观 | 𬌗面观 |

图 4-61　右侧下颌第一乳磨牙

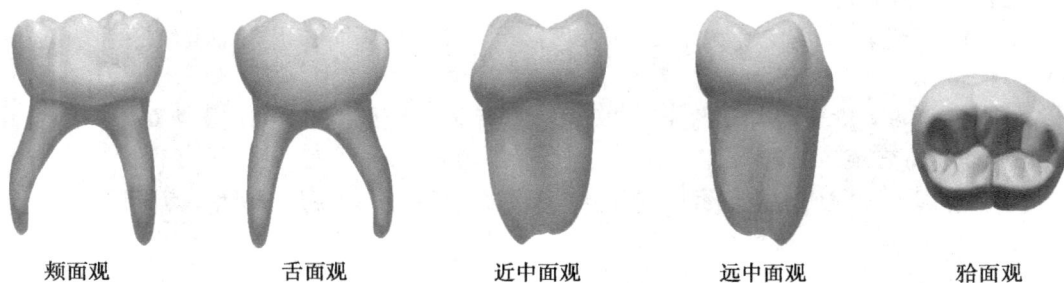

| 颊面观 | 舌面观 | 近中面观 | 远中面观 | 𬌗面观 |

图 4-62　右侧下颌第二乳磨牙

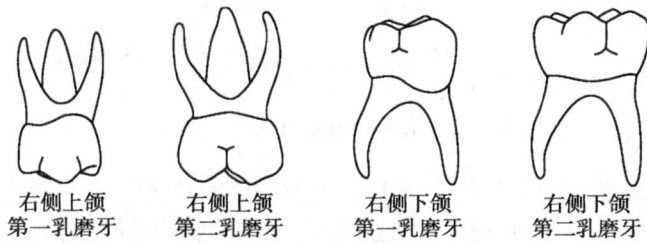

右侧上颌　　右侧上颌　　右侧下颌　　右侧下颌
第一乳磨牙　第二乳磨牙　第一乳磨牙　第二乳磨牙

图 4-63　乳磨牙组颊面观的观察涂色

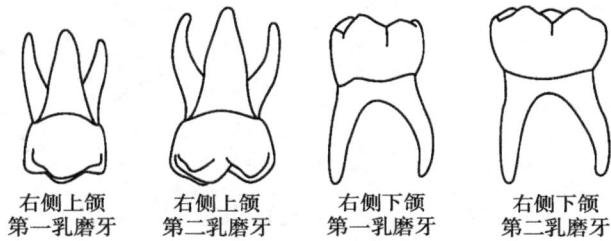

右侧上颌　　右侧上颌　　右侧下颌　　右侧下颌
第一乳磨牙　第二乳磨牙　第一乳磨牙　第二乳磨牙

图 4-64　乳磨牙组舌面观的观察涂色

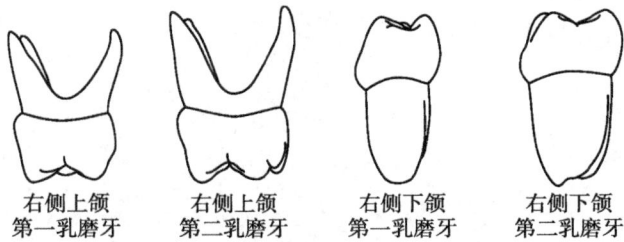

右侧上颌　　右侧上颌　　右侧下颌　　右侧下颌
第一乳磨牙　第二乳磨牙　第一乳磨牙　第二乳磨牙

图 4-65　乳磨牙组近中面观的观察涂色

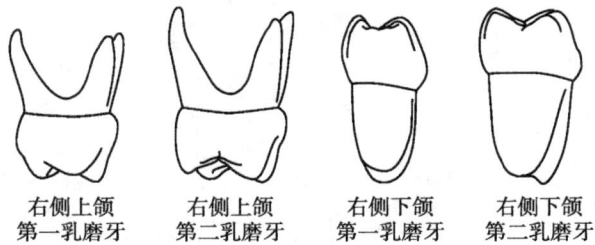

右侧上颌　　右侧上颌　　右侧下颌　　右侧下颌
第一乳磨牙　第二乳磨牙　第一乳磨牙　第二乳磨牙

图 4-66　乳磨牙组远中面观的观察涂色

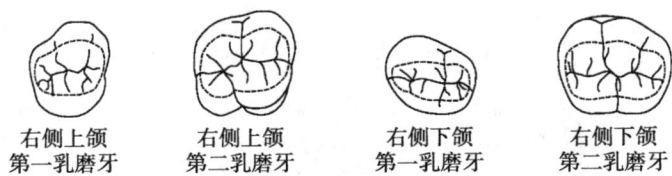

右侧上颌　　　右侧上颌　　　右侧下颌　　　右侧下颌
第一乳磨牙　　第二乳磨牙　　第一乳磨牙　　第二乳磨牙

图 4-67　乳磨牙组𬌗面观的观察涂色

（4）上颌第一乳磨牙𬌗面形似上颌前磨牙，下颌第一乳磨牙不似任何一颗恒牙。

（5）第二乳磨牙与第一恒磨牙形态相似。下颌第二乳磨牙的近中颊尖、远中颊尖和远中尖的大小相似。

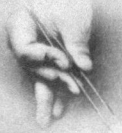

第五章 牙体内形的观察

第一节 恒牙牙体内形的观察

牙体的内部有一空腔,即牙髓腔。髓腔的形态与牙体外形基本相似,但体积较小。

一、切牙组牙体内形的观察

（一）目的和要求

通过观察上颌中切牙、侧切牙及下颌中切牙、侧切牙的内部形态,能描述切牙组髓腔的共同特点。

（二）器材

上颌中切牙、侧切牙及下颌中切牙、侧切牙的髓腔标本、挂图、模型、铅笔、彩笔、直尺和纸张等。

（三）学时安排

2学时。

（四）方法和步骤

1. 观察上颌中切牙、侧切牙及下颌中切牙、侧切牙髓腔各面的形态特点（图5-1 ~ 图5-4）。

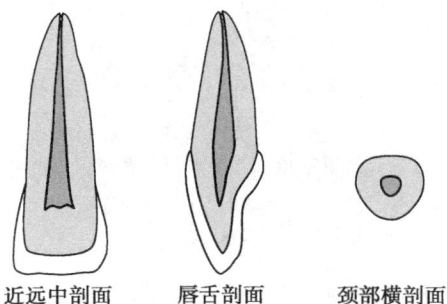

| 近远中剖面 | 唇舌剖面 | 颈部横剖面 | 近远中剖面 | 唇舌剖面 | 颈部横剖面 |

图5-1 右侧上颌中切牙的髓腔形态   图5-2 右侧上颌侧切牙的髓腔形态

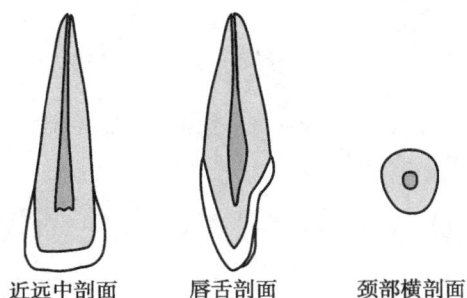

2. 用彩笔将切牙组各牙的髓腔涂上颜色（图5-5 ~ 图5-7）。

3. 观察并注明切牙组髓腔解剖标志（图5-8）。

（五）注意事项

1. 注意观察切牙组牙体内形与其牙体外形的相似特点。

2. 注意观察切牙组髓腔的共同特点。

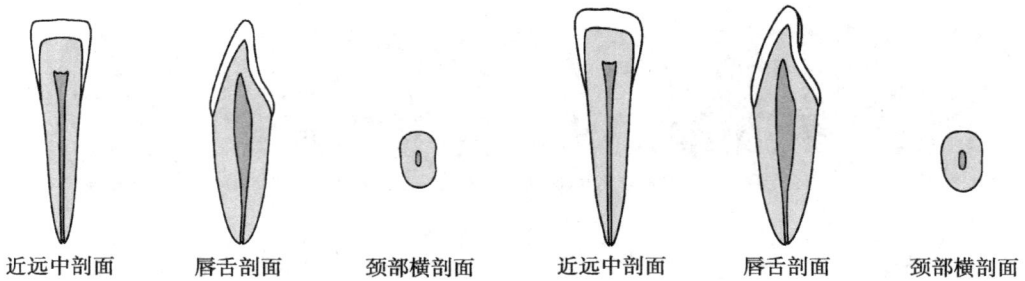

近远中剖面　　　　　唇舌剖面　　　　颈部横剖面　　　　　近远中剖面　　　　　唇舌剖面　　　　颈部横剖面

图 5-3　右侧下颌中切牙的髓腔形态　　　　　　图 5-4　右侧下颌侧切牙的髓腔形态

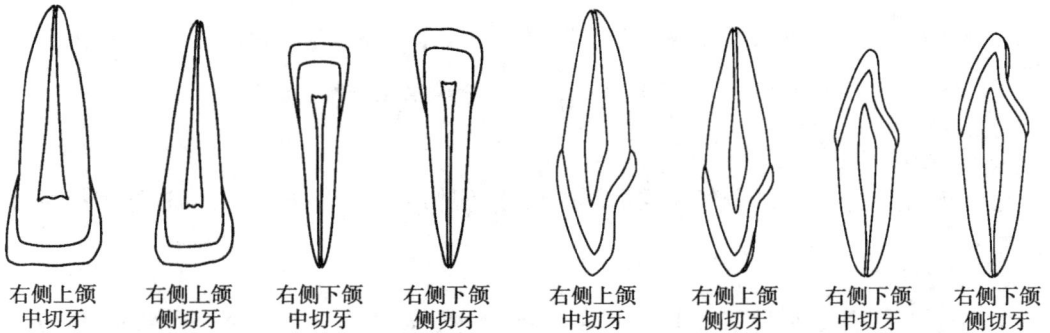

右侧上颌　　右侧上颌　　右侧下颌　　右侧下颌　　　　右侧上颌　　右侧上颌　　右侧下颌　　右侧下颌
中切牙　　　侧切牙　　　中切牙　　　侧切牙　　　　中切牙　　　侧切牙　　　中切牙　　　侧切牙

图 5-5　切牙组髓腔近远中剖面的观察涂色　　　图 5-6　切牙组髓腔唇舌剖面的观察涂色

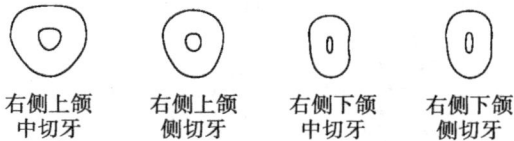

右侧上颌　　右侧上颌　　右侧下颌　　右侧下颌
中切牙　　　侧切牙　　　中切牙　　　侧切牙

图 5-7　切牙组髓腔牙颈部横剖面的观察涂色

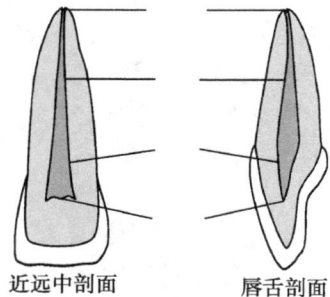

近远中剖面　　　　　唇舌剖面

图 5-8　切牙组髓腔解剖标志
1. 髓室顶；2. 髓室；3. 根管；4. 根尖孔

切牙根管多为单根管，髓室与根管无明显界限，根尖孔多位于根尖顶。

二、尖牙组牙体内形的观察

（一）目的和要求
通过观察上、下颌尖牙的内部形态，能描述尖牙组髓腔的共同特点。

（二）器材
上、下颌尖牙的髓腔标本、挂图、模型、铅笔、彩笔、直尺和纸张等。

（三）学时安排
2 学时。

（四）方法和步骤

1. 观察上、下颌尖牙髓腔各面的形态特点（图5-9，图5-10）。

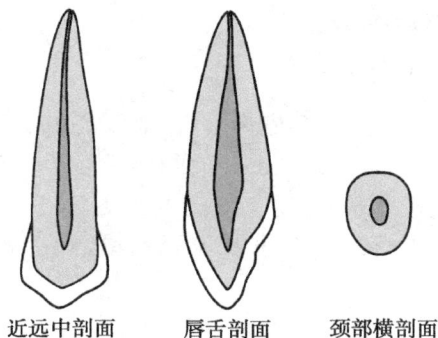

| 近远中剖面 | 唇舌剖面 | 颈部横剖面 |

图5-9 右侧上颌尖牙的髓腔形态

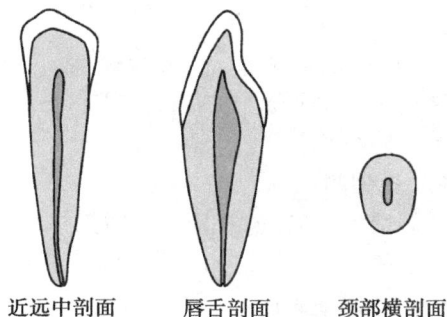

| 近远中剖面 | 唇舌剖面 | 颈部横剖面 |

图5-10 右侧下颌尖牙的髓腔形态

2. 用彩笔将尖牙组各牙的髓腔涂上颜色（图5-11～图5-13）。

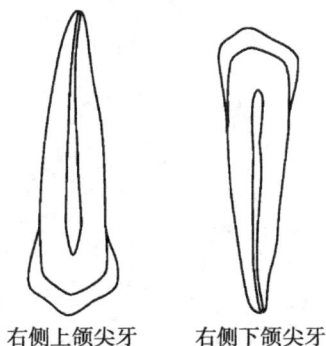

| 右侧上颌尖牙 | 右侧下颌尖牙 |

图5-11 尖牙组髓腔近远中剖面的观察涂色

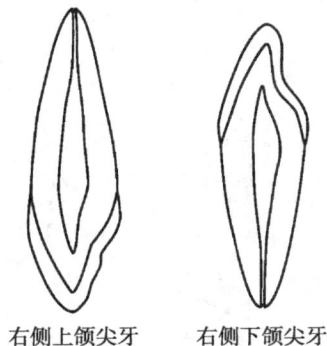

| 右侧上颌尖牙 | 右侧下颌尖牙 |

图5-12 尖牙组髓腔唇舌剖面的观察涂色

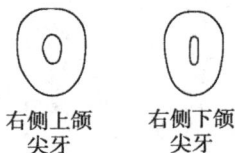

| 右侧上颌尖牙 | 右侧下颌尖牙 |

图5-13 尖牙组髓腔牙颈部横剖面的观察涂色

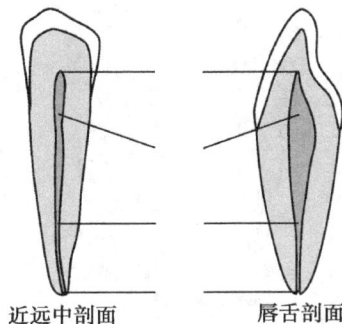

| 近远中剖面 | 唇舌剖面 |

图5-14 尖牙组髓腔的解剖标志
1. 髓角；2. 髓室；3. 根管；4. 根尖孔

3. 观察并注明尖牙组髓腔解剖标志（图5-14）。

（五）注意事项

1. 注意观察尖牙组牙体内形与其牙体外形的相似特点。

2. 注意观察尖牙组髓腔的共同特点。

尖牙髓腔有髓角突向牙尖,根管多为单根管,髓室与根管无明显界限,根尖孔多位于根尖顶。

三、前磨牙组牙体内形的观察

(一) 目的和要求

通过观察上颌第一、第二前磨牙及下颌第一、第二前磨牙的内部形态,能描述前磨牙组髓腔的共同特点。

(二) 器材

上颌第一、第二前磨牙及下颌第一、第二前磨牙的髓腔标本、挂图、模型、铅笔、彩笔、直尺和纸张等。

(三) 学时安排

2 学时。

(四) 方法和步骤

1. 观察上颌第一、第二前磨牙,下颌第一、第二前磨牙髓腔各面的形态特点(图 5-15 ~ 图 5-18)。

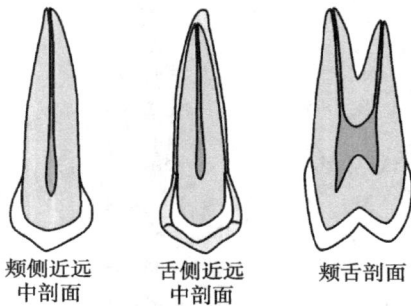

| 颊侧近远中剖面 | 舌侧近远中剖面 | 颊舌剖面 | 颈部横剖面 |

图 5-15　右侧上颌第一前磨牙的髓腔形态　　**图 5-16　右侧上颌第二前磨牙的髓腔形态**

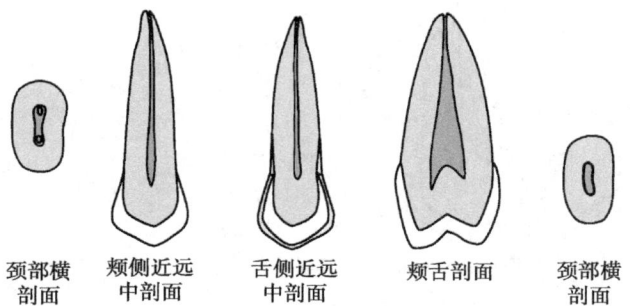

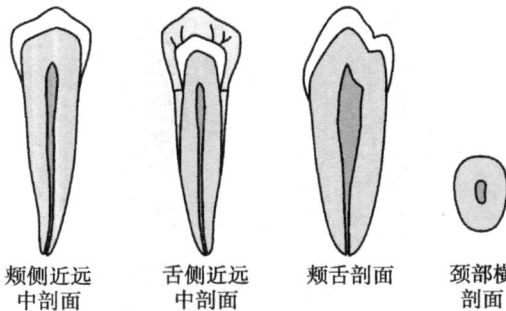

图 5-17　右侧下颌第一前磨牙的髓腔形态　　**图 5-18　右侧下颌第二前磨牙的髓腔形态**

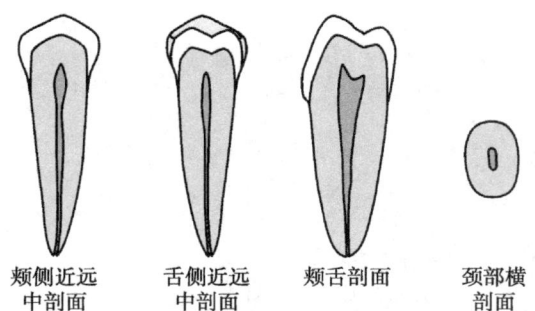

2. 用彩笔将前磨牙组各牙的髓腔涂上不同的颜色(图 5-19 ~ 图 5-22)。

3. 观察并注明前磨牙组髓腔解剖标志(图 5-23)。

(五) 注意事项

1. 注意观察前磨牙组牙体内形与其牙体外形的相似特点。

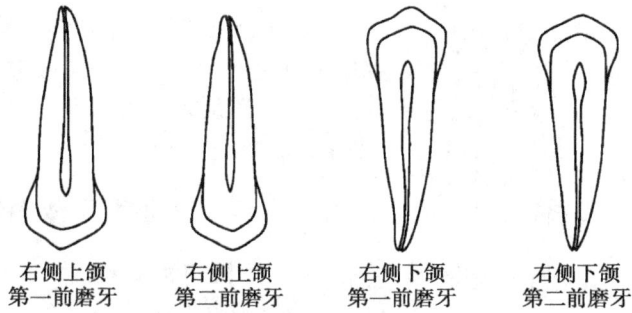

| 右侧上颌
第一前磨牙 | 右侧上颌
第二前磨牙 | 右侧下颌
第一前磨牙 | 右侧下颌
第二前磨牙 |

图 5-19　前磨牙组髓腔颊侧近远中剖面的观察涂色

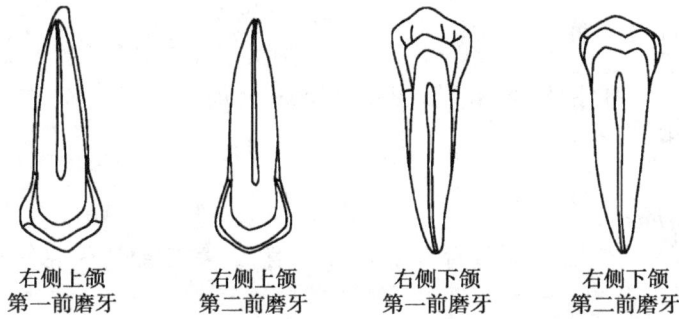

| 右侧上颌
第一前磨牙 | 右侧上颌
第二前磨牙 | 右侧下颌
第一前磨牙 | 右侧下颌
第二前磨牙 |

图 5-20　前磨牙组髓腔舌侧近远中剖面的观察涂色

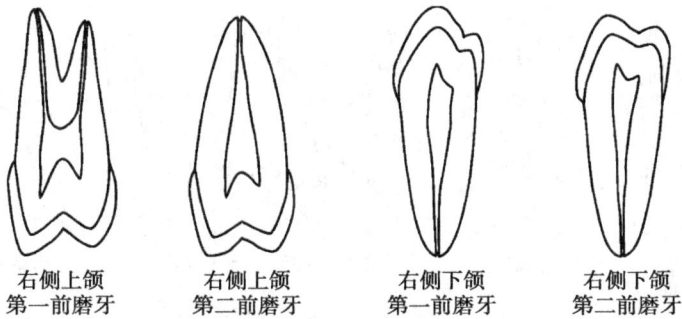

| 右侧上颌
第一前磨牙 | 右侧上颌
第二前磨牙 | 右侧下颌
第一前磨牙 | 右侧下颌
第二前磨牙 |

图 5-21　前磨牙组髓腔颊舌剖面的观察涂色

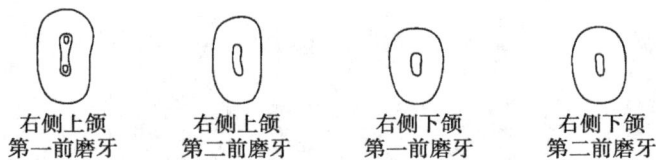

| 右侧上颌
第一前磨牙 | 右侧上颌
第二前磨牙 | 右侧下颌
第一前磨牙 | 右侧下颌
第二前磨牙 |

图 5-22　前磨牙组髓腔牙颈部横剖面的观察涂色

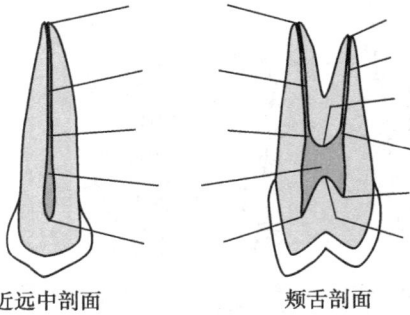

近远中剖面　　　　　颊舌剖面

图 5-23　前磨牙组髓腔解剖标志

1. 颊侧髓角;2. 舌侧髓角;3. 髓室顶;
4. 髓室;5. 颊侧根管口;6. 舌侧根管口;
7. 髓室底;8. 颊侧根管;9. 舌侧根管;
10. 颊侧根尖孔;11. 舌侧根尖孔

2. 注意观察前磨牙组髓腔的共同特点。

前磨牙髓室似立方体。颊舌髓角向牙尖突出,颊侧髓角较高,约平齐冠中 1/3。髓室顶凹陷,最凹处平齐颈缘。根管为 1～2 个(下颌多为 1 个根管)。

四、磨牙组牙体内形的观察

(一) 目的和要求

通过观察上颌第一、第二、第三磨牙及下颌第一、第二、第三磨牙的内部形态,能描述磨牙组髓腔的共同特点。

(二) 器材

上颌第一、第二、第三磨牙及下颌第一、第二、第三磨牙的髓腔标本、挂图、模型、铅笔、彩笔、直尺和纸张等。

(三) 学时安排

2 学时。

(四) 方法和步骤

1. 观察上颌第一、第二、第三磨牙及下颌第一、第二、第三磨牙髓腔各面的形态特点(图5-24 ～ 图5-29)。

2. 用彩笔将磨牙组各牙的髓腔涂上不同的颜色(图5-30 ～ 图5-34)。

3. 观察并注明磨牙组髓腔解剖标志(图5-35)。

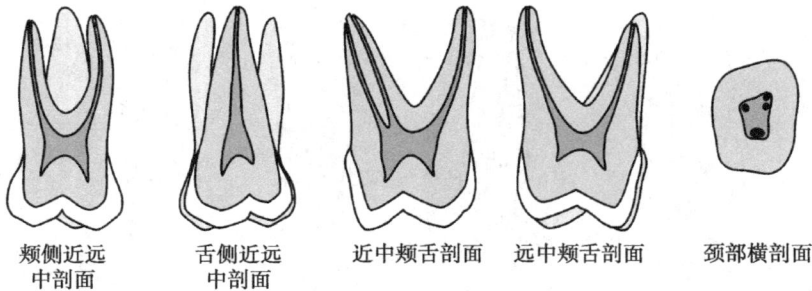

颊侧近远　　舌侧近远　　近中颊舌剖面　　远中颊舌剖面　　颈部横剖面
中剖面　　　中剖面

图 5-24　右侧上颌第一磨牙的髓腔形态

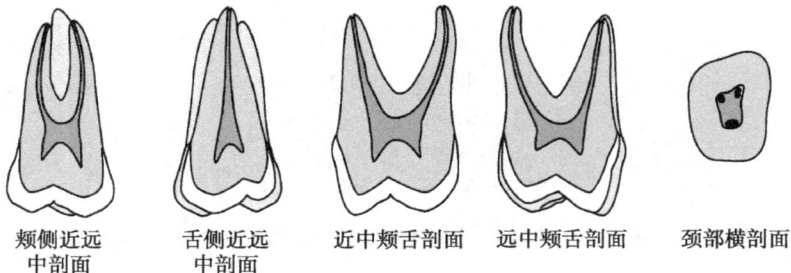

颊侧近远　　舌侧近远　　近中颊舌剖面　　远中颊舌剖面　　颈部横剖面
中剖面　　　中剖面

图 5-25　右侧上颌第二磨牙的髓腔形态

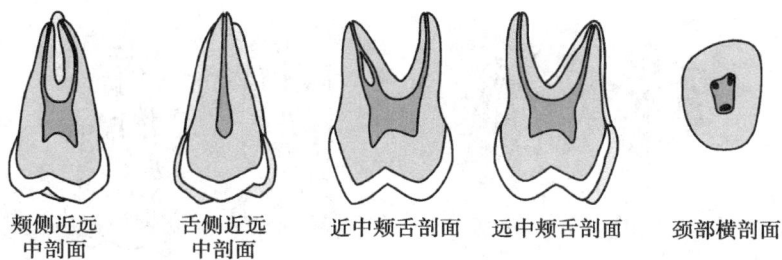

颊侧近远　　舌侧近远　　近中颊舌剖面　远中颊舌剖面　颈部横剖面
中剖面　　　中剖面

图 5-26　右侧上颌第三磨牙的髓腔形态

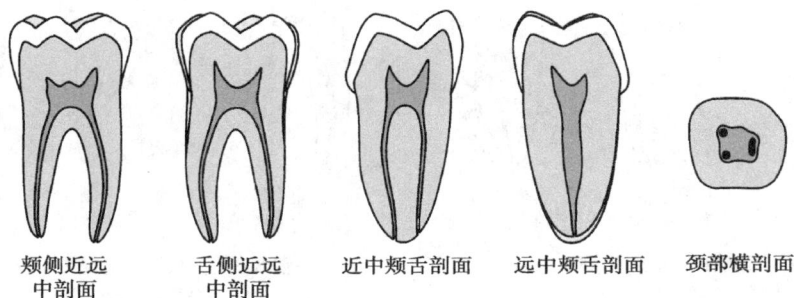

颊侧近远　　舌侧近远　　近中颊舌剖面　远中颊舌剖面　颈部横剖面
中剖面　　　中剖面

图 5-27　右侧下颌第一磨牙的髓腔形态

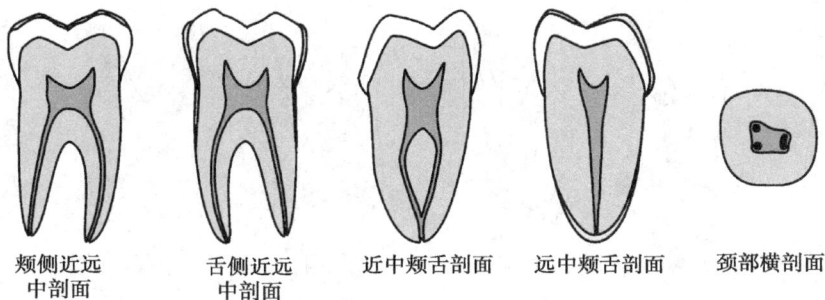

颊侧近远　　舌侧近远　　近中颊舌剖面　远中颊舌剖面　颈部横剖面
中剖面　　　中剖面

图 5-28　右侧下颌第二磨牙的髓腔形态

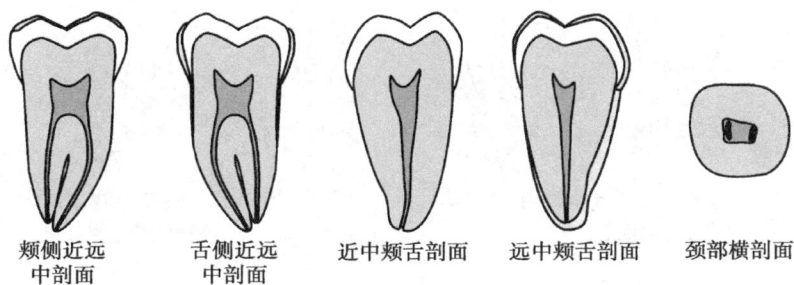

颊侧近远　　舌侧近远　　近中颊舌剖面　远中颊舌剖面　颈部横剖面
中剖面　　　中剖面

图 5-29　右侧下颌第三磨牙的髓腔形态

右侧上颌
第一磨牙

右侧上颌
第二磨牙

右侧上颌
第三磨牙

右侧下颌
第一磨牙

右侧下颌
第二磨牙

右侧下颌
第三磨牙

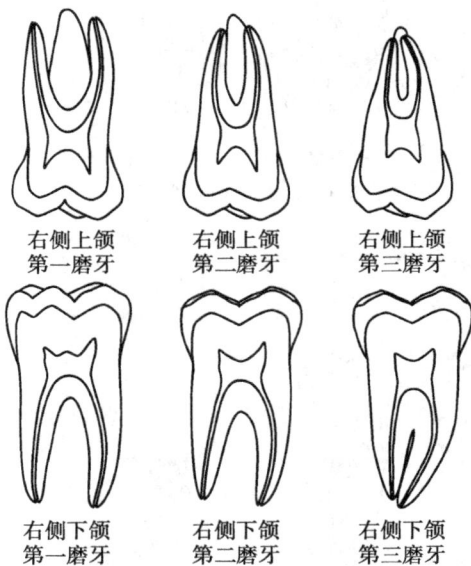

图 5-30　磨牙组髓腔颊侧近远中
　　　　　剖面的观察涂色

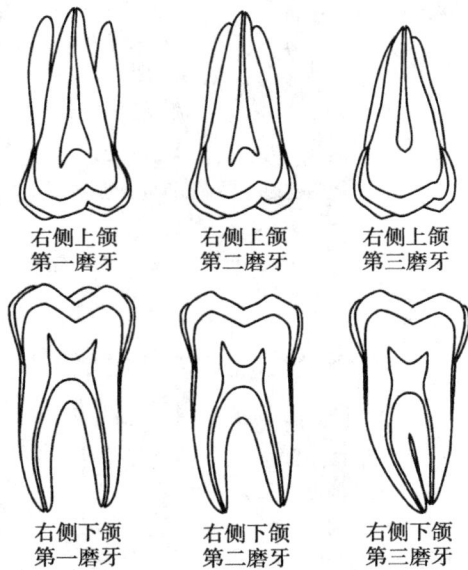

右侧上颌
第一磨牙

右侧上颌
第二磨牙

右侧上颌
第三磨牙

右侧下颌
第一磨牙

右侧下颌
第二磨牙

右侧下颌
第三磨牙

图 5-31　磨牙组髓腔舌侧近远中
　　　　　剖面的观察涂色

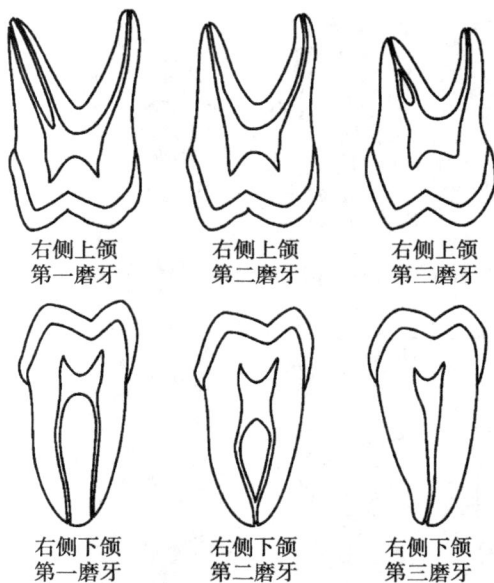

右侧上颌
第一磨牙

右侧上颌
第二磨牙

右侧上颌
第三磨牙

右侧下颌
第一磨牙

右侧下颌
第二磨牙

右侧下颌
第三磨牙

图 5-32　磨牙组髓腔近中颊舌
　　　　　剖面的观察涂色

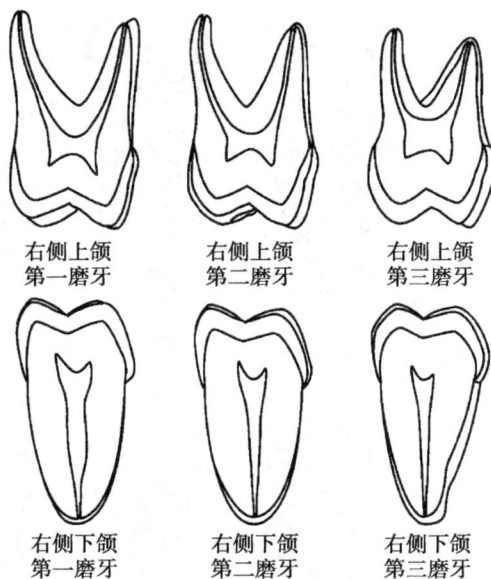

右侧上颌
第一磨牙

右侧上颌
第二磨牙

右侧上颌
第三磨牙

右侧下颌
第一磨牙

右侧下颌
第二磨牙

右侧下颌
第三磨牙

图 5-33　磨牙组髓腔远中颊舌
　　　　　剖面的观察涂色

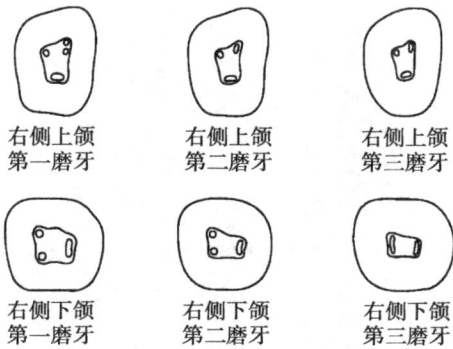

图 5-34　磨牙组髓腔牙颈部横
剖面的观察涂色

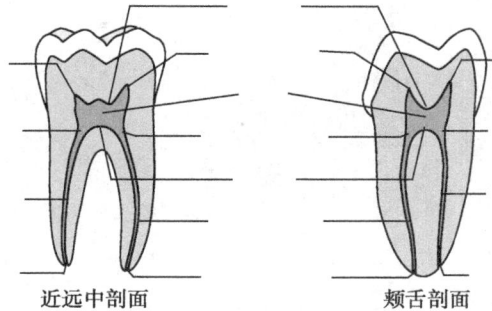

近远中剖面　　　　　　颊舌剖面

图 5-35　磨牙组髓腔解剖标志
1. 髓室顶;2. 髓室;3. 髓室底;4. 近中舌侧髓
角;5. 近中颊侧髓角;6. 远中颊侧髓角;7. 近中
颊侧根管口;8. 近中舌侧根管口;9. 远中颊侧
根管口;10. 近中颊侧根管;11. 近中舌侧根管;
12. 远中颊侧根管;13. 近中颊侧根尖孔;14. 近
中舌侧根尖孔;15. 远中颊侧根尖孔

（五）注意事项

1. 注意观察磨牙组牙体内形与其牙体外形的相似特点。

2. 注意观察磨牙组髓腔的共同特点。

磨牙髓室似大立方体。髓角向牙尖突出,约平齐冠中 1/3。髓室顶凹陷,最凹处平齐颈缘。根管为 3 ~ 4 个。

第二节　乳牙牙体内形的观察

一、乳切牙组牙体内形的观察

（一）目的和要求

通过观察上颌乳中切牙、乳侧切牙及下颌乳中切牙、乳侧切牙的内部形态,能描述乳切牙组髓腔的共同特点。

（二）器材

上颌乳中切牙、乳侧切牙及下颌乳中切牙、乳侧切牙的髓腔标本、挂图、模型、铅笔、彩笔、直尺和纸张等。

（三）学时安排

2 学时。

（四）方法和步骤

1. 上颌乳中切牙、乳侧切牙及下颌乳中切牙、乳侧切牙髓腔各面的形态特点（图 5-36 ~ 图 5-39）。

2. 用彩笔将乳切牙组各牙的髓腔涂上颜色（图 5-40 ~ 图 5-42）。

近远中剖面　　唇舌剖面　　颈部横剖面

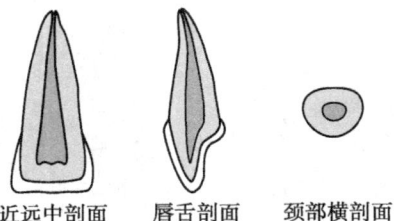

图 5-36　右侧上颌乳中切牙的髓腔形态

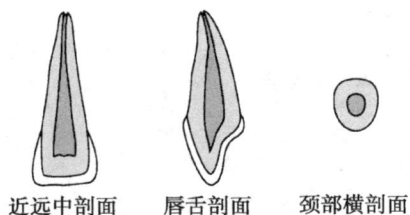

近远中剖面　　唇舌剖面　　颈部横剖面

图 5-37　右侧上颌乳侧切牙的髓腔形态

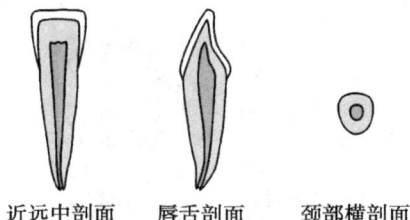

近远中剖面　　唇舌剖面　　颈部横剖面

图 5-38　右侧下颌乳中切牙的髓腔形态

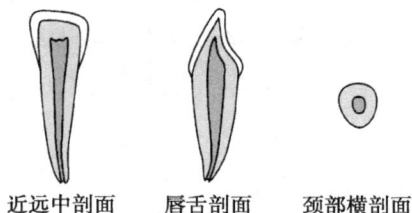

近远中剖面　　唇舌剖面　　颈部横剖面

图 5-39　右侧下颌乳侧切牙的髓腔形态

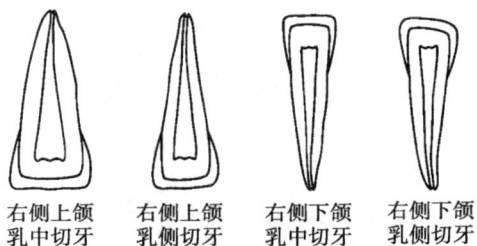

右侧上颌乳中切牙　右侧上颌乳侧切牙　右侧下颌乳中切牙　右侧下颌乳侧切牙

图 5-40　乳切牙组髓腔近远中剖面的观察涂色

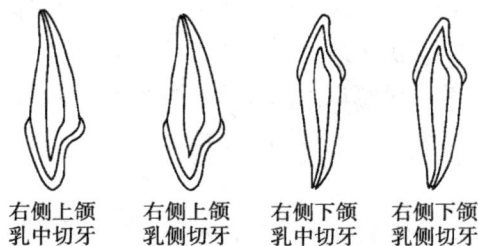

右侧上颌乳中切牙　右侧上颌乳侧切牙　右侧下颌乳中切牙　右侧下颌乳侧切牙

图 5-41　乳切牙组髓腔唇舌剖面的观察涂色

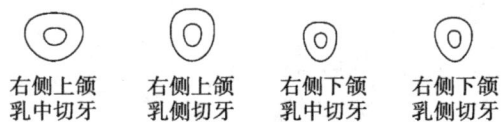

右侧上颌乳中切牙　右侧上颌乳侧切牙　右侧下颌乳中切牙　右侧下颌乳侧切牙

图 5-42　乳切牙组髓腔牙颈部横剖面的观察涂色

（五）注意事项

1. 注意观察乳切牙组牙体内形与其牙体外形的相似特点。

2. 注意观察乳切牙和恒切牙髓腔的区别特点。

乳切牙髓腔较大，髓室大、髓壁薄、根管粗、根尖孔大。

二、乳尖牙组牙体内形的观察

（一）目的和要求

通过观察上、下颌乳尖牙的内部形态，能描述乳尖牙组髓腔的共同特点。

（二）器材

上、下颌乳尖牙的髓腔标本、挂图、模型、铅笔、彩笔、直尺和纸张等。

（三）学时安排

2学时。

（四）方法和步骤

1. 观察上、下颌乳尖牙髓腔各面的形态特点（图5-43，图5-44）。

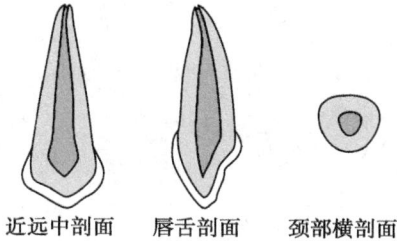

| 近远中剖面 | 唇舌剖面 | 颈部横剖面 | | 近远中剖面 | 唇舌剖面 | 颈部横剖面 |

图5-43 右侧上颌乳尖牙的髓腔形态　　　　**图5-44** 右侧下颌乳尖牙的髓腔形态

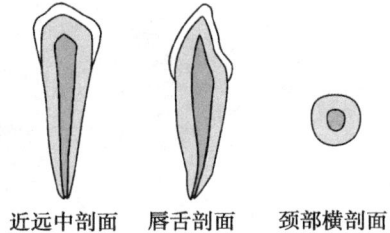

2. 用彩笔将乳尖牙组各牙的髓腔涂上颜色（图5-45～图5-47）。

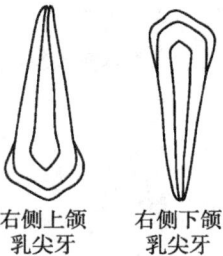

| 右侧上颌乳尖牙 | 右侧下颌乳尖牙 | | 右侧上颌乳尖牙 | 右侧下颌乳尖牙 | | 右侧上颌乳尖牙 | 右侧下颌乳尖牙 |

图5-45 乳尖牙组髓腔近远中剖面的观察涂色　　**图5-46** 乳尖牙组髓腔唇舌剖面的观察涂色　　**图5-47** 乳尖牙组髓腔牙颈部横剖面的观察涂色

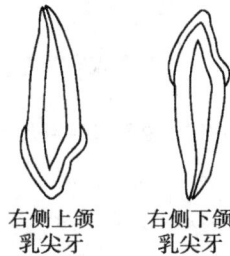

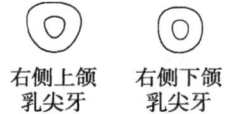

（五）注意事项

1. 注意观察乳尖牙组牙体内形与其牙体外形的相似特点。

2. 注意观察乳尖牙和恒尖牙髓腔的区别特点。

乳尖牙髓腔较大，髓室大、髓壁薄、髓角高、根管粗、根尖孔大。

三、乳磨牙组牙体内形的观察

（一）目的和要求

通过观察上颌第一、第二乳磨牙及下颌第一、第二乳磨牙的内部形态，能描述乳磨牙组髓腔的共同特点。

（二）器材

上颌第一、第二乳磨牙及下颌第一、第二乳磨牙的髓腔标本、挂图、模型、铅笔、彩笔、直尺和纸张等。

（三）学时安排

2学时。

（四）方法和步骤

1. 观察上颌第一、第二乳磨牙及下颌第一、第二乳磨牙髓腔各面的形态特点（图 5-48 ~ 图 5-51）。

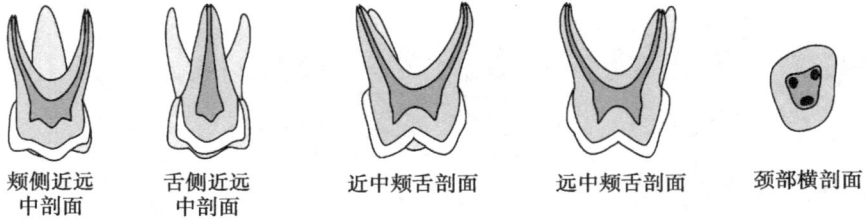

| 颊侧近远中剖面 | 舌侧近远中剖面 | 近中颊舌剖面 | 远中颊舌剖面 | 颈部横剖面 |

图 5-48　右侧上颌第一乳磨牙的髓腔形态

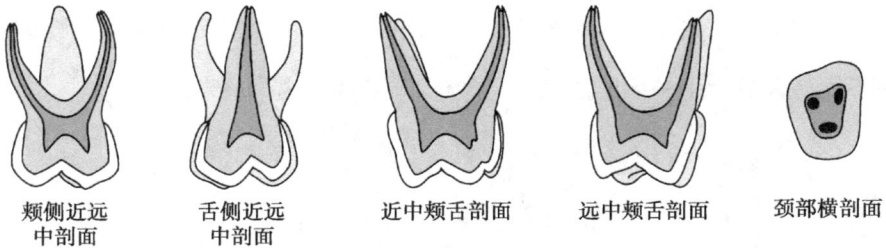

| 颊侧近远中剖面 | 舌侧近远中剖面 | 近中颊舌剖面 | 远中颊舌剖面 | 颈部横剖面 |

图 5-49　右侧上颌第二乳磨牙的髓腔形态

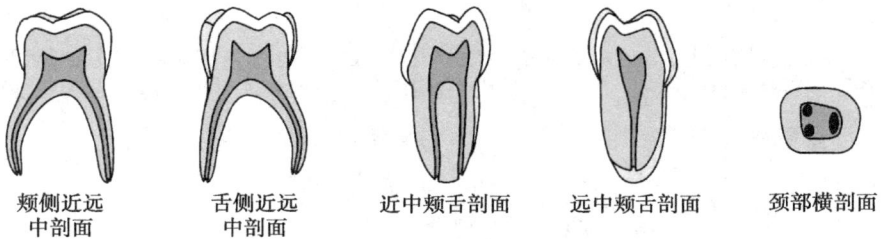

| 颊侧近远中剖面 | 舌侧近远中剖面 | 近中颊舌剖面 | 远中颊舌剖面 | 颈部横剖面 |

图 5-50　右侧下颌第一乳磨牙的髓腔形态

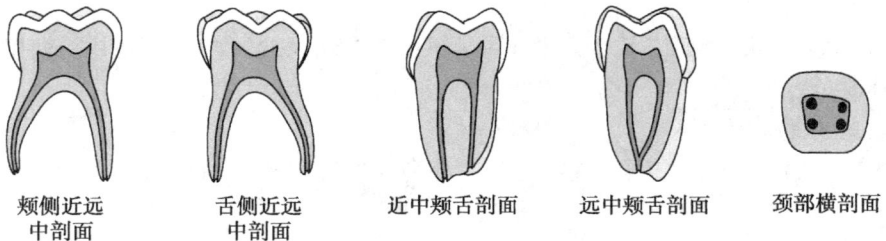

| 颊侧近远中剖面 | 舌侧近远中剖面 | 近中颊舌剖面 | 远中颊舌剖面 | 颈部横剖面 |

图 5-51　右侧下颌第二乳磨牙的髓腔形态

2. 用彩笔将乳磨牙组各牙的髓腔涂上不同的颜色(图 5-52 ~ 图 5-56)。

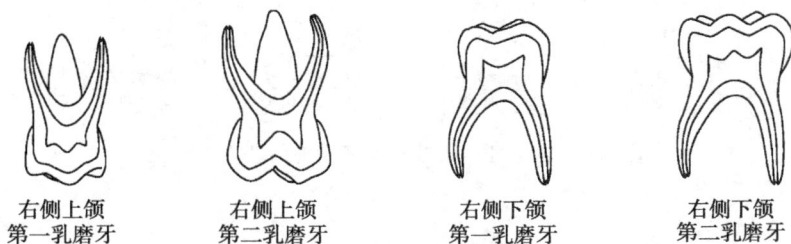

右侧上颌　　　右侧上颌　　　右侧下颌　　　右侧下颌
第一乳磨牙　　第二乳磨牙　　第一乳磨牙　　第二乳磨牙

图 5-52　乳磨牙组髓腔颊侧近远中剖面的观察涂色

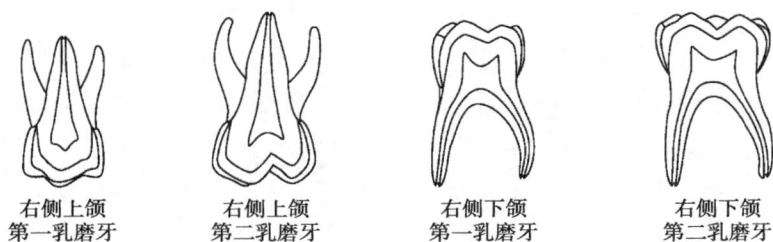

右侧上颌　　　右侧上颌　　　右侧下颌　　　右侧下颌
第一乳磨牙　　第二乳磨牙　　第一乳磨牙　　第二乳磨牙

图 5-53　乳磨牙组髓腔舌侧近远中剖面的观察涂色

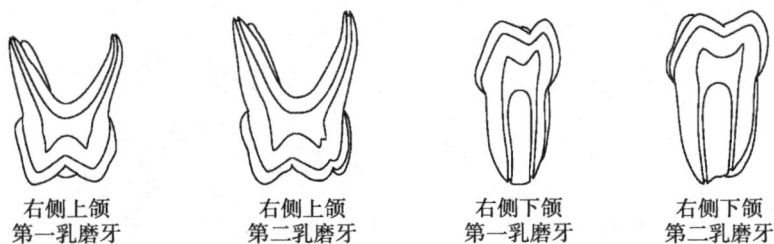

右侧上颌　　　右侧上颌　　　右侧下颌　　　右侧下颌
第一乳磨牙　　第二乳磨牙　　第一乳磨牙　　第二乳磨牙

图 5-54　乳磨牙组髓腔近中颊舌剖面的观察涂色

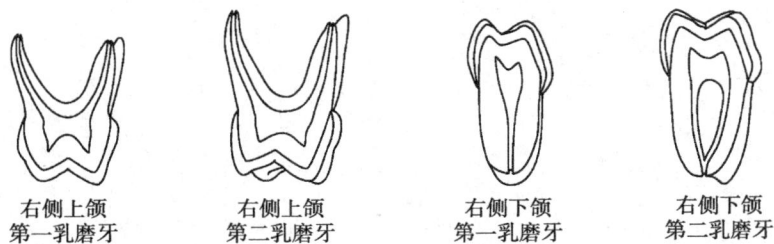

右侧上颌　　　右侧上颌　　　右侧下颌　　　右侧下颌
第一乳磨牙　　第二乳磨牙　　第一乳磨牙　　第二乳磨牙

图 5-55　乳磨牙组髓腔远中颊舌剖面的观察涂色

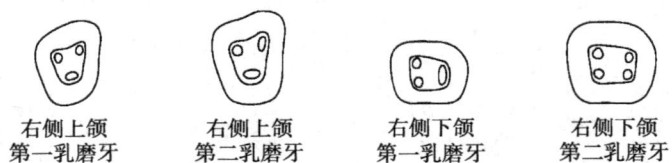

右侧上颌
第一乳磨牙　　右侧上颌
第二乳磨牙　　右侧下颌
第一乳磨牙　　右侧下颌
第二乳磨牙

图 5-56　乳磨牙组髓腔牙颈部横剖面的观察涂色

（五）注意事项

1. 注意观察乳磨牙组牙体内形与其牙体外形的相似特点。

2. 注意观察乳磨牙和恒磨牙髓腔的区别特点。

乳磨牙髓腔较大,髓室大、髓壁薄、髓角高、根管粗、根尖孔大。

第二篇

口腔医学临床前技能中级训练

第六章 口腔设备及仪器的认识

第一节 急 救 设 施

（一） 目的和要求

1. 掌握急救设施的组成。

2. 掌握急救设施的用途。

（二） 器材

呼吸机、心电监护仪、心脏除颤器、简易呼吸器等急救设施。

（三） 学时安排

1 学时。

（四） 急救设施的认识

急救设施有广义和狭义之分。从广义的范围来说,一切能在短时间内救命的设备都是急救设施。我们通常所说的急救设施属于狭义范畴,主要是医院内抢救患者的必备常规医疗设施。它包括简易呼吸器(图6-1)、心脏除颤器(图6-2)、呼吸机(图6-3)、心电监护仪(图6-4)、心脏按压泵、负压骨折固定装置、氧气瓶;多功能抢救床、负压吸引器、全自动洗胃机、微量注射泵、定量输液泵等,以及气管插管及气管切开所需急救器材;监护系统、体外膜式肺氧合装置,腹膜透析和血液净化系统等设备。

1. 简易呼吸器(图6-1)

（1） 简易呼吸器的结构:面罩、单向阀、球体、氧气储气阀、氧气储气袋、氧气导管,其中氧气储气阀及氧气储气袋必须与外接氧气组合,如未接氧气时应将两项组件取下。

（2） 简易呼吸器的用途:维持和增加机体通气量;纠正威胁生命的低氧血症。

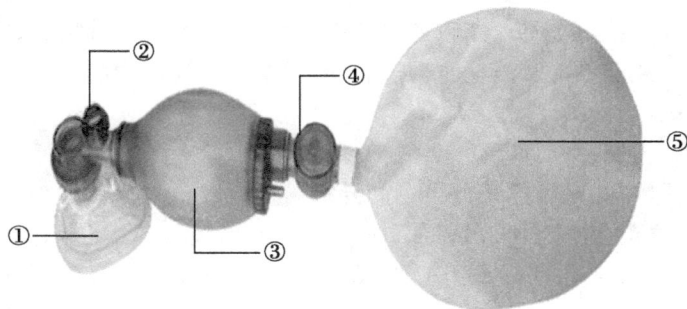

图6-1 简易呼吸器
①面罩,②单向阀,③球体,④氧气储气阀,⑤氧气储气袋

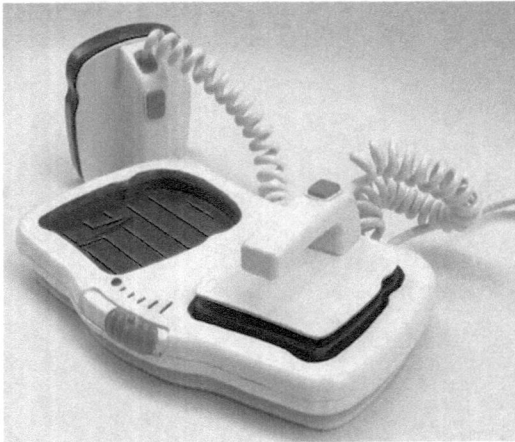

图 6-2　心脏除颤器

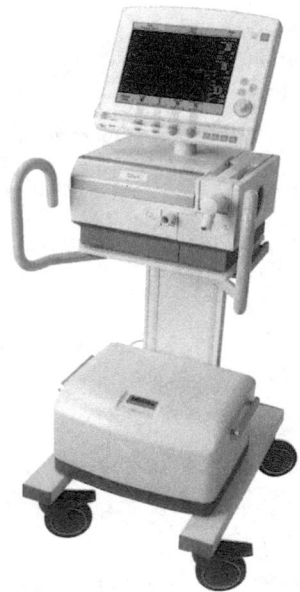

图 6-3　呼吸机

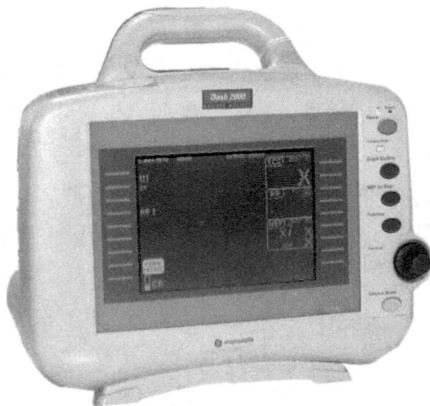

图 6-4　心电监护仪

　　适应证:心肺复苏;运送病员,如患者作特殊检查,进出手术室等情况;临时替代呼吸机,如遇到呼吸机障碍、停电等特殊情况时,可临时应用简易呼吸器替代。

　　(3)操作方法:

　　①将患者仰卧,去枕,头后仰。

　　②清除口腔与喉中的义齿等任何可见的异物。

　　③插入口咽通气道,防止舌咬伤和舌后坠。

　　④抢救者应位于患者头部的后方,将头部向后仰,并托牢下颌使其朝上,使气道保持通畅。

　　⑤将面罩扣住口鼻,并用拇指和示指紧紧按住,其他的手指则紧按住下颌。

　　⑥用另外一只手挤压球体,将气体送入肺中,规律性地挤压球体提供足够的吸气/呼气

时间(成人:12~15次/分,小孩:14~20次/分)。

2. 自动体外心脏除颤器　自动体外心脏除颤器(图6-2),是一种便携式、易于操作,稍加培训即能熟练使用,专为现场急救设计的急救设备。心源性猝死最常见原因是心室颤动(中文简称"室颤",是一种严重的室性心律失常,心脏失去有效的排血功能),做心脏按压只能延长室颤的持续时间,暂时为重要脏器供血供氧,而无法终止室颤恢复有效灌注的心律,所以,在现场快速终止室颤,才是挽救生命最根本的方法,这就是除颤。自动体外心脏除颤器有别于传统除颤器,可以经内置电脑分析和确定发病者是否需要予以电除颤。除颤过程中,自动体外心脏除颤器的语音提示和屏幕显示使操作更为简便易行。

使用步骤:

(1) 开启自动体外心脏除颤器:打开自动体外心脏除颤器的盖子,依据视觉和声音的提示操作(有些型号需要先按下电源)。

(2) 给患者贴电极:在患者胸部适当的位置上,紧密地贴上电极。通常而言,两块电极板分别贴在右胸上部和左胸左乳头外侧,具体位置可以参考自动体外心脏除颤器机壳上的图样和电极板上的图片说明。

(3) 将电极板插头插入自动体外心脏除颤器主机插孔。

(4) 开始分析心律,在必要时除颤。

按下"分析"键(有些型号在插入电极板后会发出语音提示,并自动开始分析心率,在此过程中请不要接触患者,即使是轻微的触动都有可能影响自动体外心脏除颤器的分析),自动体外心脏除颤器将会开始分析心率。分析完毕后,自动体外心脏除颤器将会发出是否进行除颤的建议,当有除颤指征时,不要与患者接触,同时告诉附近的其他任何人远离患者,由操作者按下"放电"键除颤。

(5) 一次除颤后未恢复有效灌注心律,进行5个周期心肺复苏术。

(五) 注意事项

1. 面罩要紧扣鼻部,否则易发生漏气。

2. 若患者有自主呼吸,应与之同步,即患者吸气初顺势挤压呼吸囊,达到一定潮气量便完全松开气囊,让患者自行完成呼气动作。

第二节　口腔内科设备及仪器

一、超声波洁牙机

(一) 目的和要求

1. 掌握超声波洁牙机的使用方法。

2. 掌握超声波洁牙机工作尖的选择。

3. 了解超声波洁牙机的结构。

(二) 器材

超声波洁牙机、洁牙尖。

(三) 学时安排

1学时。

（四）超声波洁牙机的认识

1. 超声波洁牙机

（1）超声波洁牙机的结构：主机、换能器（手柄）、电源接头、水源接头、脚踏开关、电源开关以及功率调节器组成（图6-5）。

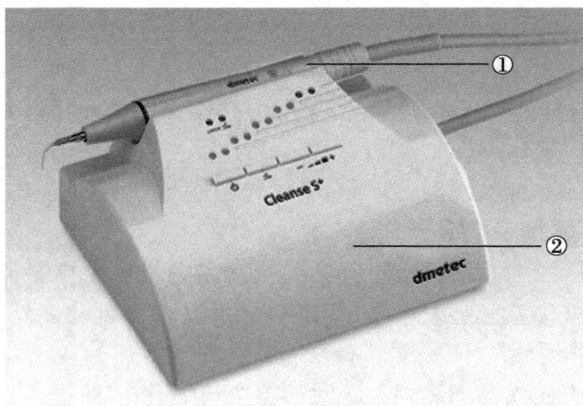

图6-5 超声波洁牙机
①手柄，②主机

（2）超声波洁牙机的工作原理：由电子振荡电路产生频率为28～32kHz电脉冲波，经电压放大器和功率放大器放大后至一定强度，输送到换能器，将电能或磁能转换为机械能，带动工作刀具产生同频率振动，达到击碎牙石、松解牙垢或牙周病治疗的目的。

2. 超声波洁牙机工作尖（图6-6）

（1）龈上工作尖：A尖、P尖工作尖较窄，上宽下窄，其中P尖比A尖更窄、更长。A尖、P尖工作头适用于去除牙齿邻面和龈沟内的龈上牙石。B尖工作头较宽，适用于去除牙唇（颊）舌（腭）面的龈上牙石和色素。

（2）龈下工作尖：龈下工作尖较龈上工作尖长而细，适宜于深入牙周袋，去除龈下牙石，且不易损伤牙龈软组织。

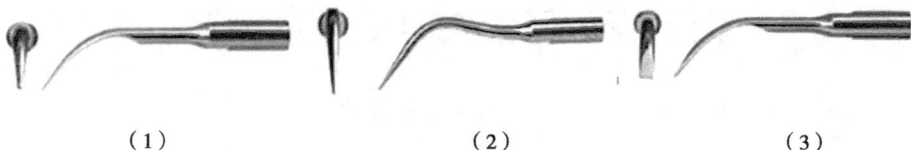

（1）   （2）   （3）

图6-6 洁牙机工作尖
（1）A尖，（2）P尖，（3）B尖

3. 超声波洁牙机的使用方法 按需要选择不同的工作尖，用专用工具将其拧在换能器手柄工作头端的螺栓上，不可太紧也不可太松，否则将发生螺栓断裂或无法振动。接通电源，踩下脚踏开关，并调整水量调节旋钮及输出功率旋钮，喷出的水呈雾状为宜。采用握笔式握持手柄，将工作尖的前端部分与牙面呈15°角接触，轻放于牙面，不宜加压，靠超声振动去除牙石和菌斑。操作时，工作尖要垂直或水平向来回移动，切忌将工作尖停留在一点上振动,以免造成牙面粗纹、凹槽或凿孔。注意术后手柄和工作尖的消毒。

（五） 注意事项

区分各工作尖的使用范围。

二、光 固 化 机

（一） 目的和要求

1. 掌握光固化机的用途。

2. 了解光固化机的维护保养。

（二） 器材

光固化机。

（三） 学时安排

1 学时。

（四） 光固化机的认识（图6-7）

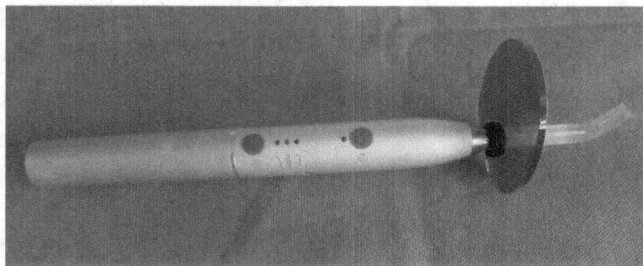

图6-7 光固化灯

1. 光固化机的用途　又称牙科光敏树脂固化机,是修复牙齿时,用来固化光敏树脂材料的仪器,为其提供特定波长的冷光照射。光固化机由光源部分和控制电路组成。适用于对树脂材料进行固化,供口腔科作修复牙齿用。

2. 光固化机的维护和保养

（1） 长时间不使用应关闭变压器电源开关;

（2） 确保本地区电压为220V 方可给光固化机充电;

（3） 光固化机等外壳应避免硬物撞击;

（4） 光固化机只能擦拭消毒,不能浸在水或消毒液中;

（5） 保持光导纤维输出端清洁,防止污染;

（6） 长时间不使用时应将电池充满,并两周放电一次,以确保电池容量;

（7） 定期检查光固化机的输出光强。

（五） 注意事项

注意光固化机工作端的清洁。

三、牙髓活力电测仪

（一） 目的和要求

1. 掌握牙髓活力电测仪的用途。

2. 了解牙髓活力电测仪的维护与保养。

（二）器材

牙髓活力电测仪。

（三）学时安排

1学时。

（四）牙髓活力电测仪的认识（图6-8）

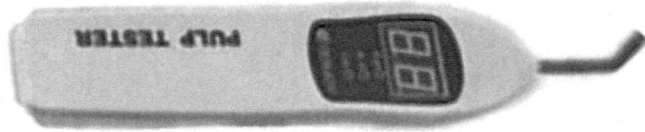

图6-8　牙髓活力电测仪

1. 牙髓活力电测仪的用途　正常牙髓组织对温度和电流刺激有一定的耐受量，当牙髓有病变时刺激阈会发生改变。因此利用温度和电流刺激检查牙髓的反应可以帮助诊断牙髓病变性质和确定患牙部位。电诊法是利用不同强度的电流，通过对牙硬组织刺激牙髓诱发反应，使患者感到牙齿有麻刺感，与对照牙比较，若患牙能感到相近强度的电激感，牙髓则被认为有某种程度的活力，但牙髓活力测试不能作为诊断的唯一依据，因为牙髓活力测试可能出现假阳性，诊断时还需结合病史和其他检查结果，全面分析。

2. 牙髓活力电测仪的维护与保养

（1）测试电极在测试完成后予以清洗，再高温高压消毒。手柄不能高温高压或浸泡消毒，可用消毒液拭擦消毒；

（2）长时间不使用，应将电池取出；

（3）一周定期清洗手柄探头插孔，以免污染导致接触不良；

（4）使用前测试电池电压，电压过低应及时更换，以免影响测试结果。

（五）注意事项

临床上要重视电测仪结果的解读及分析。

四、橡　皮　障

（一）目的和要求

1. 熟悉橡皮障的用途。

2. 认识橡皮障的结构。

（二）器材

橡皮障。

（三）学时安排

1学时。

（四）橡皮障的认识

1. 橡皮障的结构　由橡皮布、持夹钳、打孔钳、橡皮障夹、橡皮障支架构成（图6-9）。橡皮布一般分薄、中、厚三种。通常材料越厚，隔离的效果越好。

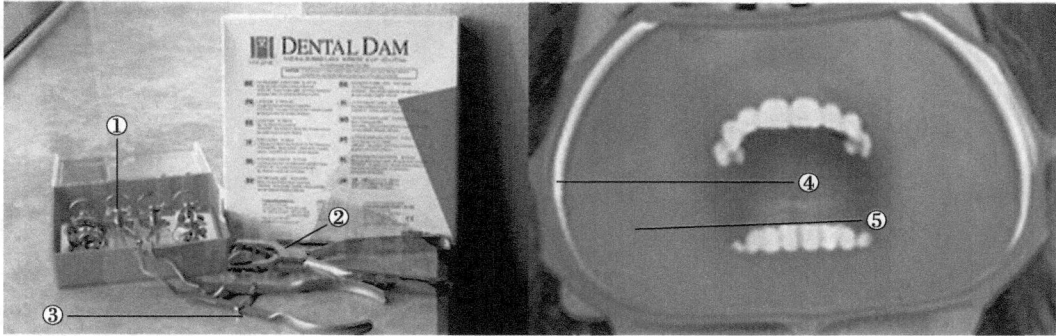

图 6-9　橡皮障
①橡皮障夹,②打孔钳,③橡皮障钳,④橡皮障支架,⑤橡皮布

2. 橡皮障的用途　橡皮障隔离牙齿技术最早是由纽约牙科医师 S. C. Barnum 于 1864 年开始使用。在根管治疗和粘结修复方面,橡皮障的应用为方便牙体手术操作和确保手术质量作出了重要贡献。

从医学法律的角度而言,根管治疗应在无菌状态下进行,同外科手术一样要求手术区域和周围应处在无菌环境中,橡皮障的使用是标准根管治疗的必要步骤。它有以下优点:

（1）无污染、无湿气的工作环境,改善入路及可视性,牙医及助手会更清楚地观察到他们的操作部位。

（2）无菌控制,隔离治疗牙齿,获得干燥、清洁和无菌的治疗区。

（3）保护患者,防止误吞误咽牙体碎片、牙髓清理物、腐蚀性液体或者其他小器械。

（4）更好地配合大量的根管冲洗,避免冲洗液对口腔黏膜的刺激,节约消毒隔离时间,减少诊间疼痛和提高疗效。

（5）保护患者、牙医及其助手,避免在进行飞溅性操作时,来自患者的血液和唾液引起的感染。

第三节　口腔修复常用设备及仪器

一、模型修整机

（一）目的和要求
1. 了解模型修整机的用途。
2. 了解常规维护与保养。
（二）器材
模型修整机。
（三）学时安排
0.5 学时。
（四）模型修整机的认识（图 6-10）
1. 模型修整机的结构和用途　模型修整机又称石膏打磨机,由电动机及传动部件、磨

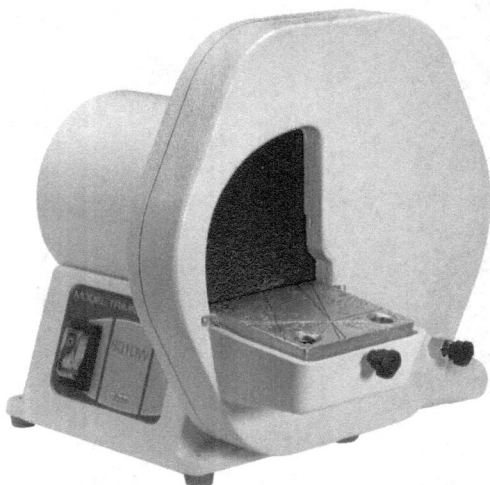

图 6-10 石膏模型修整机

轮(砂轮)、清洗冷却水路和模型台四部分组成。模型修整机是口腔修复科常用的技工设备,主要用于技工加工过程中所有石膏模型修整、打磨成型。

2. 模型修整机的维护和保养

(1) 打磨过程中必须有一定量的水持续冲洗磨石,以防止石膏粉末堵塞砂轮上的小孔,降低打磨效率。

(2) 打磨过程中避免对磨石压力过大,以免损坏磨石轴承,砂轮运动过程中,切忌打磨其他物品。

(3) 磨石磨损严重时,应予以更换。

(4) 每次使用后必须用水冲净砂轮表面附着的石膏残渣,以保持砂轮锋利。

(5) 机器长期不用,应定期通电,避免电动机受潮,切忌将水漏进电动机内。

二、义齿打磨机

(一) 目的和要求

1. 了解义齿打磨机的用途。

2. 了解义齿打磨机的保养。

(二) 器材

义齿打磨机。

(三) 学时安排

0.5 学时。

(四) 义齿打磨机的认识

1. 义齿打磨机的结构和用途 义齿打磨机是由打磨机主体(图 6-11)和附件所构成,主体是动力源,提供打磨时所需的旋转动力,附件则是根据需要提供各种功能,以供医师或技工使用时选择。义齿打磨机是技工室最基本的设备之一,用于修复体的打磨和抛光。

2. 工作原理 义齿打磨机的电机为单相电容启动电动机,该电动机由转子、定子、启动电容器、离心开关和速度转换开关等组成。电机转子采用的是双伸轴,用于安装各种附件及传递扭矩,增加使用功能,外伸轴两端为圆锥形,便于快速装卸附件。打磨机的旋转速度分为快速和慢速两挡,其变速方法采用变极调速,由旋转式速度转换开关控制。

(五) 注意事项

注意保持打磨机的清洁,防止生锈;定期向加油孔内加入润滑油。

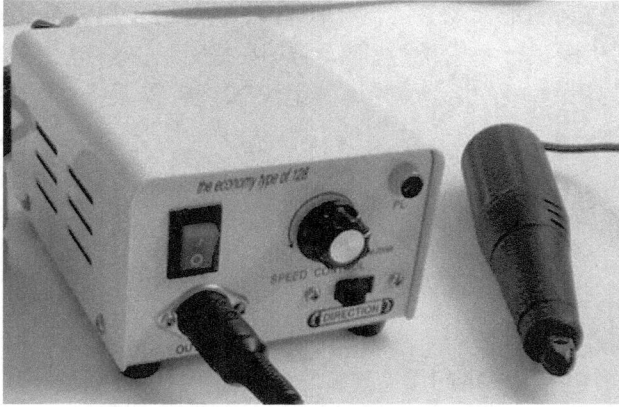

图 6-11　义齿打磨机

第四节　口腔放射设备及仪器

一、牙科 X 线机

（一）目的和要求

1. 了解牙科 X 线机的结构。

2. 了解牙科 X 线机的用途。

（二）器材

牙科 X 线机。

（三）学时安排

1 学时。

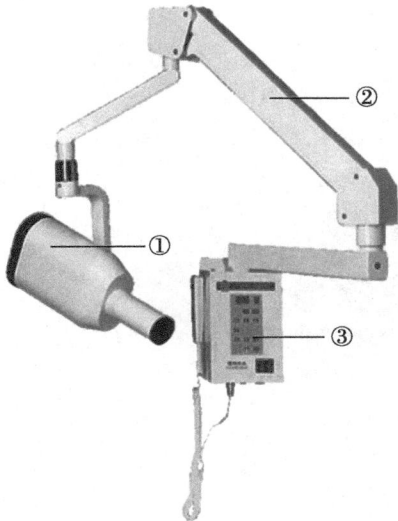

图 6-12　牙科 X 线机
①机头,②平衡曲臂,③控制台

（四）牙科 X 线机的认识

1. 牙科 X 线机的结构　牙科 X 线机简称牙片机,体积小、安装简便、机头转动灵活、使用方便、清晰度高。其基本结构(图 6-12)为:

（1）机头:采用组合机头方式,可对单个牙齿进行合理的投照。

（2）平衡曲臂:由二节或三节组成,这种平衡曲臂可伸缩和升降,可使组合机头在一定范围内任意高度和角度停留并固定。

（3）控制台:可控制机头工作。

2. 牙科 X 线机的种类　可分为壁挂式、座式和附设于综合治疗台牙片机三种类型。壁挂式牙片机常固定于墙壁上,或悬吊在顶棚上;座式牙片机又分为可移动型和不可移动型两种。可移动型座式牙片机在立柱底座安装有滑轮,可多方向滑动;不可移动型座式牙片机则固定在某一地面位置。附于综合治疗台的牙片机是安装在综合治疗台上，适合于口腔科医师在诊断治疗室内拍摄，但无防护措施，国内基本没有使用。

3. 牙科 X 线机的用途　拍摄牙及其周围组织 X 线片的设备，主要用于拍摄牙片、根尖片、骀片和骀翼片。

（五）注意事项

使用过程中注意不同牙位时投照的角度。

二、口腔曲面体层 X 线机

（一）目的和要求

1. 了解口腔曲面体层 X 线机的用途。

2. 了解口腔曲面体层 X 线机的种类。

（二）器材

口腔曲面体层 X 线机。

（三）学时安排

1 学时。

（四）口腔曲面体层 X 线机的认识

口腔曲面体层 X 线机分普通口腔曲面体层 X 线机和数字化曲面体层 X 线机（图 6-13）。

1. 普通口腔曲面体层 X 线机主要用于拍摄下颌骨、上下颌牙列、颞下颌关节、上颌窦等。近年来，口腔曲面体层 X 线机设有头颅固定仪，可作头影测量 X 线摄影，以进行定位测量分析、确定治疗方案，同时可观察矫治前后头颅和颌面部的形态变化及其疗效。

2. 数字化曲面体层 X 线机与普通的曲面体层 X 线机在工作原理上有一定的区别。数字化采用无胶片的摄影方式，图像直接在屏幕上显示，无需化学药水冲洗，成像快捷方便，扩大了诊断范围并提高诊断的能力。

3. 数字化曲面体层 X 线机的优缺点

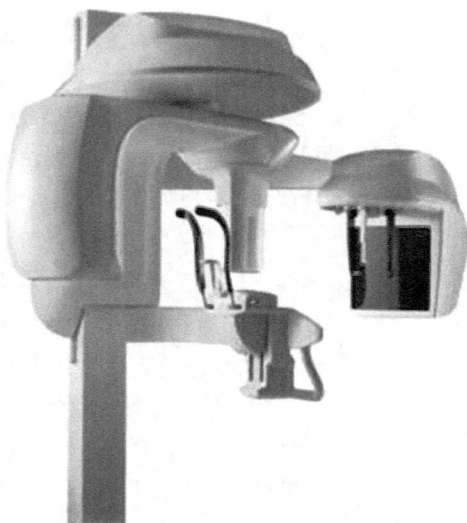

图 6-13　口腔曲面体层 X 线机

（1）优点：

①可立即获得 X 线图像，提高诊断速度，大大减少患者的就诊时间。

②无需 X 线胶片和暗室冲洗过程，利于环境保护。

③较普通曲面体层 X 线机可极大降低辐射剂量。

④扩大诊断范围，利于疾病的准确诊断。

⑤数据库和网络的建立，可达到资源共享和远程会诊的目的。便于资料的保存和查询。

（2）缺点：

①价格相对昂贵。

②界面工作台的设定不一定符合临床实际情况和工作需要，操作时存在一些困难。

4. 口腔曲面体层 X 线机的维护和保养

（1）稳定电源，最好用供电线路。

（2）环境温度、适度控制。

（3）清洁与防尘。

（4）定期检查各个部件。

（五）注意事项

注意精密仪器的维护与保养。

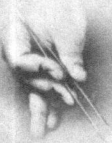

第七章　口腔器械的认识

第一节　口腔内科常用器械

一、钻　针

（一）目的和要求

1. 掌握钻针的名称和结构。

2. 熟悉钻针的用途。

（二）器材

裂钻、球钻、倒锥钻、金刚砂钻等钻针。

（三）学时安排

2 学时。

（四）钻针的认识

1. 裂钻　裂钻（图 7-1）工作端为平头圆柱状或尖头锥柱形。裂钻的刃口有互相平行的直刃形、横槽直刃形；有的刃呈锯齿状，以便有效的切割牙体组织。裂钻可用于开扩和加深洞形。

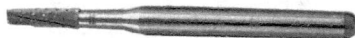

图 7-1　裂钻

2. 球钻　工作端为有多刃缘的球体，用于去除龋坏牙本质、揭髓室顶和加深洞形（图7-2）。

图 7-2　球钻

3. 倒锥钻　工作端为倒锥形，钻侧及钻端均有刃缘。用于修整洞底，制备倒凹和扩展洞形（图 7-3）。

图 7-3　倒锥钻

4. 金刚砂钻　又称磨砂钻（图 7-4）。通过在液态金属基质中，用电镀法将金刚砂颗粒固定在金属原材料上制成。根据金刚砂颗粒的粗细程度,分为粗、中、细、超微类型钻针。该类钻针对牙体呈点状磨削,切削效率高,切削面平,切削时对牙齿的扭力小,可用于切割、牙体预备或磨光。当金刚砂颗粒磨损后,钻针丧失切割能力。

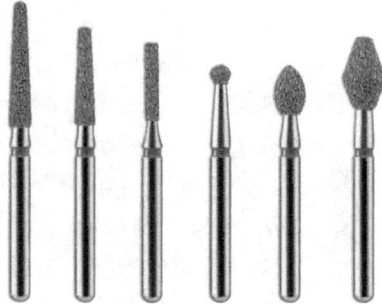

图 7-4　金钢砂钻

（五）注意事项

注意区分各种钻针的形态及其使用范围。

二、牙髓治疗类器械

（一）目的和要求

1. 掌握牙髓治疗类器械的名称和结构。

2. 熟悉牙髓治疗类器械的用途。

（二）器材

光滑髓针、拔髓针、根管扩锉器械等牙髓治疗器械。

（三）学时安排

1 学时。

（四）牙髓治疗类器械的认识

1. 光滑髓针　由软的回火碳钢制成的锥形针状物,表面光滑,由工作端和柄组成(图 7-5),标准光滑髓针全长 52mm,根据直径由细到粗分为 000,00,0,1,2,3 六种型号。光滑髓针用于探查根管、制作棉捻擦干根管、根管封药和导入根管封闭剂。

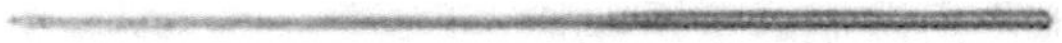

图 7-5　光滑髓针

2. 拔髓针　工作端表面有许多细小的倒刺(图 7-6),其作用是插入根管内旋转倒退,拔出根髓,也可除去根管内的棉捻或纸尖。长度和型号同光滑髓针。

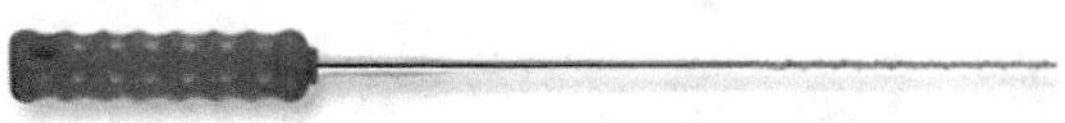

图 7-6　拔髓针

3. 根管扩挫器械

（1）根管锉（图7-7）和根管扩大器：

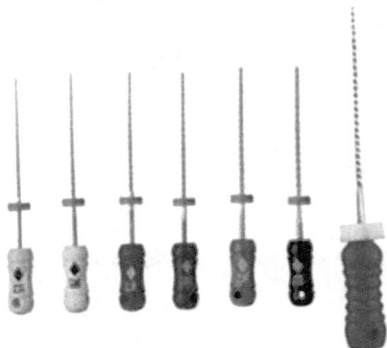

图7-7　根管锉

根管锉和根管扩大器均由手柄、颈部、工作端三部分组成,工作端长度:16mm。

锥度:所有器械工作端的锥度是一致的,为0.02。即长度每增加1mm直径增加0.02mm。

器械编号:每一器械的标准化号码以器械尖端直径乘以100来表示。如尖端直径为0.2mm,则该器械为20号,以此类推。

手柄颜色:6号为粉色,8号为灰色,10号为紫色。从15号开始分别以白、黄、红、蓝、绿、黑的顺序,重复这六种颜色标记余下器械手柄颜色。

（2）H型锉（图7-8）:与其余手用预备器械相比,H型锉的切削能力最强,对较弯曲的根管,根尖偏移最为明显。适用于粗直根管的预备。

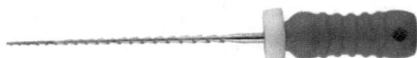

图7-8　H锉

（五）注意事项

根管预备器械较锐利,观察使用过程中注意避免误伤。

三、口腔内科其他常用器械

（一）目的和要求

1. 掌握口腔内科其他常用器械的名称和结构。

2. 熟悉口腔内科其他常用器械的用途。

3. 完成银汞输送器的绘图。

（二）器材

银汞输送器、成形片、成形片夹等口腔内科其他常用器械和绘图工具。

（三）学时安排

2学时。

（四）口腔内科其他常用器械的认识

1. 银汞输送器

（1）银汞输送器的结构及用途:银汞输送器由推压手柄、一定角度弯曲的输送套筒和弹簧栓头组成（图7-9）。将银汞合金分份放在输送套筒内,通过推压手柄压缩弹簧栓头,将银

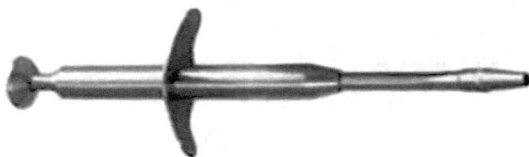

图7-9　银汞输送器

汞合金推出,输送到所需位置。

(2) 银汞输送器的绘图:

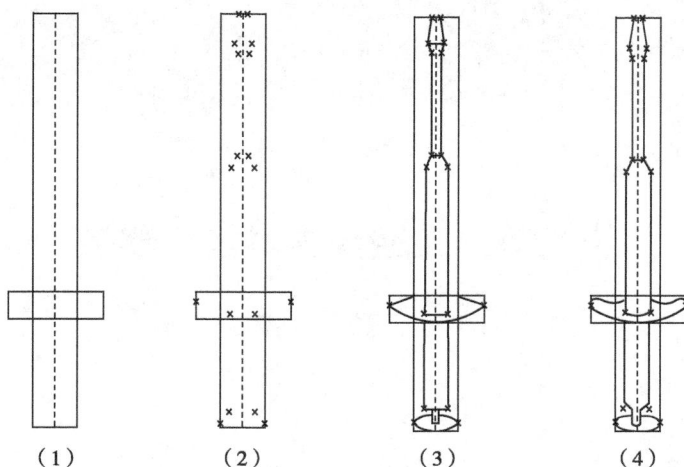

(1)　　　　　(2)　　　　　(3)　　　　　(4)

图7-10　银汞输送器的绘图步骤

①观察实物的构成结构,构成比例,按图7-10(1)画出器械的框架结构,并绘制辅助线;
②确定绘制图的标志点,按图7-10(2)作好标记;
③按标志点形成直线轮廓图7-10(3);
④按实物对直线轮廓进行修整,形成曲线轮廓,并完成绘制图7-10(4)。

2. 成形片及成形片夹

(1) 成形片及成形片夹的结构及用途:

①成形片夹(图7-11)由手柄螺丝和两个固定臂组成。臂的末端细小,插入成形片的固定小孔中,以固定成形片。固定小孔的位置和手柄螺丝的松紧用于调节成形片圈的大小。

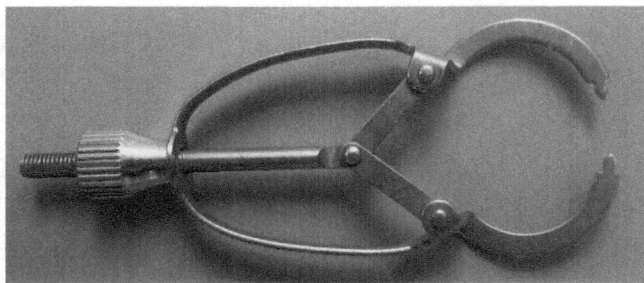

图7-11　成形片夹

②成形片(图7-12)为不锈钢的弹性薄片,其中间突出部为紧贴龈壁深入龈袋的部分,两侧各有2或3个固定小孔,成形片有大小两形,分别用于磨牙和前磨牙。

(五) 注意事项

可模拟在口内的使用情况,了解成形片及成形片夹的安放。

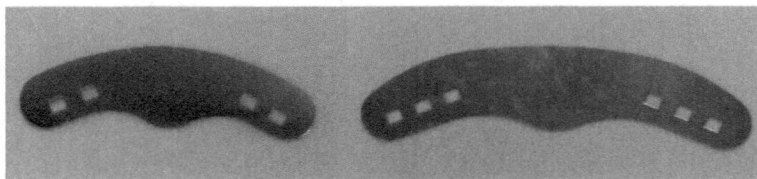

图 7-12　成形片

第二节　口腔修复科常用器械

一、殆　架

（一）目的和要求

1. 掌握殆架的名称和结构。

2. 熟悉殆架的用途。

（二）器材

殆架。

（三）学时安排

1 学时。

（四）殆架的认识

殆架是一种模拟下颌运动的机械装置。其使用原理就是对颞下颌运动轨迹进行机械复制。这种装置用于制作固定和可摘局部义齿,使得修复体与关节的运动相协调。一般制作修复体时,都需将模型固定在殆架上,否则修复体的质量难以令人满意。一般殆架分为四种:简单殆架、平均值殆架、半调节式殆架和全调节式殆架。不同类型的殆架在复制下颌运动(包括开闭运动、侧方运动、前伸运动)的准确性方面存在巨大的差异。

1. 简单殆架(图 7-13)　结构最简单,模拟下颌运动的最小程度,仅能保持上下模型的位置及上下牙列的一种咬合接触,以连接上下颌体的穿钉为轴作上下开闭口运动,所以可用于单冠、嵌体。前伸殆和侧方殆的咬合关系需在口内调殆。

2. 平均值殆架(图 7-14)　有上下颌体(相当于上下颌骨),后段有穿钉穿过,上颌体能以穿钉为轴做开闭口运动。它的切导斜度,髁突间距离为固定的平均值,能在一定程度上模拟下颌的前伸及侧向运动,但不能反映患者上颌与颞下颌关节的固有关系。可用于嵌体、单冠以及较短的固定桥,如三牙单位的固定桥。

3. 全可调殆架(图 7-15)　不仅可调节前伸髁导斜度、侧方髁导斜度,而且还能调节髁突间距、侧方运动时的迅即侧移等,即可以将患者所有的有关参数转移到殆架上,可完全模拟口腔下颌运动状态。多用于全口咬合重建治疗或科研工作。

（五）注意事项

应依据各类殆架的功能来进行相应的临床使用。

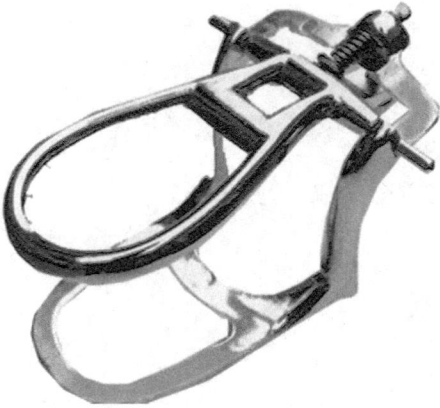

图 7-13　简单𬌗架

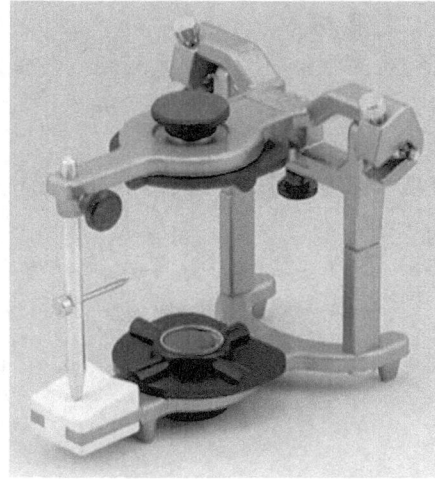

图 7-14　平均值𬌗架

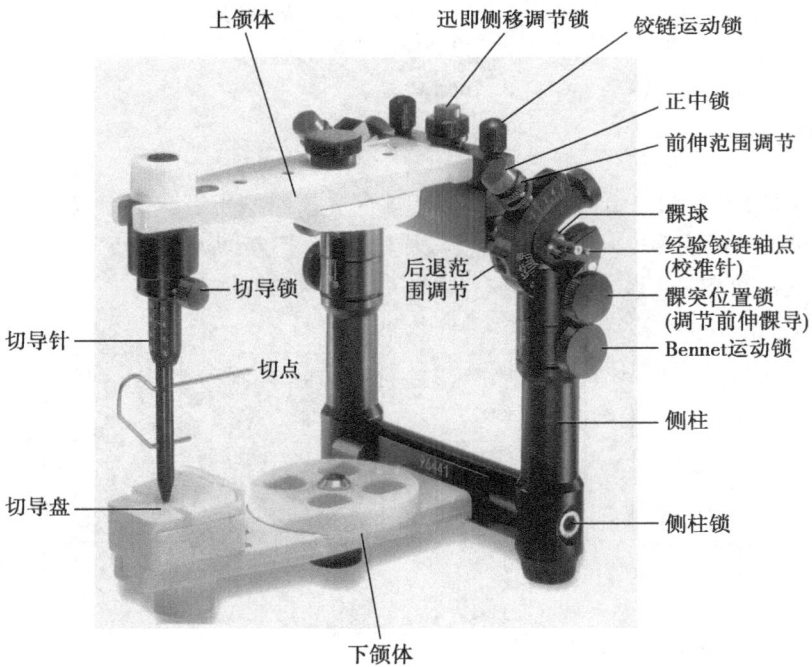

图 7-15　全可调𬌗架

标注（左侧自上而下）：上颌体、切导锁、切导针、切点、切导盘、下颌体

标注（中部）：迅即侧移调节锁、后退范围调节

标注（右侧自上而下）：铰链运动锁、正中锁、前伸范围调节、髁球、经验铰链轴点（校准针）、髁突位置锁（调节前伸髁导）、Bennet运动锁、侧柱、侧柱锁

二、口腔修复科其他常用器械

（一）目的和要求

1. 掌握口腔修复科其他常用器械的名称和结构。
2. 熟悉口腔修复科其他常用器械的用途。

3. 完成型盒和去冠器的绘图。

（二）器材

型盒、去冠器、比色板、垂直距离测量尺、绘图工具。

（三）学时安排

1 学时。

（四）口腔修复科其他常用器械的认识

1. 型盒

（1）型盒的结构：由上半盒、下半盒和型盒盖三部分组成，如图 7-16。

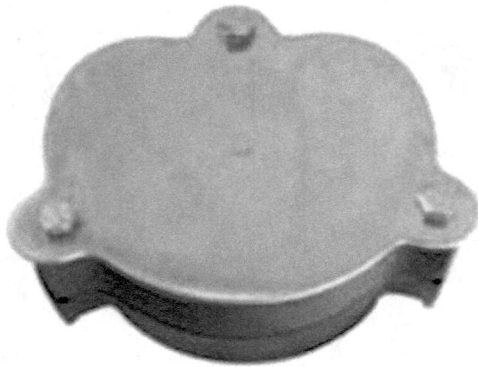

图 7-16　型盒

（2）型盒的用途：用于口腔修复中将模型连同义齿蜡型用石膏按一定的方式包埋起来，在型盒内形成蜡型的阴模，以便填塞塑料，经热处理后，塑料即取代蜡型。

（3）型盒的绘图：

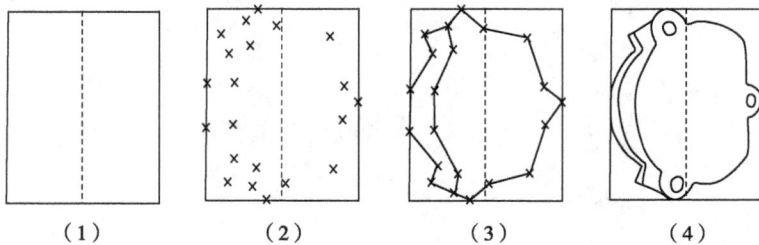

（1）　　　　（2）　　　　（3）　　　　（4）

图 7-17　型盒的绘图步骤

①观察实物的构成结构，构成比例，按图 7-17（1）画出器械的框架结构，并绘制辅助线；

②确定绘制图的标志点，按图 7-17（2）作好标记；

③按标志点形成直线轮廓图 7-17（3）；

④按实物对直线轮廓进行修整，形成曲线轮廓，并完成绘制图 7-17（4）。

2. 去冠器

（1）去冠器的结构：由去冠钩、紧固螺母、滑套、手柄四部分组成（图 7-18）。

（2）去冠器的用途：修复中辅助去除临时冠或不良修复体，使用时与牙体长轴同向

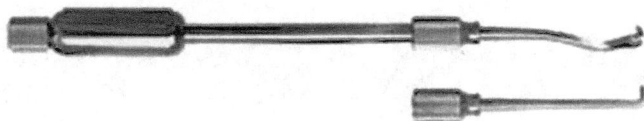

图 7-18 去冠器

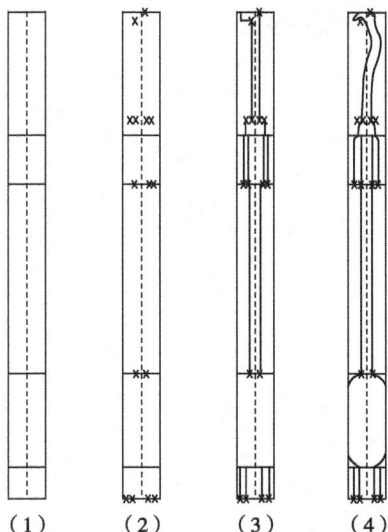

（1）　　（2）　　（3）　　（4）

图 7-19 去冠器的绘图步骤

给力。

（3）去冠器的绘图：

①观察实物的构成结构,构成比例,按图 7-19（1）画出器械的框架结构,并绘制辅助线;

②确定绘制图的标志点,按图 7-19（2）作好标记;

③按标志点形成直线轮廓图 7-19（3）;

④按实物对直线轮廓进行修整,形成曲线轮廓,并完成绘制图 7-19（4）

3. 比色板　比色板又称选色板（图 7-20）。临床上普遍采用的比色方法是视觉比色法,视觉比色法就是根据比色板来调色。比色板的种类很多,但不管是哪一种比色板,它都应具备两个基本条件:①它的颜色排列应是在颜色空间内的有序的排列;②它的颜色分布应是在颜色空间内的合理分布。一个基于孟塞尔颜色系统的比色板,可以满足以上两点要求。现在临床上应用最广泛的比色板是维他（VITA）公司的 Vita Classic 比色板（16 种颜色）及 Vita 3D Master 三维比色板。

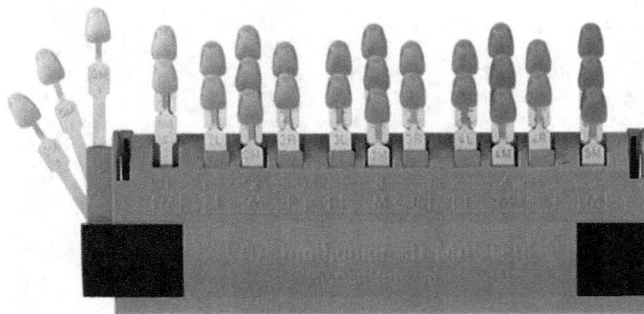

图 7-20 比色板

4. 垂直距离测量尺　垂直距离测量尺（图 7-21）用于全口或可摘局部义齿修复中,当需要恢复患者丧失的垂直距离时,用于确定患者垂直距离的工具。

（五）注意事项

正确使用垂直距离测量尺,以恢复应有的垂直距离。

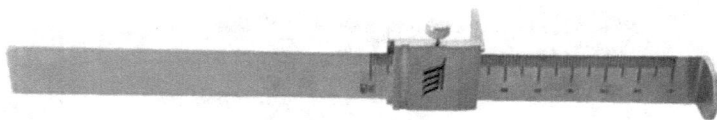

图 7-21　垂直距离测量尺

第三节　口腔外科常用器械

一、各类牙钳、牙挺

（一）目的和要求

1. 掌握各类牙钳、牙挺的名称和结构。

2. 熟悉各类牙钳、牙挺的用途。

3. 完成牙钳、牙挺的绘图。

（二）器材

各类牙钳、牙挺和绘图工具。

（三）学时安排

2 学时。

（四）各类牙钳、牙挺的认识

1. 牙钳

（1）牙钳的结构：由三部分组成，即喙、关节和柄，如图 7-22。

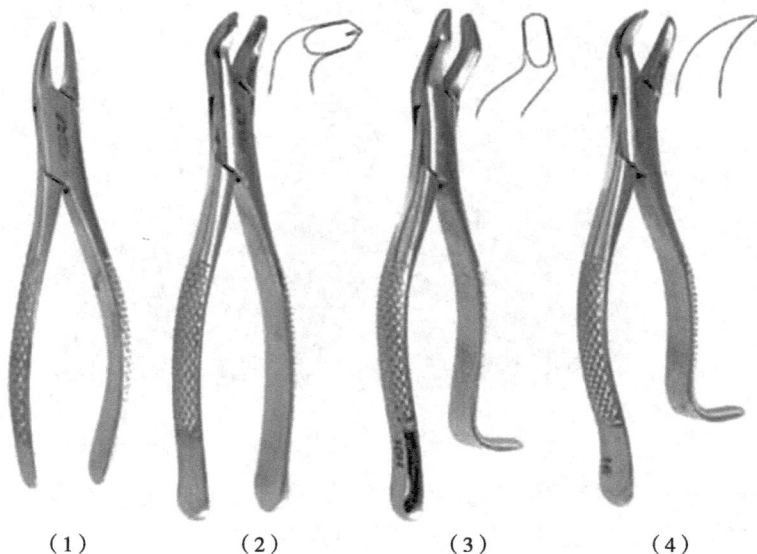

（1）　　　　　（2）　　　　　（3）　　　　　（4）

图 7-22　拔牙钳

（1）乳牙钳—上颌前牙；（2）拔牙钳—下颌后牙；（3）拔牙钳—上颌后牙；
（4）拔牙钳—下颌后牙牛角钳

①上下牙钳的区别：

上牙钳：喙与柄成一直线，或接近 180°。上颌后牙有刺枪式牙钳，其喙与柄几近平行。当喙与柄不成一直线，而形成钝角时，柄也有相应的弯曲使整个牙钳成为 S 形。这种弯曲的目的在于使牙钳能避开口角、上牙和下颌骨的阻挡。

下牙钳：喙和柄成直角，或稍大于直角的钝角，这种弯曲也是为了避开口角和上牙的阻挡。

②左右牙钳的区别：多数牙钳不分左右，只有上颌第一、第二磨牙钳才分左右，原因是该牙的三根当中有两个在颊侧、一个在腭侧，颊侧牙钳喙是尖的。

③牙冠钳与牙根钳的区别：牙冠钳喙宽大，牙根钳喙窄小。牙冠钳喙一般较牙根钳短。

④乳牙钳的特点：比较短小。

（2）乳牙钳的绘图：

①观察实物的构成结构，构成比例，按图 7-23（1）画出器械的框架结构，并绘制辅助线；

②确定绘制图的标志点，按图 7-23（2）作好标记；

③按标志点形成直线轮廓图 7-23（3）；

④按实物对直线轮廓进行修整，形成曲线轮廓，并完成绘制图 7-23（4）。

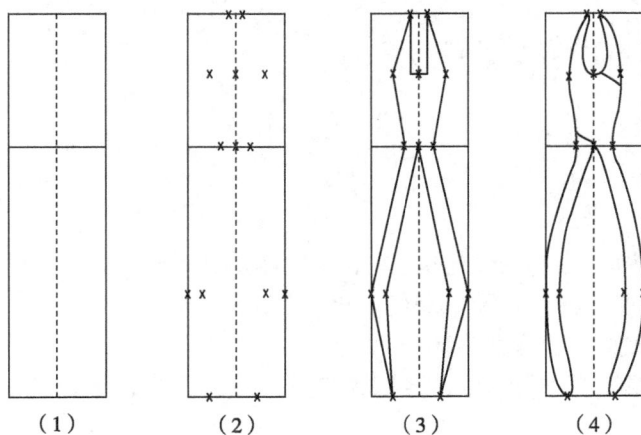

图 7-23　乳牙钳（上颌前牙）的绘图步骤

（3）拔牙钳（上颌后牙）的绘图：

①观察实物的构成结构，构成比例，按图 7-24（1）画出器械的框架结构，并绘制辅助线；

②确定绘制图的标志点，按图 7-24（2）作好标记；

③按标志点形成直线轮廓图 7-24（3）；

④按实物对直线轮廓进行修整，形成曲线轮廓，并完成绘制图 7-24（4）。

2. 牙挺

（1）牙挺的结构：由喙、杆和柄三个部分构成。根据大小不同分为牙挺与牙根挺（图 7-25）。

（2）牙挺的握持方法：右手掌心握住牙挺之柄，示指固定在牙挺的杆上，以防止挺在滑脱时损伤软组织。应用牙挺时，强调支点的正确选择，只能以牙槽突为支点，而不应当以牙齿为支点。要很好地控制施力的大小和方向，左手手指一定支持在被挺的牙齿和邻近牙齿

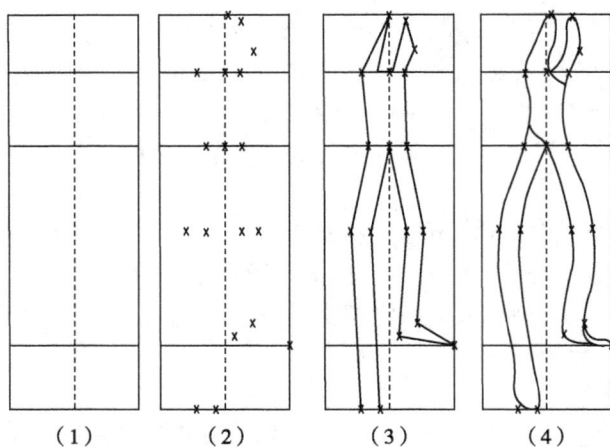

（1）　　　　（2）　　　　（3）　　　　（4）

图 7-24　拔牙钳（上颌后牙）的绘图步骤

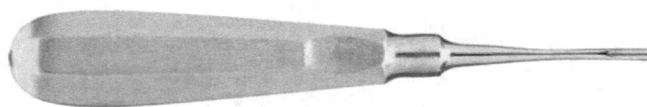

图 7-25　牙挺

上。左手同时有牵开并保护口腔软组织的作用。

（3）牙挺的绘图：

①观察实物的构成结构，构成比例，按图 7-26（1）画出器械的框架结构，并绘制辅助线；

②确定绘制图的标志点，按图 7-26（2）作好标记；

③按标志点形成直线轮廓图 7-26（3）；

④按实物对直线轮廓进行修整，形成曲线轮廓，并完成绘制图 7-26（4）。

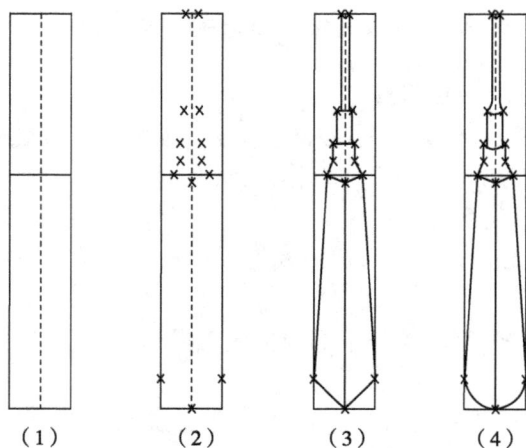

（1）　　　　（2）　　　　（3）　　　　（4）

图 7-26　牙挺的绘图步骤

二、口腔外科其他常用器械

（一）目的和要求

1. 掌握口腔外科其他常用器械的名称和构造。

2. 熟悉口腔外科其他常用器械的用途。

3. 完成牙龈分离器、骨膜剥离器、刮匙和咬骨钳的绘图。

（二）器材

牙龈分离器、骨膜剥离器、刮匙、咬骨钳、骨锉等口腔外科其他常用器械和绘图工具。

（三）学时安排

2 学时。

（四）口腔外科其他常用器械的认识

1. 牙龈分离器

（1）牙龈分离器的结构：两端为工作端，中间为细长柄状（图 7-27）。

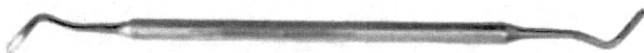

图 7-27　牙龈分离器

（2）牙龈分离器的用途：龈分离器是成对的，凹的一面向着牙齿，突的一面向着龈，每次拔牙时用以分离牙龈。在没有龈分离器时，可用探针代替。

（3）牙龈分离器的绘图

①观察实物的构成结构，构成比例，按图 7-28（1）画出器械的框架结构，并绘制辅助线；

②确定绘制图的标志点，按图 7-28（2）作好标记；

③按标志点形成直线轮廓图 7-28（3）；

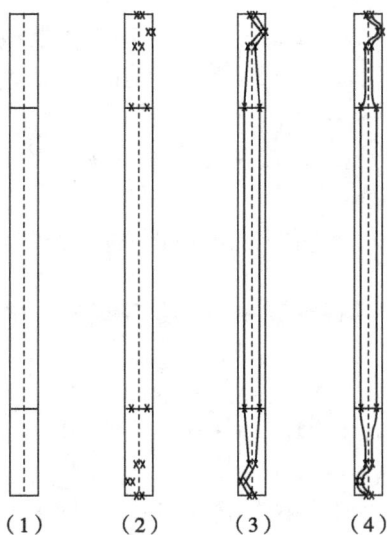

（1）　　　（2）　　　（3）　　　（4）

图 7-28　牙龈分离器的绘图步骤

④按实物对直线轮廓进行修整,形成曲线轮廓,并完成绘制图 7-28(4)。

2. 骨膜剥离器

(1) 骨膜剥离器的结构:两端为工作端,呈匙状,中间柄较为扁平(图 7-29)。

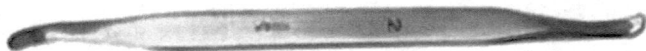

图 7-29　骨膜剥离器

(2) 骨膜剥离器的用途:常用有两种,在口腔内多用小骨膜分离器分离骨膜,较大的骨膜分离器还可用作牵引龈瓣。

(3) 骨膜剥离器的绘图:

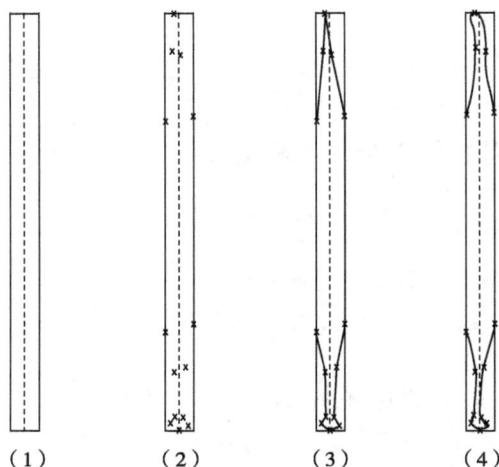

图 7-30　骨膜剥离器的绘图步骤

①观察实物的构成结构,构成比例,按图 7-30(1)画出器械的框架结构,并绘制辅助线;

②确定绘制图的标志点,按图 7-30(2)作好标记;

③按标志点形成直线轮廓图 7-30(3);

④按实物对直线轮廓进行修整,形成曲线轮廓,并完成绘制图 7-30(4)。

3. 刮匙

(1) 刮匙的结构:中间为柄状,两端为工作端,略为细长(图 7-31)。

图 7-31　刮匙

(2) 刮匙的用途:用以刮除牙槽窝内骨碎片、牙碎片以及肉芽组织。

4. 咬骨钳

(1) 咬骨钳的结构:形似牙钳,在两柄之间有弹簧(图 7-32)。

(2) 咬骨钳的用途:用以剪去小块骨突,如过高的牙槽中隔。

(3) 咬骨钳的绘图:

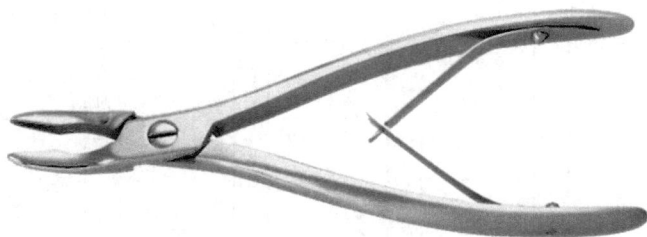

图 7-32　咬骨钳

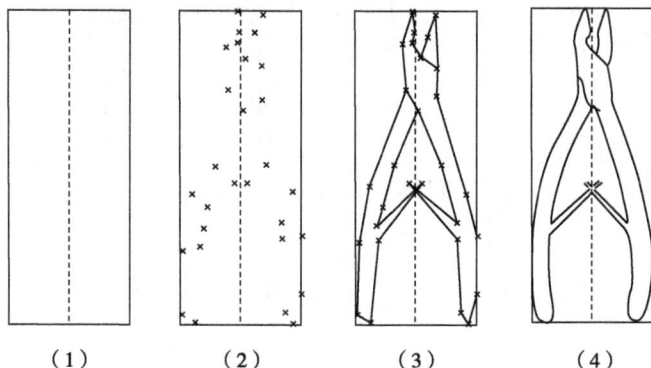

（1）　　　　（2）　　　　（3）　　　　（4）

图 7-33　咬骨钳的绘图步骤

图 7-34　骨锉

①观察实物的构成结构,构成比例,按图 7-33（1）画出器械的框架结构,并绘制辅助线;
②确定绘制图的标志点,按图 7-33（2）作好标记;
③按标志点形成直线轮廓图 7-33（3）;
④按实物对直线轮廓进行修整,形成曲线轮廓,并完成绘制图 7-33（4）。

5. 骨锉

（1）　骨锉的结构:形似刮匙,两端有类似搓衣板的工作面（图 7-34）。

（2）　骨锉的用途:用以锉平细小的骨突和锐利的骨缘,锉后常遗留很多细小骨碎片在伤口内,要仔细刮除干净。

（3）　骨锉的绘图:

①观察实物的构成结构,构成比例,按图 7-35（1）画出器械的框架结构,并绘制辅助线;
②确定绘制图的标志点,按图 7-35（2）作好标记;
③按标志点形成直线轮廓图 7-35（3）;
④按实物对直线轮廓进行修整,形成曲线轮廓,并完成绘制图 7-35（4）。

（1）　　　　（2）　　　　（3）　　　　（4）

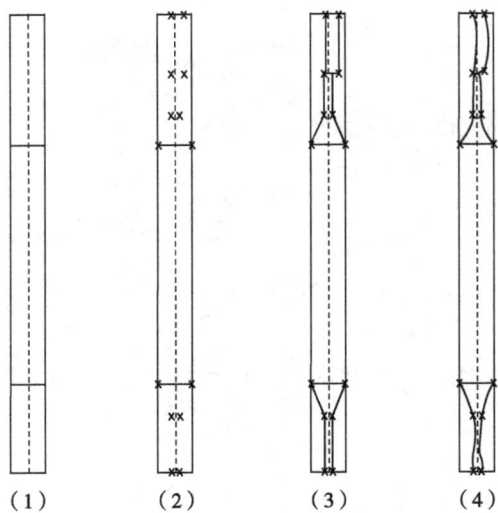

图 7-35　骨锉的绘图步骤

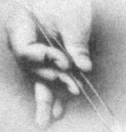

第八章　口腔治疗操作技能训练

第一节　口腔综合治疗台坐姿训练

一、口腔诊疗正确操作姿势与体位

（一）目的和要求

1. 了解口腔四手操作的含义。

2. 掌握四手操作中各角色的操作要领。

（二）器材

口腔综合治疗台、口腔常规检查盘。

（三）学时安排

0.5 学时。

（四）口腔诊疗正确操作姿势与体位的认识

1. 四手操作的含义　　四手操作技术是目前最前沿的护理配合操作法。1954 年由美国一位军医 Sanford S. Golden 召集一部分牙科专家在加利福尼亚召开了一次学术会议，会上首次提出四手操作这个技术。口腔治疗的全过程中，医生、护士采取舒适的坐位，患者采取放松的卧位，医护双手同时在口腔治疗中完成各种操作，平稳而迅速地传递所用器械及材料，从而提高工作效率及医疗质量。

2. 四手操作所需的设备及基本要求

（1）医护患的位置关系：分四个区，静息区、护士操作区、器械传递区、医生操作区。

（2）座椅的基本要求：椅位能上下调节，座面上有适当厚度的泡沫软垫，以保证操作者的小腿和足有一定空间，并有利于操作者更换体位。护士座椅较医生座椅稍高，下部带有可放脚的底盘，椅背有一可旋转的扶手。

3. 四手操作的基本技能　　包括器械传递和保持清晰的治疗区域。

（1）器械传递：

优点：①动作的经济；②时间的经济；③减少眼睛的疲劳；④高质量的医疗效果；⑤使用规范的传递技术，可减少因使用牙科器械而导致的误伤。

主要传递方法，即双手传递法和接送法。

传递要领：要送出去的器械是用拇指、示指和中指的指尖握着的，所握部位为靠近器械的操作端，以便医生接到器械时就能使用。

器械交换注意事项：①禁止在患者头面部传递器械；②及时准备交换下一步治疗所需器械；③注意握持器械的部位及方法；④器械交换应平行进行。

医护患关系的协调：护士要把病历资料、模型、材料和器械都准备好，医生有责任告知护士做哪些特殊准备工作和注意事项。对前来就诊的患者应热情接待,多与患者交谈。操作前,护士应按正常使用顺序把器械排放好,以便顺利传递。

（2）保持清晰的治疗区域:

首先随时调节牙用灯,注意避免刺激患者的眼睛。其次随时注意吸去患者口内的积水以保持手术部位的清晰。

（3）正确的计划与组织:

①要有正确的治疗方案;②按治疗方案提前准备所需的器械和材料;③护士需完全熟悉治疗步骤,并按治疗需要准备好消毒的器械包。

器械与设备的合理摆放与使用,遵照四手操作原则摆放设备。护士应熟悉操作流程,能预见下一步操作,合理使用器械,从而可以提高工作效率。

（五）注意事项

注意区分四手操作医护的职责。

二、口腔四手操作训练

（一）目的和要求

通过模拟接诊环境,复习四手操作的内容。

（二）器材

口腔综合治疗台、口腔常规检查器械。

（三）学时安排

1 学时。

（四）方法和步骤

1. 按每 3 人一组将学生分组,分别扮演医生、护士、患者角色。

2. 现场模拟外科拔牙情景。由教师随机指定患牙,同学们模拟由接诊到治疗全过程,包括医护的配合以及患者的体位调整变化。

3. 组内成员角色对换,现场模拟内科根管治疗或者充填治疗场景,学生口述需要使用到的器械、术前相应的准备以及术中的配合,并进行现场模拟演示。

4. 模拟修复取印模场景。

（五）注意事项

1. 模拟操作仍要有无菌观念。

2. 在模拟的同时,对前几章所学的器械进行回顾。

3. 指导教师要全场巡视,及时对学生的操作进行点评。

第二节　牙科手机的使用训练

一、高速手机的基本操作训练

（一）目的和要求

1. 掌握高速手机的握持方法。

2. 掌握高速手机工作支点的建立方法。

（二）器材

高速手机、车针、瓷砖片。

（三）学时安排

2 学时。

（四）方法和步骤

1. 手机的握持和工作支点的建立

（1）握持方式：

①执笔式：器械握在拇指和示指之间，中指放在下面作支持，用中指末端作支点。这种握法类似于执笔，常用于手用器械和探针的握持。

②改良执笔式：用拇指、示指、中指握持器械，但用中指指腹而不是侧缘抵住器械的干，示指的第二指关节弯曲，置于中指同侧上方的器械柄部，拇指指腹部置于中指与示指连线的对侧，示指、拇指、中指形成三角形，增加器械稳定性。这样，当手指用力时器械不会转动。

改良执笔式的关键是将中指的指腹置于器械干的部位，这样有效地阻止了器械沿中指指侧的转动。同时，由于将中指和示指置于拇指的对侧，因而通过拇指的细微用力便可精确地调整器械柄的旋转，使器械的工作端最大程度地适合于牙外侧。另外，由于中指指腹是触觉十分敏感的部位，所以将中指指腹置于器械干的部位，牙面上的细小异常均可被探及。

（2）工作支点的建立：一个满意的支点必须符合三个要求，即能提供器械运动稳定的支持点；便于器械灵活转动；有利于应用腕-前臂力。这三个要求是相辅相成的。只有建立稳定的支持点，才不致使器械失去控制；没有腕-前臂力的充分利用，再稳固的支持点也没有意义。因此，支点技术既是为了控制器械运动，更是为了有效地使用器械，减少术者的疲劳。同时，医生操作时支点稳固也给患者精神上以安全感，可以稳定患者情绪，增加患者对医生的信任。

用改良执笔式握持器械时，一般用无名指作手指支点。用小指贴在无名指一侧，也可将中指指腹部在被治疗牙的切缘或𬌗面辅助无名指作支点。但单纯用中指则不妥，因为用中指作支点既限制了器械的运动范围，也影响中指的控制能力，器械容易滑向中指侧缘，而且中指作支点同时又要作为器械工作的加力手指，其细微触觉也受影响。

原则上手指支点必须放在一个稳定的牙齿或一组牙齿上，而不能放在唇、舌、颊等软组织上。支点也应尽量放在同一侧的牙齿，以尽量接近治疗牙为原则。如果放置后影响器械的使用和运动，或者由于患者面部或牙齿有解剖生理或病理问题，影响口内常规支点放置，则需要支点位置做相应变化。这种变换的支点可以在口内，也可以在口外。

（3）确认学生握持方法及工作支点的建立：现场查看学生握持方法与工作支点的建立，纠正学生不恰当的握持方法及建立不正确的工作支点。

示教高速手机的钻磨手法：使用高速手机钻磨时，一定注意建立稳固的工作支点，以免划伤。钻磨过程中要间断操作，并用水冷却，不向髓腔方向加压，尽量减少产生机械、压力和温度等刺激，从而保护牙髓，以免造成不可逆的牙髓损伤。

2. 高速手机操作训练：

（1）教师示教直视下在瓷砖片上用高速手机完成"口"字及1、2等数字的刻写。

工作支点要稳定，以免划伤；实验过程中戴好口罩帽子，做好防护工作。

（2）学生直视下在瓷砖片上使用高速手机完成"口"、"日"、"田"等简单汉字及1、2、3、4、5、6、7、8、9、0等数字的刻写。

（五）注意事项

学生操作过程中,教师全场巡视、指导。

二、低速手机的基本操作训练

（一）目的和要求

1. 掌握低速手机的握持方法。

2. 掌握低速手机工作支点的建立方法。

（二）器材

低速手机、车针、瓷砖片、石块、贝壳、超硬石膏模型、自凝树脂块、游标卡尺。

（三）学时安排

2 学时。

（四）方法和步骤

1. 低速手机的握持和工作支点的建立。

参见高速手机的握持方式及工作支点的建立

2. 低速手机操作训练

（1）教师示教直视下在超硬石膏模型上用低速手机弯机头完成"口"字及 1、2 等数字的刻写。

工作支点要稳定,以免划伤;实验过程中戴好口罩帽子,做好防护工作。

（2）学生直视下在超硬石膏模型上使用低速手机弯机头完成"口"、"日"、"田"等简单汉字及 1、2、3、4、5、6、7、8、9、0 等数字的刻写。

（3）教师示教镜像下在超硬石膏模型上用低速手机弯机头完成"口"字及 1、2 等数字的刻写。

注意口镜的使用及镜像规律的掌握。

（4）学生在镜像下在超硬石膏模型上用低速手机弯机头完成"口"、"日"、"田"等简单汉字及 1、2、3、4、5、6、7、8、9、0 等数字的刻写。

（5）车针选择训练:

学生在直视下、多种钻针配合使用将自凝树脂块切削为圆形、椭圆形、正方形、长方形、菱形,并打磨、抛光;

学生在镜像下、多种钻针配合使用将自凝树脂块切削为圆形、椭圆形、正方形、长方形、菱形,并打磨、抛光。

（6）钻磨手法训练:

学生在直视下、多种钻针配合使用在自凝树脂块上制备深 2mm、5mm、10mm 的箱状洞形;

学生在镜像下、多种钻针配合使用在自凝树脂块上制备深 2mm、5mm、10mm 的箱状洞形。

（五）注意事项

工作支点要稳定,以免划伤;实验过程中戴好口罩帽子,做好防护工作。学生操作过程中,教师全场巡视、指导。

第三节 口腔治疗的手部技能综合训练

一、穿针缝线

（一）目的和要求

使用镊子穿针缝线，掌握镊子的握持和使用。

（二）器材

口腔常用镊子、缝针、缝线、缝布和绣花绷子。

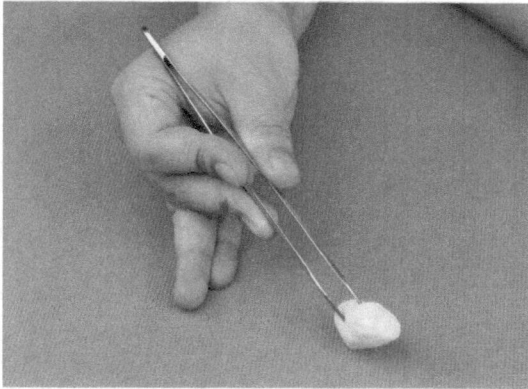

图 8-1 镊子的握持

绣花图案可以自制多种图案。

（三）学时安排

1 学时。

（四）方法和步骤

1. 训练镊子的握持和使用（图 8-1）。

2. 在缝布上写上自己的名字，并将缝布固定在绣花绷子上。

3. 用镊子夹持缝线反复进行穿针练习（图 8-2）。

4. 用镊子夹持绣花针绣出自己的名字（图 8-3）。

5. 完成后的收拾、扫除。

（五）注意事项

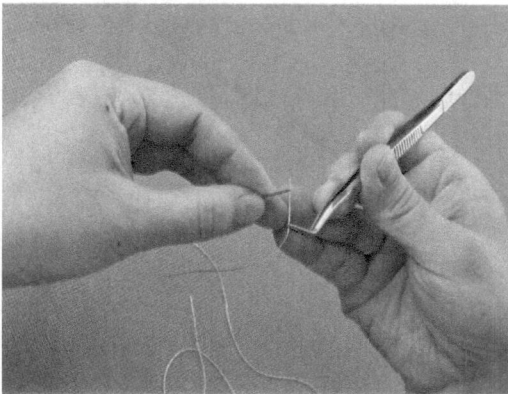

图 8-2 镊子夹持缝线

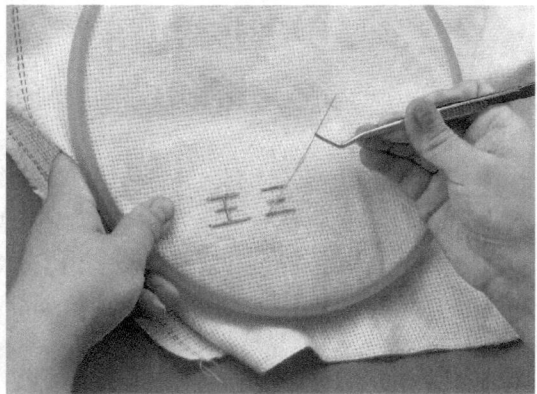

图 8-3 镊子夹持绣花针

二、金属丝的弯制

（一）目的和要求

使用钳子弯制回形针和金属丝，熟悉钳子的握持和使用。

（二）器材

长鼻钳,回形针,金属线圈(0.020 英寸,约 0.5mm),直尺,彩色铅笔(白色和红色)和胶带。

（三）学时安排

2 学时。

（四）方法和步骤

1. 钳子的握持及使用方法　用手掌握拿钳子,钳柄紧贴鱼际肌上,拇指扣住一侧钳柄;示指中指、无名指和小指四指并拢扣住另一侧钳柄,起固定作用(见第三章图 3-4)。利用拇指及鱼际肌和掌指关节活动来张开或合拢钳柄。在弯制金属丝时,右手握住钳子夹紧金属丝起固定作用,左手用拇指施以推、压、拉等力量,使金属丝成形。

2. 用手指按或压把回形针弄成直线(图 8-4),使用钳子将直线转动夹持使之成笔直(图 8-5)。

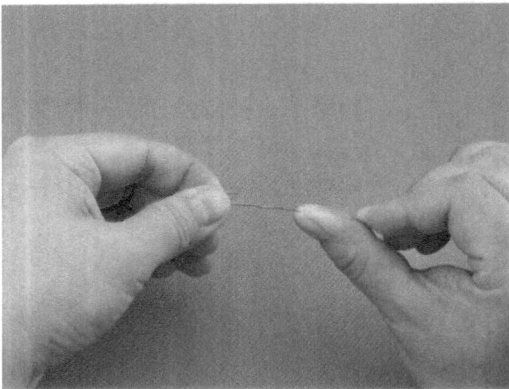

图 8-4　用手指把回形针弄成直线

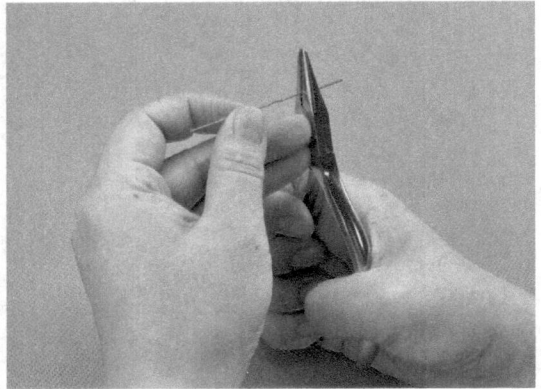

图 8-5　用钳子把回形针弄成直线

3. 0.7mm 的金属线(两根)弄成直线。将直线制作成所设计的图形(直线、三角形、四边形)。

掌握弯曲金属丝的要点：

（1）定位:根据金属丝的形状,确定需要转弯的位置。

用铅笔确定好转弯处金属丝的准确位置(图 8-6)。而钳子位置要略在记号以下约 1mm 夹持(图 8-7),用拇指施以推、压、拉等力量弯制金属丝(图 8-8)。

（2）定向:同一位置、同一定点,但金属丝却可伸向不同的方向,所以在弯制时要牢记金属丝所需要走行的方向,勿使其转动。

（3）控制:在弯制过程中,要控制好弯制时的用力大小,边用力边观察比对。

4. 将所有作品用透明胶固定在直线图及设计图上(图 8-9)。

5. 完成后的收拾、扫除。

（五）注意事项

1. 如果多次弯曲相同的部位会使金属线折断。

2. 为了更好地掌握金属丝的弯制技巧,可以增加器械,如日月钳、三头钳、梯形钳等。

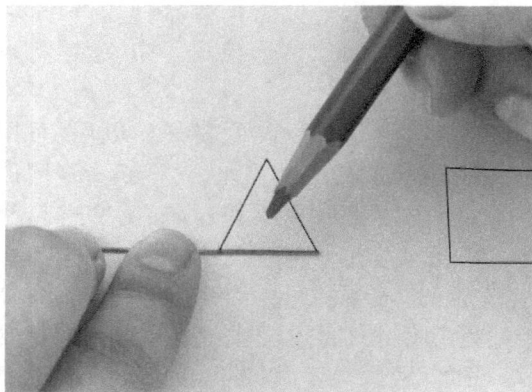

图8-6　用铅笔确定好转弯处金属丝的准确位置

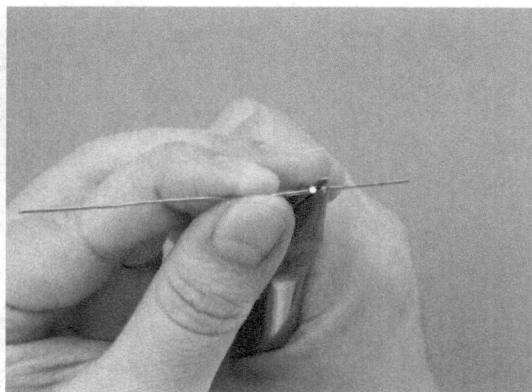

图8-7　钳子位置要略在记号以下约1mm

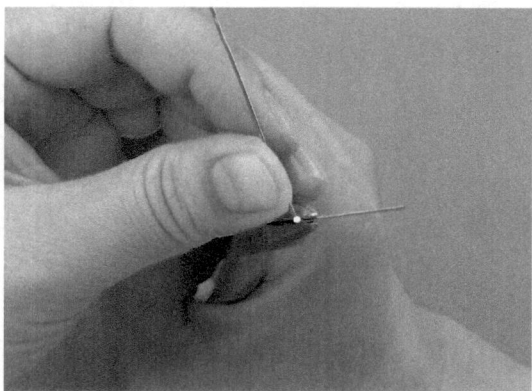

图8-8　用拇指施以推、压、拉等力量弯制金属丝

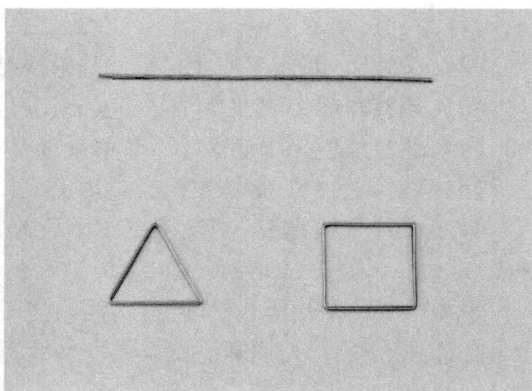

图8-9　将作品用透明胶固定

所设计的图形可以更加丰富,如梯形、圆形等。

三、石膏的调拌

（一）目的和要求

使用石膏调拌刀调拌石膏与清水,注入到模具框中,掌握石膏调拌刀的握持和使用。

（二）器材

石膏调拌刀、橡皮碗、振荡器、天平、量筒、标准模具框、口腔科专用手套和石膏。

（三）学时安排

2学时。

（四）方法和步骤

石膏的调拌应在石膏操作室里操作。

1. 调拌刀握持及使用方法　用手掌握拿调拌刀,拇指、示指、中指、无名指和小指握住调拌刀。左手持橡皮碗,右手握住调拌刀,向同一方向调拌。调拌时,调拌刀的面与橡皮碗壁接触(图8-10)。

2. 石膏、水量。

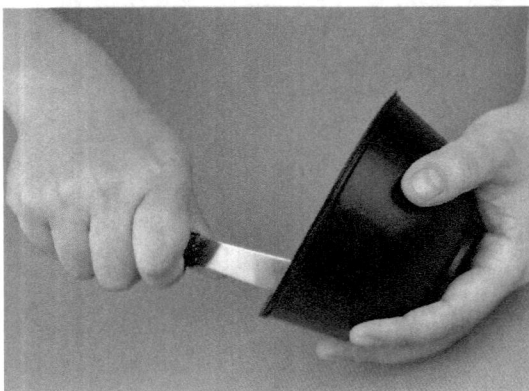

图8-10　调拌刀的握持

（1）天平量取石膏100g，量筒量取水50ml。将水注入橡皮碗中，缓缓将石膏加入。

（2）记住标准的粉液比以后，可用目测法测量，先加入水，再把石膏缓缓加入水中，直至中央稍微有一些凸起的程度。

3. 石膏的调拌及混合　调拌石膏过程中将材料混合均匀，避免气泡产生是操作的关键。

（1）一手持橡皮碗，一手握住调拌刀，向同一方向调拌，可避免石膏混入空气。

（2）调拌时，调拌刀的面与橡皮碗壁接触，挤压石膏，可使水和粉很好的混合。

（3）调拌时间控制在50秒内完成，让石膏变成黏稠乳膏状为止。

（4）通过触摸来确认这时石膏的硬度及下垂方式。

（5）调拌混合后，把橡皮碗在桌面上或振荡器上振动，以除掉石膏中的空气泡。

4. 石膏注入模具框　用左手持模具框轻轻振动（或把模具框置于振荡器上），用调拌刀一点点地从一端注入的石膏（图8-11）。

因为空气泡常残留在角落部位，用调拌刀轻触一下角落部位，让空气泡浮出并去除之。

全部注入完以后，用双手持模具框继续轻轻振动（或继续把模具框置于振荡器上），直至无气泡浮出。（从振荡器上取下）在水平操作台上用石膏调拌刀的背部刮除剩余的石膏，这时需注意，由于石膏受到调拌刀的拖拉作用，有时会从模具框内脱离出来（图8-12）。

5. 石膏棒的取出　将灌注后的模型静置，用手触摸石膏，记录发热时间，待石膏发热结束（约30分钟），温度降下来的时候，将石膏从模具框中取出，将模具框的一端倾斜压下，注意不要折弯石膏棒，使石膏棒的头浮起来，小心地将石膏棒从模具框里取出，评价其有无气

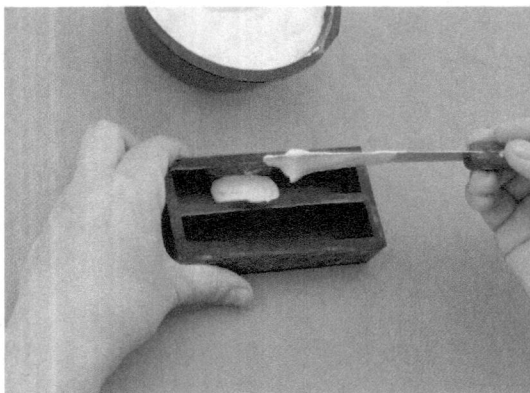

图8-11　左手持模具框轻轻振动，调拌刀一点点地从一端注入石膏

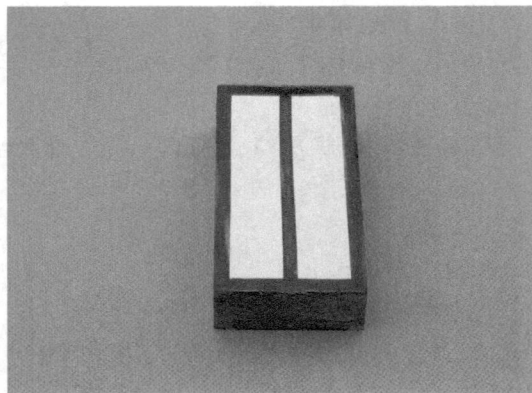

图8-12　将石膏注满模具框

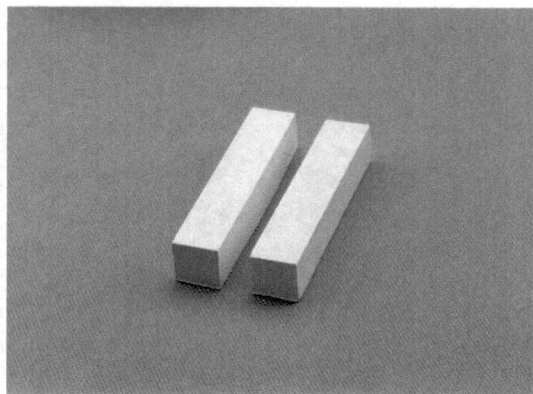

图 8-13　从模具框中取出的石膏条

泡(图 8-13)。

因为石膏棒在后期的实习课中会使用,不要弄坏取出的石膏棒,用纱布等包好保存。

6. 清洁调拌用具及模具框。

(五) 注意事项

1. 石膏的粉液比要合适,调拌后过稀会影响石膏的硬度和强度;过稠,流动性较差,也会影响操作性和模型的光洁度。

2. 调拌时间应该严格控制 50 秒,否则将影响材料的性能。

3. 要保持调拌用具的清洁和干燥。

4. 石膏注入模型时,取量一定要少,并且不断振动模具,否则气泡不易排除。

四、黏合剂的调拌

(一) 目的和要求

使用黏合剂调拌刀将磷酸锌黏合剂调拌混合,掌握黏合剂调拌刀的握持和使用。

(二) 器材

磷酸锌黏合剂、调拌刀、治疗巾、纱球和玻璃板。

(三) 学时安排

1 学时。

(四) 方法和步骤

1. 黏合剂调拌刀的握持及使用　用手掌握拿调拌刀,拇指、中指、无名指和小指握住调拌刀,示指压在调拌刀的前部。左手固定玻璃板,手指不要超过玻板边缘 1cm,右手平握住黏合剂调拌刀,使调拌刀前缘最大面积和玻璃板接触,顺时针大范围地旋转推开调和(见第三章图 3-3)。

2. 粉剂、液剂量　打开治疗巾,将玻璃板、调拌刀平放于治疗巾上。

按需要取适量的粉、液在玻璃板上,粉剂置于玻璃板上端,液剂置于玻璃板的下端,两者相距约 3~4cm。

3. 磷酸锌黏合剂的混合及调拌　调拌磷酸锌黏合剂将材料混合均匀,充分散热是操作的关键。

(1) 将粉剂分成数份(一般 3~5 份)(图 8-14)。

(2) 调拌时,逐份将粉剂加入液剂,将调拌刀的面与玻璃板充分挤压接触,顺时针大范围地旋转推开调和,可使粉液很好的混合(图 8-15)。每份粉剂调拌时间约为 10~20 秒,直至调到所需的性状,用折叠法将材料收拢。

性状 1,成拉丝状,粉液比例(体积)约为 2:1。

性状 2,成稠糊状,粉液比例(体积)约为 3:1。

性状 3,成面团状,粉液比例(体积)约为 4:1。

(3) 总的调拌时间控制在 1 分钟左右完成。

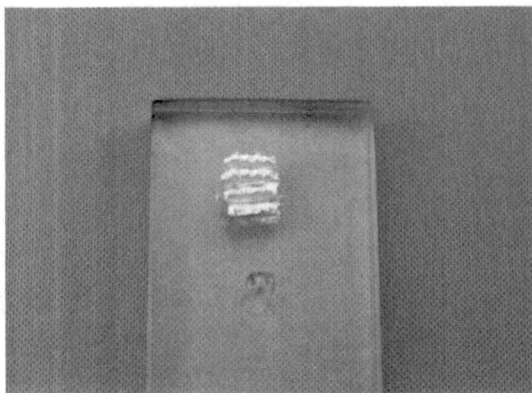

图 8-14　粉剂分成数份

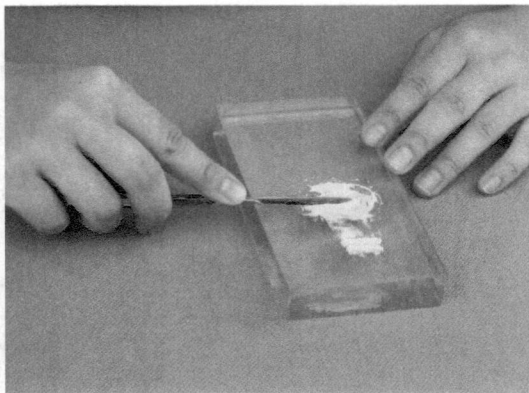

图 8-15　顺时针大范围的旋转推开调和

（4）通过触摸来确认这时磷酸锌黏合剂的温度及固化时间,正确的调拌方式固化时间一般为 3～7 分钟。

4. 用清水清理玻璃板,纱球擦拭干净。

（五）注意事项

1. 保持玻璃板与调拌刀的清洁、干燥。

2. 调拌时间应该严格控制,否则将影响材料的性能。

3. 调拌时大范围的旋转推开调和有利于调拌时粉液混合产生的热量散开。

4. 调拌时粉液间的距离要恰当。太近影响调拌,太远不易取粉。

五、印模材料的调拌

（一）目的和要求

使用石膏调拌刀将藻酸盐粉剂印模材料与清水调拌,掌握印模材料的调拌方法。

（二）器材

橡皮碗、振荡器、天平、量筒、口腔科专用手套、藻酸盐粉剂印模材料、清水、量杯。

（三）学时安排

1 学时。

（四）方法和步骤

1. 调拌刀握持及使用方法　用手掌握拿调拌刀,拇指、示指、中指、无名指和小指握住调拌刀。左手持橡皮碗,右手握住调拌刀,向同一方向调拌,调拌时,调拌刀的面与橡皮碗壁接触,橡皮碗可轻轻转动(图 8-10)。

2. 藻酸盐粉剂印模材料、水量　天平量取藻酸盐粉剂印模材料 15g,量筒量取清水 30～40ml。将藻酸盐粉剂印模材料放入橡皮碗中,加入清水。

3. 藻酸盐粉剂印模材料的调拌及混合　调拌过程中将材料混合均匀,避免气泡产生是操作的关键。

（1）轻轻混合粉液,由慢速到快速调拌材料,达到每分钟约 200 转。

（2）调拌时,调拌刀的面与橡皮碗壁接触,挤压材料,可使水和粉很好混合。

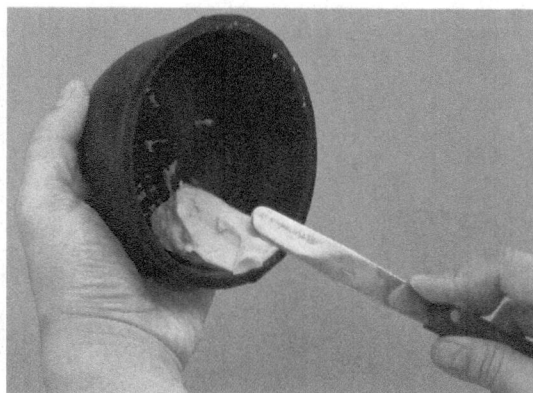

图 8-16 将材料形成团状

（3）调拌时间控制在 60 秒内完成，让藻酸盐粉剂印模材料变成黏稠乳膏状为止。

（4）调拌完成后，用调拌刀将混合均匀的材料在橡皮碗内反复折叠、挤压、排气形成团状（图 8-16）。

（5）操作完成记录材料凝固时间。

4. 清洁调拌用具。

（五）注意事项

1. 保持橡皮碗与调拌刀的清洁、干燥。

2. 调拌时间应该严格控制约 60 秒，否则将影响材料的性能。

六、石膏的雕刻训练

（一）目的和要求

使用雕刻刀将石膏雕刻成指定的形状，训练雕刻刀的握持方法。

（二）器材

雕刻刀，石膏条或粉笔，口腔科专用手套，红蓝铅笔或 HB 铅笔，素描本。

（三）学时安排

2 学时。

（四）方法和步骤

1. 雕刻刀的握持及使用 掌握雕刻刀的几种握持方法。

（1）竖切法：和切东西时的握刀法同。即拇指或示指按于刀背，其余四指平握刀柄，手掌的小部分也可以压着刀柄的远端（图 8-17）。

（2）横削法：将刀柄全部握在第二、三、四、五指内，刀的根部拿于示指的二、三指间关节处。用刀时，刀口向着雕刻者，对准雕刻物。同时，用另一手握着雕刻物，并以握刀手的拇指顶着雕刻物作支点（图 8-18）。

（3）握（执）笔法：是最常用的一种方法，和拿钢笔的方法相似。主要握刀的手指是拇指、示指和中指，而无名指和小指总是用来顶着雕刻物作支点，这种握刀法是作比较细微的雕刻时用。根据需要刀口可以向下，也可以向上。若是作细微的雕刻时，则中指将成为主要的支点（图 8-19）。

2. 按指定的立体图形在石膏上描出外形

用直尺将平面图（尺寸）画在石膏棒的 5 面上。注意画平面图时要合理地应对（石膏的）各面（图 8-20）。

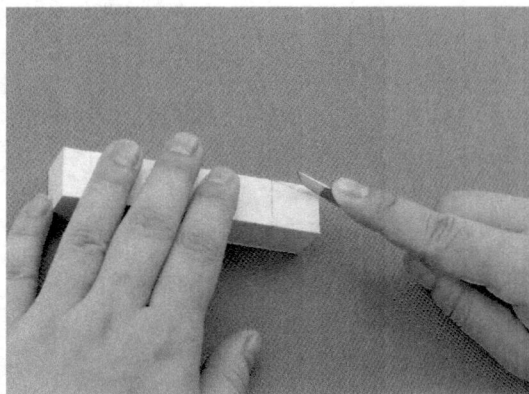

图 8-17 雕刻刀的竖切法

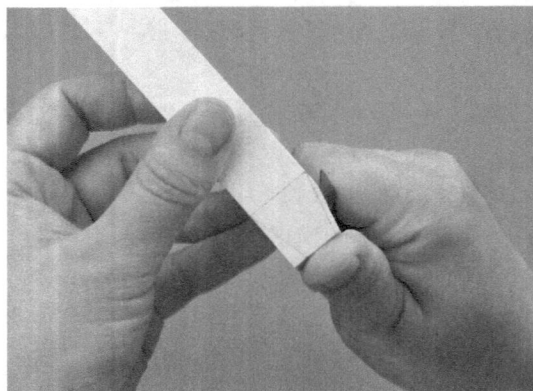

图 8-18 雕刻刀的横切法

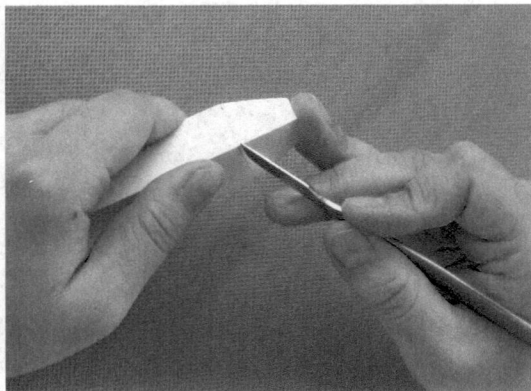

图 8-19 雕刻刀的握(执)笔法

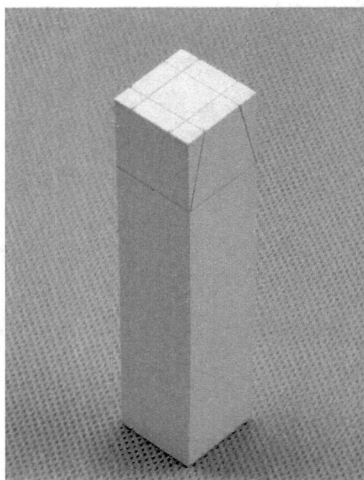

（1）

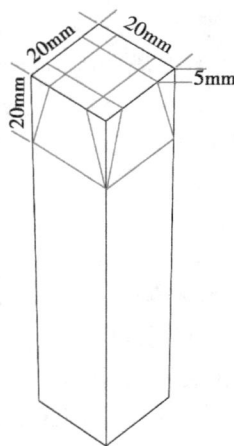

（2）

图 8-20 按指定的立体图形在石膏上描出外形
（1）描好图形的石膏条；（2）图形示意图

3. 将石膏条浸水（图 8-21）。

4. 用雕刻刀大致切出一面的外形，刀法先用竖切法（图 8-17），接近图形时采用横切法（图 8-18）。确认前后左右是否对称，并修整平滑，再次把展开图投影到切过的面上（图 8-22）。修整该图。

用雕刻刀修整直至斜面部分与外形线基本一致。按照外形完成削除，棱角要切得尖锐（成直线）。完成雕刻需要注意的是：各面平滑无划伤，线角尖锐，整体对称好（图 8-23）。

5. 完成后的收拾、扫除。

（五）注意事项

1. 为了更好地掌握雕刻刀的握持，可以在生活采集素材，不断练习，如萝卜、粉笔、肥皂等，这些材料易获得、或价廉或可再利用。

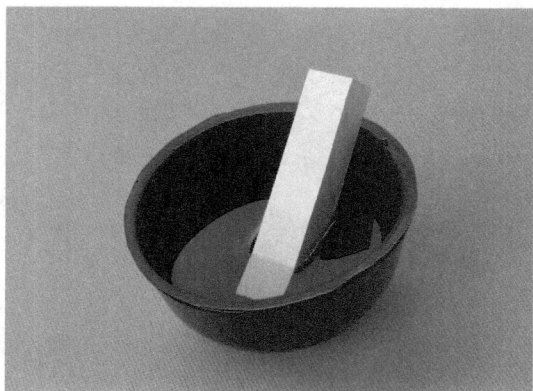

图 8-21　将石膏条浸水

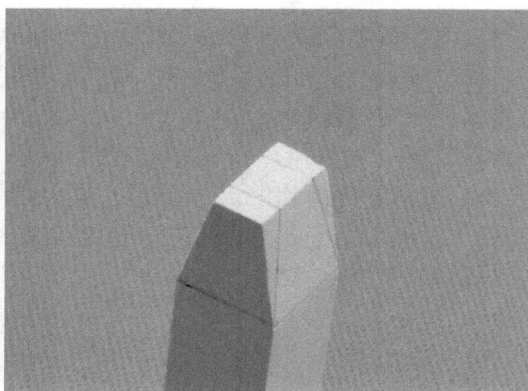

图 8-22　把展开图投影到切过的面上

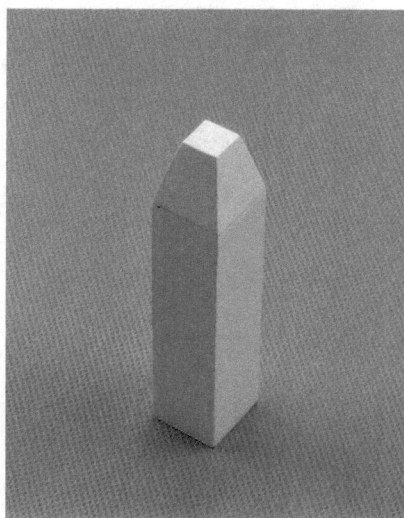

（1）

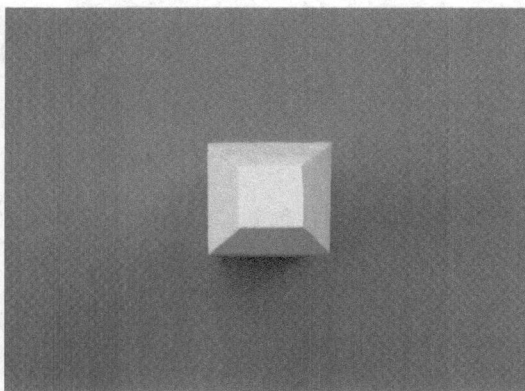

（2）

图 8-23　修整完成石膏条
（1）侧面观察；（2）顶部观察

2. 练习握刀时必须注意支点的稳定，只有支点稳定用刀的力量才有节制，以防刀滑误伤另一手。

七、红蜡片的成形

（一）目的和要求
通过软化红蜡片并加工其形状，以了解红蜡的性能。

（二）器材
雕刻刀、酒精灯、红蜡片、玻璃板和木板。

（三）学时安排
1 学时。

（四）方法和步骤

1. 将红蜡片直接在酒精灯火焰上加热均匀烤软或在热水中软化。

酒精灯火焰上加热红蜡片时，双手交替持着红蜡片的边缘在酒精灯外焰上，将其正反面反复来回地均匀烤软。

2. 将软化的红蜡片从一端反复平行折叠，宽度约为1cm。如果速度较慢，由于折叠的部分会硬化，需要再次软化，直至最后折叠完成（图8-24）。

3. 趁着红蜡处于软化状态，用手指做成马蹄形。将马蹄形蜡条放置在木板上，用玻璃板将蜡条整平（图8-25）。

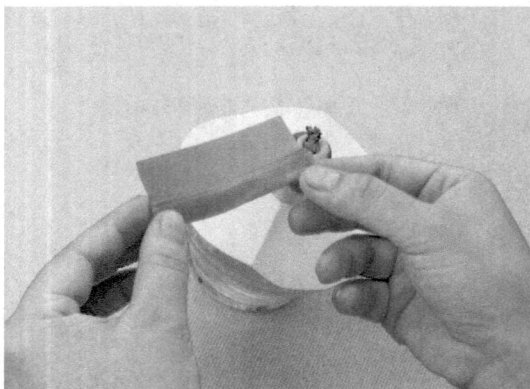

图8-24　将软化的红蜡片从一端反复平行折叠

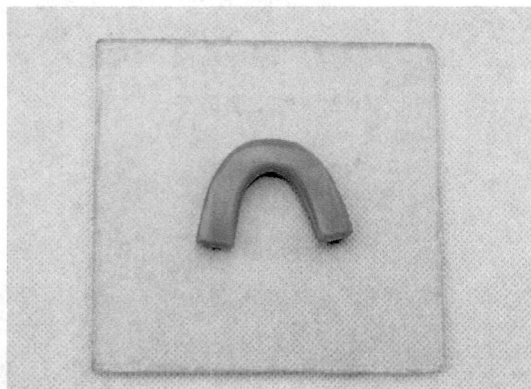

图8-25　用玻璃板将蜡条弄平

4. 用雕刻刀修整多余的蜡。修整时，可将雕刻刀在酒精灯火焰上稍稍加热，但注意雕刻刀不要加热温度过高，以免烫伤（图8-26，图8-27）。

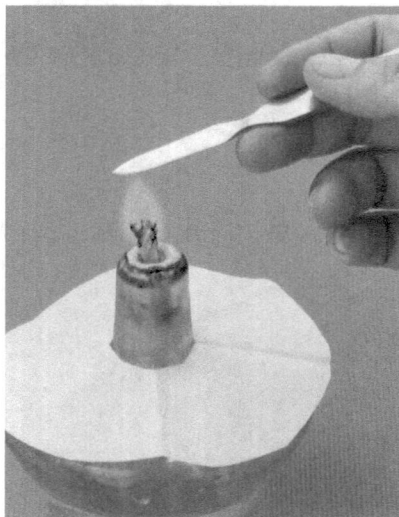

图8-26　雕刻刀在酒精灯火焰上轻轻加热

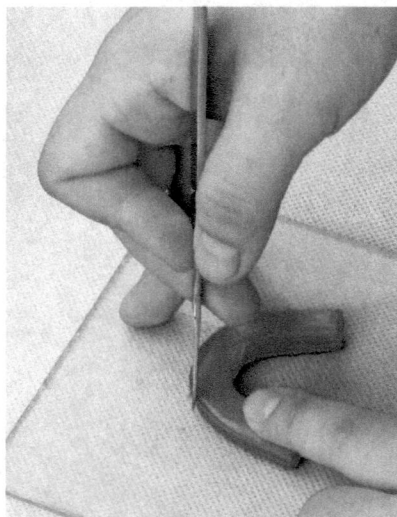

图8-27　用雕刻刀修整多余的蜡

5. 完成后的收拾、扫除。

（五）注意事项

实验可戴上口腔科专用手套，能增加实验的难度。

八、嵌体蜡的成形

（一）目的和要求

用滴蜡器使嵌体蜡形成圆锥形、线形，了解嵌体蜡的性能及蜡成形工具的握持及使用。

（二）器材

雕刻刀、滴蜡器、酒精灯、嵌体蜡、玻璃板、木板和石膏模型。

（三）学时安排

2 学时。

（四）方法和步骤

在玻璃板、木板和石膏模型上练习嵌体蜡的成形。操作过程中，注意支点的应用和较熟练地使用滴蜡器。

1. 滴蜡器一般采用握（执）笔法。主要握刀的手指是拇指、示指和中指，而无名指和小指作支点（图 8-28）。

2. 进行各种图形练习（如三角形、方形、圆形、曲线等）　将雕刻器在火上烤热，立即置于蜡上，黏带适量的蜡液，作多种图形的线状堆蜡法练习。

3. 直立堆的练习　将滴蜡器在火上烤 10 秒钟左右（图 8-29），立即置于蜡上并黏带适量的蜡液（图 8-30），然后将滴蜡器竖直使蜡缓缓往尖端流，当液态蜡在尖端呈水滴状时，立即置木板或石膏条上，同时轻轻作小圆圈运动，待蜡凝固前移开滴蜡器，蜡堆形成，形似圆锥体（图 8-31）。

（五）注意事项

1. 操作过程中，应注意支点的应用和较熟练地掌握使用器械。

2. 在形成直立蜡堆的过程中，应掌握适时移开滴蜡器的时机，太快蜡堆高度不够，太慢蜡堆尖顶残缺似火山口。

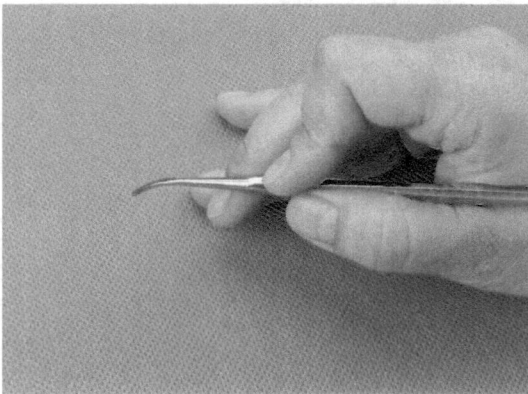

图 8-28　滴蜡器的握持

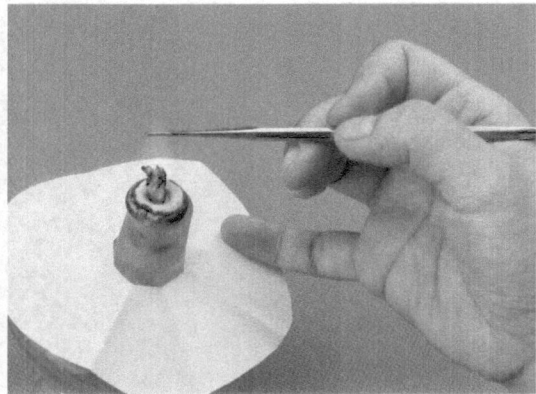

图 8-29　滴蜡器在火上烤

131

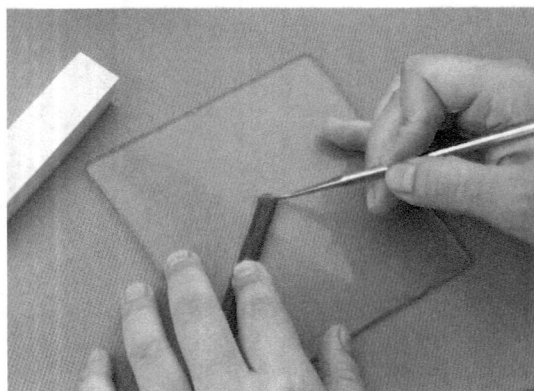

图 8-30　置于蜡上并黏带适量的蜡液　　　　图 8-31　蜡堆形成圆锥体

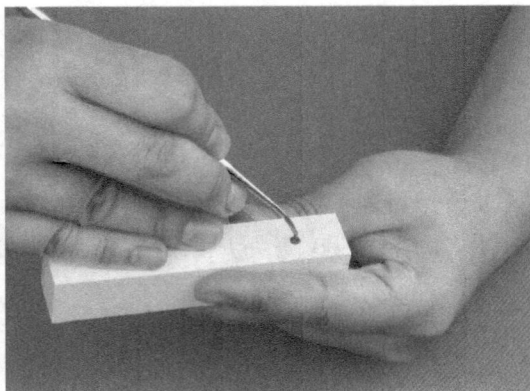

九、微 观 操 作

（一）目的和要求

使用头戴式牙科放大镜在牙签或米粒、绿豆上操作,熟悉头戴式牙科放大镜的使用。

（二）器材

头戴式牙科放大镜、超细设计笔(0.2 或 0.25mm)、牙签。

（三）学时安排

1 学时。

（四）方法和步骤

1. 掌握头戴式牙科放大镜的戴用与对焦(图 8-32)。

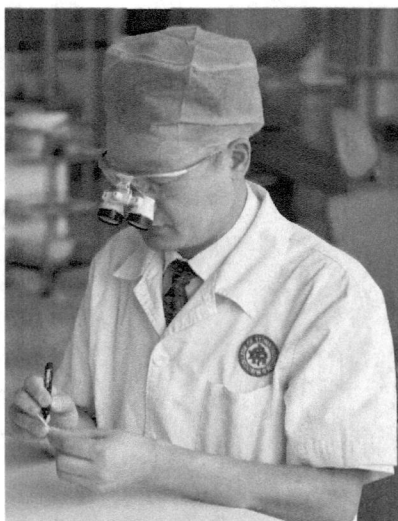

图 8-32　头戴式牙科放大镜的戴用与对焦

（1）戴用头戴式牙科放大镜,镜头的位置调节至比水平稍稍向下方点(便于近距离操作)。

（2）在大约一臂的操作范围内,观察牙签的尖端或者自己手指的指纹等,确认哪种距离焦点合适。

（3）用牙科放大镜观察牙签末端的形态。

2. 各自在牙签末端上写上自己的名字　首先试着用肉眼将各自的名字写在牙签末端上。接着使用牙科放大镜同样在牙签末端写上自己的名字。比较将两次操作的难易程度和作品完成情况。

3. 完成后的收拾、扫除。

（五）注意事项

实验材料可用米粒、绿豆等,并练习在其表面绘图、写字或操作。

十、牙周洁治器、龈下刮治器的磨锐

（一）目的和要求

1. 了解器械锐利度的检查和评价方法。

2. 掌握器械的磨锐方法。

（二）器材

牙周洁治器、龈下刮治器、牙刷柄、油石、润滑油。

（三）学时安排

1 学时。

（四）方法和步骤

1. 器械锐利度的检查和评价。

光线下观察法:在光线下观察器械工作端的刃缘,钝的器械会在刃缘处有反光的亮线。这是由于变圆钝的器械刃缘对光线反射形成的,锐利的刃缘无此反光线。

触觉评价法:将器械刃缘在指甲或牙刷柄等塑料棒上轻轻拉动,钝的器械会平滑地滑动,而锐利的器械会"咬住"表面,产生刮的感觉。也可用拇指指腹在刃缘上划过,锐利的器械在皮肤上有刮的感觉,而钝的器械则没有此感觉。

2. 磨锐方法　先在油石上滴油。在磨镰形洁治器和匙形刮治器时,左手持器械支靠在桌边,右手执油石,使油石与器械面的交角成110°,并保持这一角度作上下移动,将器械磨锐。在磨锄形器械时,将长方形油石放在桌子上,右手持器械,使其刃面与油石接触并保持45°角,前后推拉,拉时加压,推时放松,磨锐器械。

3. 完成后的收拾、扫除。

（五）注意事项

在磨锐过程中保持油石与器械面的角度非常重要,保持了角度才能保证工作端刃面原有角度及工作端的外形不变。磨锐时要随时滴油,避免过度产热。磨锐过程中要随时检查刃缘,磨锐成功即可,磨得过多会减少器械的使用寿命。

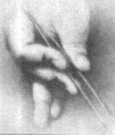

第九章　恒牙牙体外形的绘图

第一节　切牙组牙体外形的绘图

一、上颌中切牙牙体外形的绘图

（一）目的和要求

通过观察上颌中切牙的牙冠、牙根的形态特点，描绘上颌中切牙牙体外形，掌握上颌中切牙牙体外形特点。

（二）器材

上颌中切牙的标本、挂图、模型、铅笔、彩笔、直尺和纸张等。

（三）学时安排

1 学时。

（四）方法和步骤

上颌中切牙的牙体外形如图 9-1 所示。

1. 唇面观绘图　如图 9-2。

（1）确定唇面观的绘图框架：图 9-2（1），根据 2 倍冠长（23mm）、根长（26mm）、冠宽（17mm）、颈宽（13mm）绘制框架，绘出牙体长轴及牙冠三等分线。上颌中切牙的冠根比为 1:1.1～1.2，牙冠切颈径较近远中径大。

（2）确定唇面观的标志点：图 9-2（2），冠宽点在切 1/3 内（近中冠宽点更靠近切缘），颈宽点在颈 1/3 内，冠长点在牙体长轴上。根尖点居中或略偏远中。

（3）形成唇面观的直线轮廓：图 9-2（3），连线标志点的两侧形成唇面观的直线轮廓。牙根颈 1/3 及中 1/3 较粗，根尖 1/3 才明显变细。

（4）确定唇面发育沟位置：图 9-2（4），切 1/3 常有 2 条纵行的发育沟，中间生长叶较大。

（5）形成唇面观的曲线轮廓：图 9-2（5），在直线图内，根据牙体的形态特点绘出唇面观的曲线轮廓。

（6）完成唇面观的图形：图 9-2（6），可画出牙体唇面观的层次及明暗结构。唇面观牙冠外形似梯形，唇面大而平。切缘平直，近中缘较直，远中缘较突，颈缘突向根方。近中切角为直角，远中切角圆钝。切 1/3 内常有 2 条纵行的发育沟。牙根较粗，根尖略偏远中或较直。

2. 舌面观绘图　如图 9-3。

（1）确定舌面观的绘图框架：图 9-3（1），如唇面观。

（2）确定舌面观的标志点：图 9-3（2），如唇面观。

根尖

颈缘

近中面

远中面

远中切角
远唇发育沟
切缘

近中切角
近唇发育沟

切端

唇面观

根尖

颈缘

舌面隆突

近中面

远中面

近中边缘嵴
近中切角
切嵴

远中边缘嵴
远中切角
舌窝

切端

舌面观

唇面

远唇发育沟
切嵴
近唇发育沟

远中面
近中面

远中边缘嵴
舌窝

近中边缘嵴
舌面隆突

舌面

切端观

根尖

唇颈嵴
颈缘
舌面隆突

唇面
舌面

近中接触区
切嵴
近中边缘嵴

切端

近中面观

根尖

颈缘
舌面隆突
唇颈嵴

舌面
唇面

远中边缘嵴
近中边缘嵴
切嵴

远中接触区

切端

远中面观

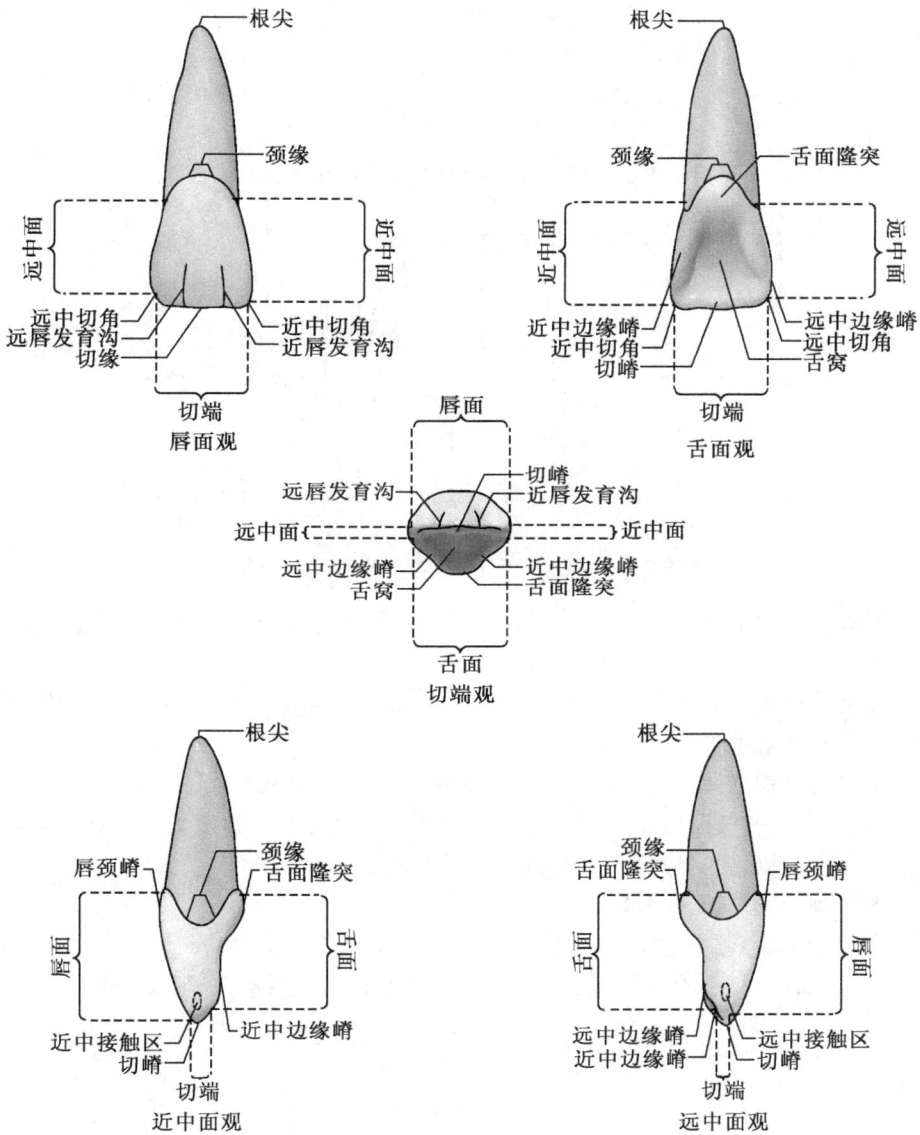

图 9-1　右侧上颌中切牙

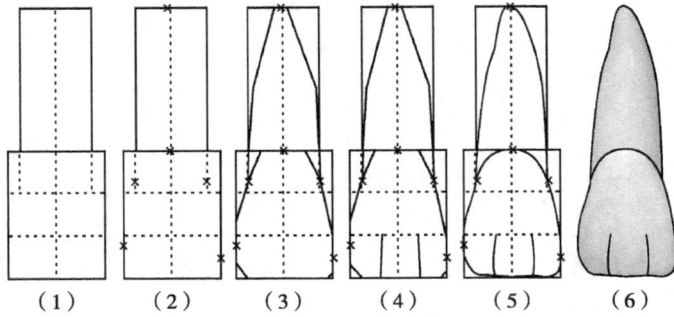

图9-2　右侧上颌中切牙唇面观的绘图步骤

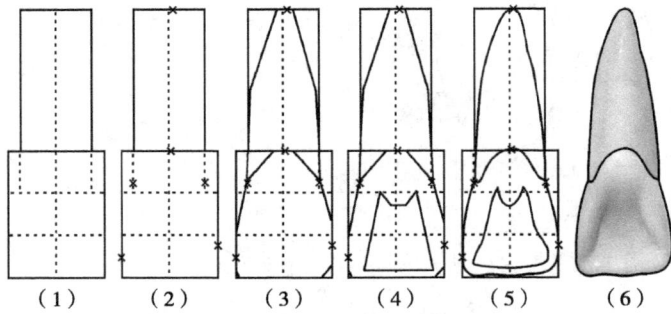

图9-3　右侧上颌中切牙舌面观的绘图步骤

（3）形成舌面观的直线轮廓：图9-3（3），如唇面观，但是由于舌侧形成舌面隆突，颈部曲线较聚合。

（4）确定舌隆突及舌窝形态：图9-3（4），舌面隆突形态较多样。舌面中央凹陷成舌窝。

（5）形成舌面观的曲线轮廓：图9-3（5）。

（6）完成舌面观的图形：图9-3（6），勾画出牙体舌面观的层次及明暗结构。舌面观外形似唇面，牙冠舌面中央凹陷成舌窝，四周突起形成切嵴、近中边缘嵴、远中边缘嵴和舌隆突。舌隆突为舌侧颈部的半月形突起，其形态较多样。

3. 近中面观绘图　如图9-4。

（1）确定近中面观的绘图框架：图9-4（1），根据2倍冠长（23mm）、根长（26mm）、冠厚（14mm）、颈厚（12mm）绘制框架，绘出牙体长轴及牙冠三等分线。

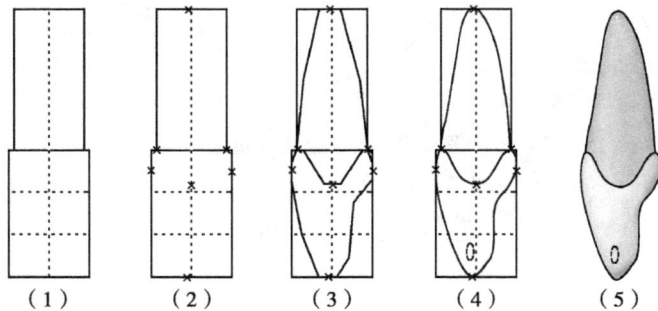

图9-4　右侧上颌中切牙近中面观的绘图步骤

(2) 确定近中面观的标志点:图 9-4(2),切嵴点略偏牙体长轴唇侧,冠厚点在颈 1/3 内,颈厚点在冠长点位置,近中颈曲线最凹点接近颈 1/3 线。根尖点居中或略偏唇侧。

(3) 形成近中面观的直线轮廓:图 9-4(3),连线标志点的两侧形成近中面观的直线轮廓。唇侧线条微凸,舌面隆突切方形成 S 形。牙根颈 1/3 及中 1/3 较粗,根尖 1/3 才明显变细。

(4) 形成近中面观的曲线轮廓:图 9-4(4),在直线图内,根据牙体的形态特征绘出近中面观的曲线轮廓。近中接触区靠近切嵴。

(5) 完成近中面观的图形:图 9-4(5),画出牙体近中面观的层次及明暗结构。近中面观牙冠外形似三角形,较平,唇缘微有凸度,舌缘凹陷呈 S 形,颈曲线向切方突起,切嵴在唇侧并接近牙体长轴。牙根较粗,较直。

4. 远中面观绘图　如图 9-5。

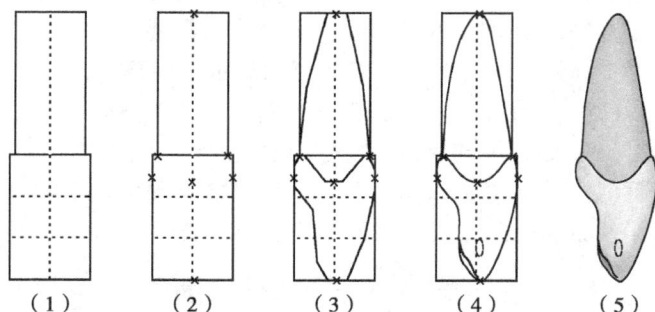

图 9-5　右侧上颌中切牙远中面观的绘图步骤

(1) 确定远中面观的绘图框架:图 9-5(1),如近中面观。

(2) 确定远中面观的标志点:图 9-5(2),如近中面观,但远中颈曲线最凹点较近中接近颈部。

(3) 形成远中面观的直线轮廓:图 9-5(3),如近中面观。

(4) 形成远中面观的曲线轮廓:图 9-5(4),远中接触区离切嵴稍远。由于远中面较近中面较小,也可形成近中边缘嵴内侧的远中边缘嵴线条。

(5) 完成远中面观的图形:图 9-5(5),如近中面观。远中面较近中面小而圆突。

5. 切端观绘图　如图 9-6。

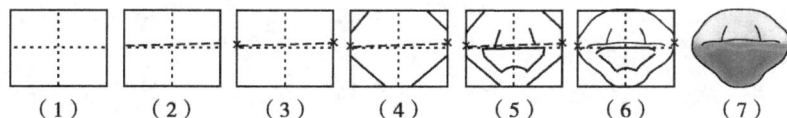

图 9-6　右侧上颌中切牙切端观的绘图步骤

(1) 确定切端观的绘图框架:图 9-6(1),根据 2 倍牙冠宽(17mm)和冠厚(14mm)绘制框架,绘出二等分线。上颌中切牙的冠宽大于冠厚。

(2) 确定切端观的切嵴线:图 9-6(2),略偏牙体长轴唇侧,较平直。

(3) 确定切端观近、远中面接触区位置:图 9-6(3),约在切嵴位置的唇侧。

(4) 形成切端观的直线轮廓:图 9-6(4),连线标志点的两侧形成切端观的直线轮廓。

唇面较宽,舌面聚合。

(5) 确定切端观唇面发育沟、舌窝和舌隆突位置:图9-6(5),2条纵行的唇面发育沟位置与唇面相似,舌窝和舌隆突的形态与舌面观相似。

(6) 形成切端观的曲线轮廓:图9-6(6),在直线图内,根据牙体的形态特征绘出切端观的曲线轮廓。

(7) 完成切端观的图形:图9-6(7),勾画出牙体切端观的层次及明暗结构。切端观切嵴位于唇侧接近牙体长轴,较平直,可在发育沟位置有曲度。舌面向舌隆突聚合,近、远中唇线角向唇侧突起,近中唇线角最明显。

(五) 牙体外形绘图的有关概念

1. 全长 从牙冠切缘(或牙尖顶)至根尖的垂直距离。

2. 冠长 从牙冠切缘(或牙尖顶)至牙冠唇(颊)面颈缘最低点的垂直距离。

3. 根长 从牙冠唇(颊)面颈缘最低点至根尖的垂直距离。

4. 冠宽 牙冠近中面最突点与远中面最突点间的水平距离。

5. 冠厚 牙冠唇(颊)面最突点与舌面最突点间的水平距离。

6. 颈宽 牙冠唇(颊)面颈缘与近、远中缘交点间的水平距离。

7. 颈厚 牙冠唇(颊)面颈缘最低点与舌面颈缘最低点间的水平距离。

8. 颈曲度 邻面颈曲线最凹点至邻面颈缘与唇(颊)缘和舌缘交点连线的垂直距离。

二、上颌侧切牙牙体外形的绘图

(一) 目的和要求

通过观察上颌侧切牙的牙冠、牙根的形态特点,描绘上颌侧切牙牙体外形,掌握上颌侧切牙牙体外形特点。

(二) 器材

上颌侧切牙的标本、挂图、模型、铅笔、彩笔、直尺和纸张等。

(三) 学时安排

1学时。

(四) 方法和步骤

绘图方法和步骤与上颌中切牙的相同。注意标志点和线条的区别,如图9-7。

1. 唇面观绘图 如图9-8。

(1) 确定唇面观的绘图框架:图9-8(1),根据2倍冠长(20mm)、根长(26mm)、冠宽(14mm)、颈宽(10mm)绘制框架。

(2) 确定唇面观的标志点:图9-8(2),冠宽点较上颌中切牙离切缘远,冠长点在牙体长轴上或偏远中。

(3) 形成唇面观的直线轮廓:图9-8(3),切缘倾向远中,牙根较上颌中切牙细。

(4) 确定唇面发育沟位置:图9-8(4)。

(5) 形成唇面观的曲线轮廓:图9-8(5)。

(6) 完成唇面观的图形:图9-8(6),唇面观牙冠外形似梯形,较突起。切缘较突,且向远中舌侧倾斜,近中缘较直,远中缘较突,颈缘突向根方,最突点即冠长点略偏远中。近中切角为锐角,远中切角更圆钝。切1/3内常有2条纵行的发育沟。牙根较细,根尖略偏远中或较直。

根尖

颈缘

远中面

近中面

远中切角
远唇发育沟
切缘

近中切角
近唇发育沟

切端

唇面观

根尖

颈缘　　舌面隆突

近中面

远中面

近中边缘嵴
近中切角
切嵴

远中边缘嵴
远中切角
舌窝

切端

舌面观

唇面

远唇发育沟
切嵴
近唇发育沟

远中面

近中面

远中边缘嵴
舌窝

近中边缘嵴
舌面隆突

舌面
切端观

根尖

颈缘
舌面隆突

唇颈嵴

唇面

舌面

近中接触区
切嵴

近中边缘嵴
远中边缘嵴

切端

近中面观

根尖

颈缘
唇颈嵴

舌面隆突

舌面

唇面

远中边缘嵴

远中接触区
切嵴

切端

远中面观

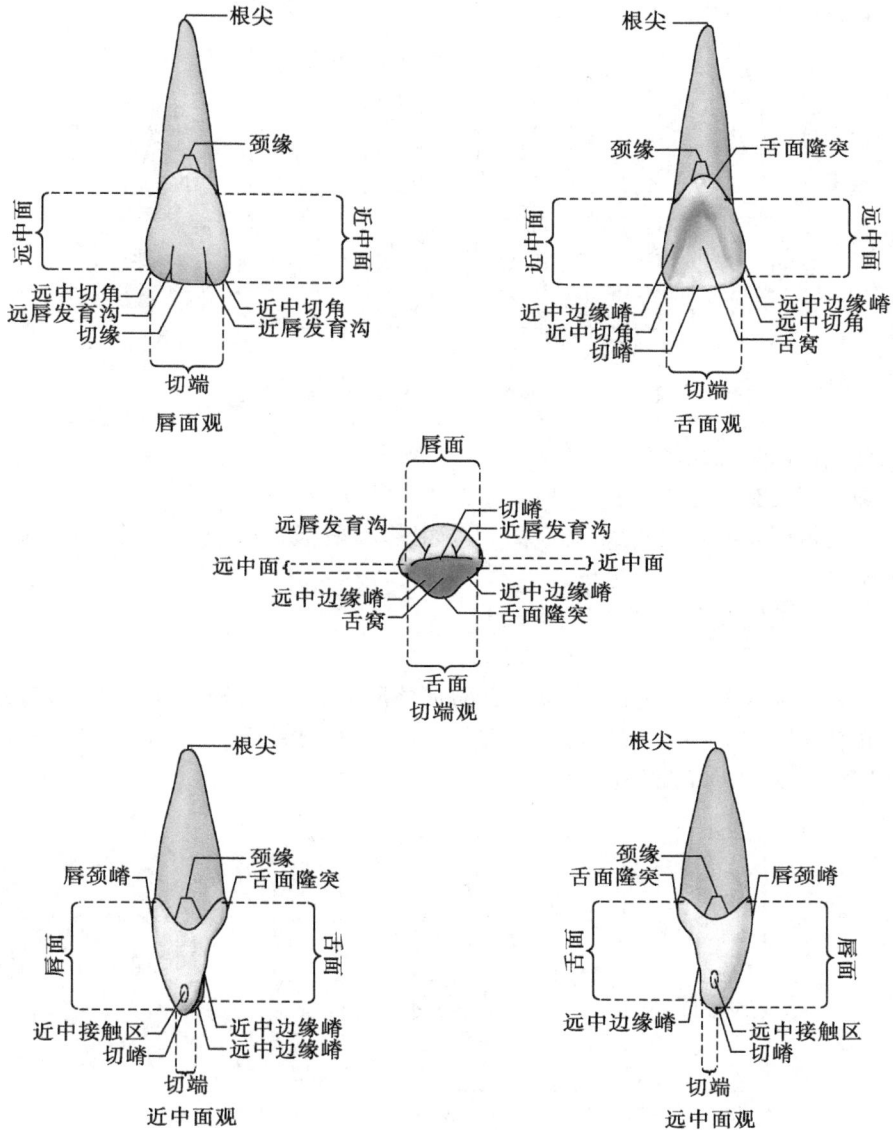

图 9-7　右侧上颌侧切牙

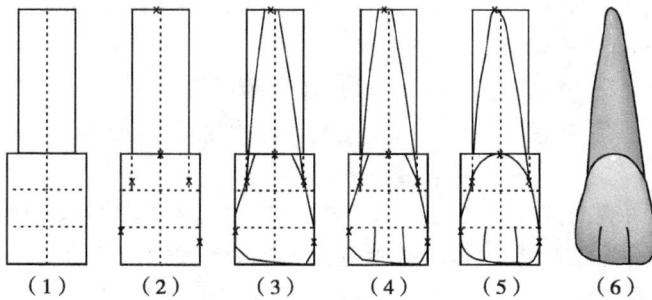

（1）　（2）　（3）　（4）　（5）　（6）

图 9-8　右侧上颌侧切牙唇面观的绘图步骤

2. 舌面观绘图　如图9-9。

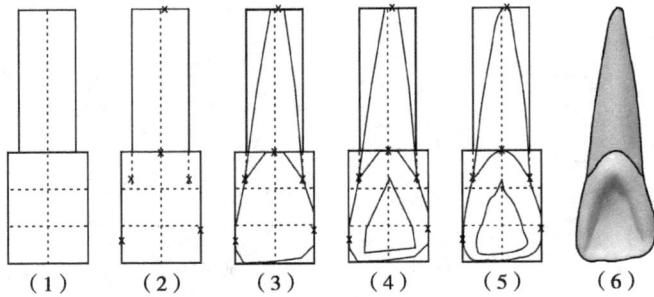

图9-9　右侧上颌侧切牙舌面观的绘图步骤

（1）确定舌面观的绘图框架：图9-9（1），如唇面观。

（2）确定舌面观的标志点：图9-9（2），如唇面观。

（3）形成舌面观的直线轮廓：图9-9（3），如唇面观，但是由于舌侧形成舌面隆突，颈部曲线较聚合。

（4）确定舌隆突及舌窝形态：图9-9（4）。

（5）形成舌面观的曲线轮廓：图9-9（5）。

（6）完成舌面观的图形：图9-9（6），舌面观外形似唇面，牙冠舌面中央凹陷成舌窝，舌窝为切牙组中最深，可有沟至舌窝远中。近、远中边缘嵴较突起。

3. 近中面观绘图　如图9-10。

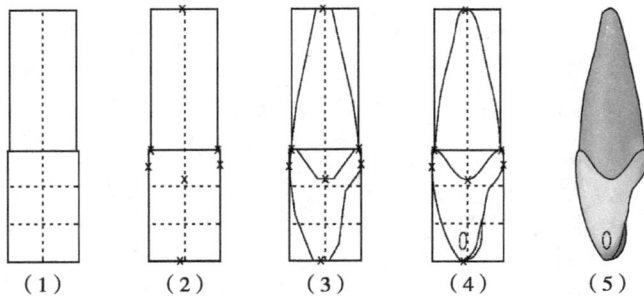

图9-10　右侧上颌侧切牙近中面观的绘图步骤

（1）确定近中面观的绘图框架：图9-10（1），根据2倍冠长（20mm）、根长（26mm）、冠厚（13mm）、颈厚（12mm）绘制框架。

（2）确定近中面观的标志点：图9-10（2），如上颌中切牙。

（3）形成近中面观的直线轮廓：图9-10（3）。唇侧线条较上颌中切牙凸。牙根较上颌中切牙细。

（4）形成近中面观的曲线轮廓：图9-10（4）。接触区在切1/3，较中切牙离切嵴远。由于唇面向远中舌侧倾斜，也可形成近中边缘嵴与远中边缘嵴2个线条。

（5）完成近中面观的图形：图9-10（5），近中面观牙冠外形似三角形，唇缘微有突度（较中切牙明显），舌缘凹陷呈S形，颈曲线向切方突起，切嵴在唇侧并接近牙体长轴。牙根较上颌中切牙细,较直。

4. 远中面观绘图 如图9-11。

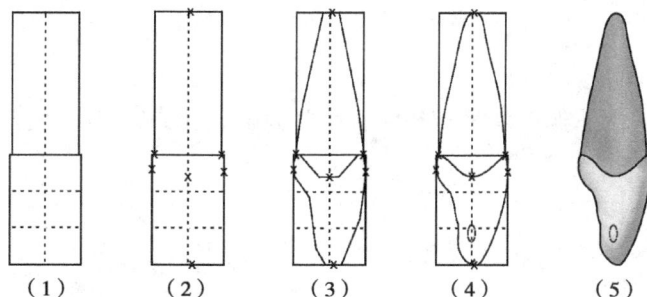

图9-11 右侧上颌侧切牙远中面观的绘图步骤

(1) 确定远中面观的绘图框架:图9-11(1),如近中面观。

(2) 确定远中面观的标志点:图9-11(2),如近中面观,但远中颈曲线最凹点较近中接近颈部。

(3) 形成远中面观的直线轮廓:图9-11(3),如近中面观。

(4) 形成远中面观的曲线轮廓:图9-11(4),远中接触区较近中离切嵴远。

(5) 完成远中面观的图形:图9-11(5),远中面较近中面小而圆突。

5. 切端观绘图 如图9-12。

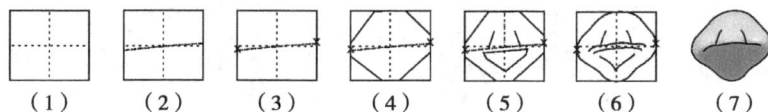

图9-12 右侧上颌侧切牙切端观的绘图步骤

(1) 确定切端观的绘图框架:图9-12(1),根据2倍牙冠宽(14mm)和冠厚(13mm)绘制框架。

(2) 确定切端观的切嵴线:图9-12(2),略偏牙体长轴唇侧,向远中舌侧倾斜。

(3) 确定切端观近、远中面接触区位置:图9-12(3),如上颌中切牙。

(4) 形成切端观的直线轮廓:图9-12(4)。

(5) 确定切端观唇面发育沟、舌窝和舌隆突位置:图9-12(5)。

(6) 形成切端观的曲线轮廓:图9-12(6)。

(7) 完成切端观的图形:图9-12(7),切嵴偏牙体长轴唇侧,由近中向远中舌侧倾斜(较中切牙明显),可在发育沟位置有曲度。唇侧线条较突。舌窝最明显。

三、下颌中切牙牙体外形的绘图

(一) 目的和要求

通过观察下颌中切牙的牙冠、牙根的形态特点,描绘下颌中切牙牙体外形,掌握下颌中切牙牙体外形特点。

（二）器材

下颌中切牙的标本、挂图、模型、铅笔、彩笔、直尺和纸张等。

（三）学时安排

1 学时。

（四）方法和步骤

绘图方法和步骤与上颌中切牙的相同。注意标志点和线条的区别,如图 9-13。

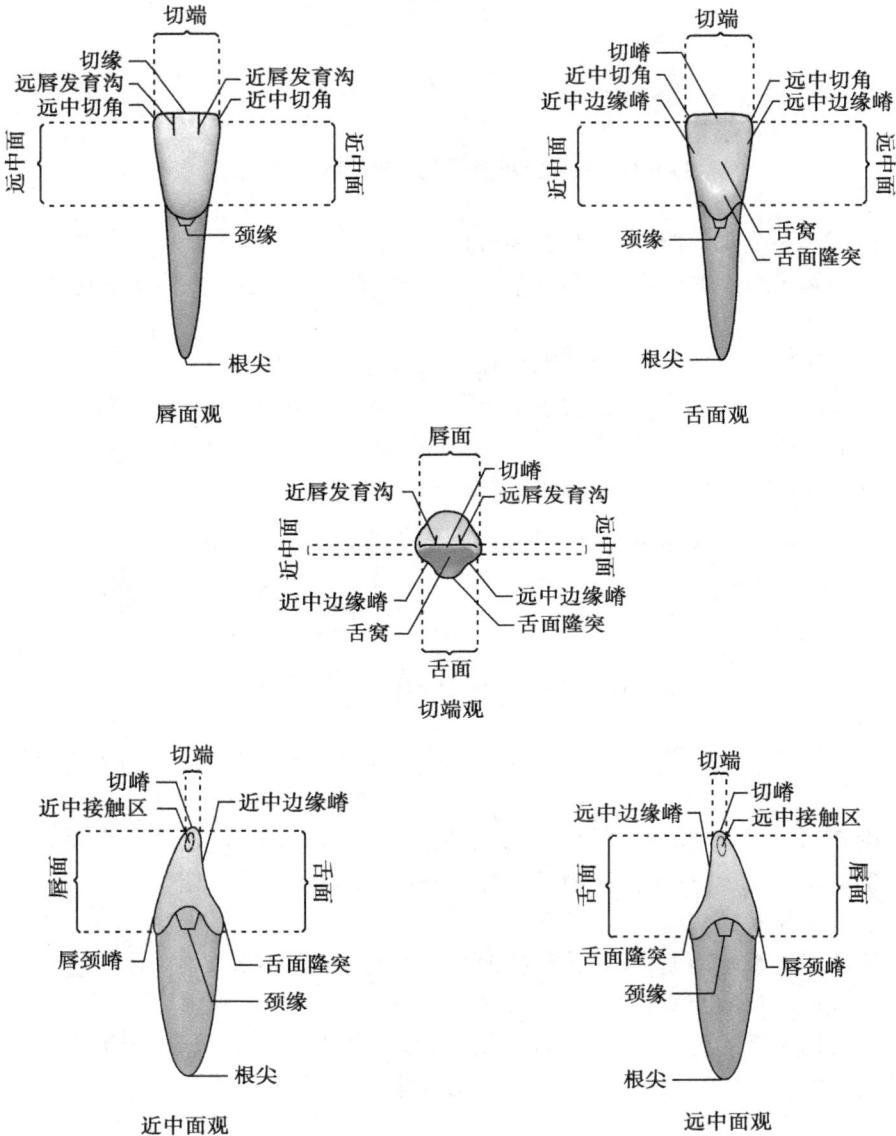

图 9-13　右侧下颌中切牙

1. 唇面观绘图　如图 9-14。

（1）确定唇面观的绘图框架:图 9-14（1）,根据 2 倍冠长（18mm）、根长（24mm）、冠宽

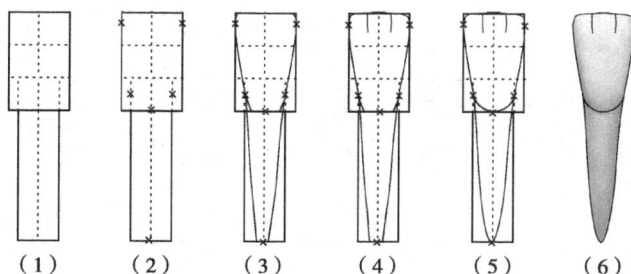

（1）　（2）　（3）　（4）　（5）　（6）

图 9-14　右侧下颌中切牙唇面观的绘图步骤

（11mm）、颈宽（7mm）绘制框架。

（2）　确定唇面观的标志点：图 9-14（2），冠宽点接近切缘，近、远中冠宽点与切缘距离相同。

（3）　形成唇面观的直线轮廓：图 9-14（3），切缘平，牙根较上颌切牙细。

（4）　确定唇面发育沟位置：图 9-14（4）。

（5）　形成唇面观的曲线轮廓：图 9-14（5）。

（6）　完成唇面观的图形：图 9-14（6），唇面观牙冠外形似 U 形，唇面平坦，切缘平直，近、远中缘均较直，颈缘突向根方，近、远中切角相似。发育沟不明显。牙根较细，根尖略偏远中或较直。

2. 舌面观绘图　如图 9-15。

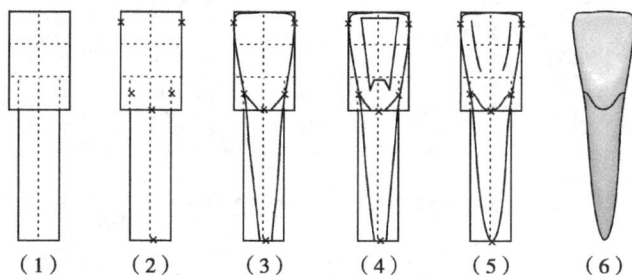

（1）　（2）　（3）　（4）　（5）　（6）

图 9-15　右侧下颌中切牙舌面观的绘图步骤

（1）　确定舌面观的绘图框架：图 9-15（1），如唇面观。

（2）　确定舌面观的标志点：图 9-15（2），如唇面观，但是由于舌侧形成舌面隆突，颈部曲线较聚合。

（3）　形成舌面观的直线轮廓：图 9-15（3），如唇面观。

（4）　确定舌隆突及舌窝形态：图 9-15（4）。

（5）　形成舌面观的曲线轮廓：图 9-15（5）。

（6）　完成舌面观的图形：图 9-15（6），舌面观外形似唇面，舌窝较浅，切嵴、近中边缘嵴和远中边缘嵴微突。

3. 近中面观绘图　如图 9-16。

（1）　确定近中面观的绘图框架：图 9-16（1），根据 2 倍冠长（18mm）、根长（24mm）、冠厚（12mm）、颈厚（11mm）绘制框架。

（2）　确定近中面观的标志点：图 9-16（2），切嵴点在牙体长轴上或略偏舌侧。

143

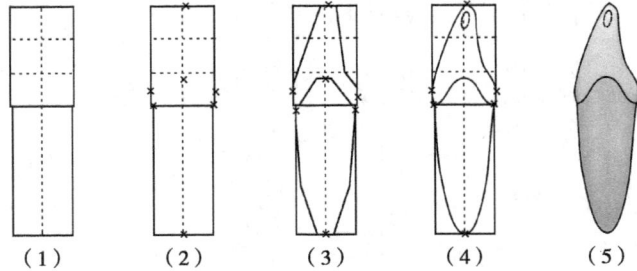

图9-16 右侧下颌中切牙近中面观的绘图步骤

（3）形成近中面观的直线轮廓：图9-16（3）。唇侧线条较上颌切牙平。舌面隆突小，舌侧线条微凹。

（4）形成近中面观的曲线轮廓：图9-16（4）。接触区靠近切嵴。

（5）完成近中面观的图形：图9-16（5），近中面观牙冠外形似三角形，唇面外形较平，舌面微凹。颈曲线向切方突起。牙根可有长形凹陷或沟。

4. 远中面观绘图 如图9-17。

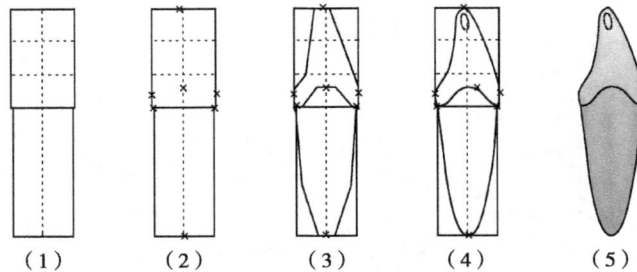

图9-17 右侧下颌中切牙远中面观的绘图步骤

（1）确定远中面观的绘图框架：图9-17（1），如近中面观。

（2）确定远中面观的标志点：图9-17（2），如近中面观，但远中颈曲线最凹点较近中接近颈部。

（3）形成远中面观的直线轮廓：图9-17（3），如近中面观。

（4）形成远中面观的曲线轮廓：图9-17（4），远中接触区靠近切嵴。

（5）完成远中面观的图形：图9-17（5），近、远中面相似。牙根可有长形凹陷或沟，较近中明显。

5. 切端观绘图 如图9-18。

（1）确定切端观的绘图框架：图9-18（1），根据2倍牙冠宽（11mm）和冠厚（12mm）绘制

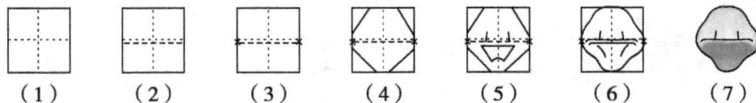

图9-18 右侧下颌中切牙切端观的绘图步骤

框架。下颌中切牙冠厚大于冠宽。

（2）确定切端观的切嵴线：图9-18（2），切嵴平直。

（3）确定切端观近、远中面接触区位置：图9-18（3）。

（4）形成切端观的直线轮廓：图9-18（4）。

（5）确定切端观唇面发育沟、舌窝和舌隆突位置：图9-18（5）。

（6）形成切端观的曲线轮廓：图9-18（6）。

（7）完成切端观的图形：图9-18（7），切嵴在牙体长轴上或略偏舌侧，较平直。发育沟、舌窝和舌隆突不如上颌切牙明显。

四、下颌侧切牙牙体外形的绘图

（一）目的和要求

通过观察下颌侧切牙的牙冠、牙根的形态特点，描绘下颌侧切牙牙体外形，掌握下颌侧切牙牙体外形特点。

（二）器材

下颌侧切牙的标本、挂图、模型、铅笔、彩笔、直尺和纸张等。

（三）学时安排

1学时。

（四）方法和步骤

绘图方法和步骤与上颌中切牙的相同。注意标志点和线条的区别，如图9-19。

1. 唇面观绘图　如图9-20。

（1）确定唇面观的绘图框架：图9-20（1），根据2倍冠长（19mm）、根长（26mm）、冠宽（12mm）、颈宽（8mm）绘制框架。

（2）确定唇面观的标志点：图9-20（2），冠宽点较下颌中切牙离切缘远，近中冠宽点更靠近切缘。

（3）形成唇面观的直线轮廓：图9-20（3），切缘倾向远中，牙根较上颌切牙细。

（4）确定唇面发育沟位置：图9-20（4）。

（5）形成唇面观的曲线轮廓：图9-20（5）。

（6）完成唇面观的图形：图9-20（6），唇面观牙冠外形似U形，切缘略向远中舌侧倾斜，近中缘较直，远中缘较突，颈缘突向根方，远中切角较近中圆钝。发育沟不明显。牙根较细，根尖略偏远中或较直。

2. 舌面观绘图　如图9-21。

（1）确定舌面观的绘图框架：图9-21（1），如唇面观。

（2）确定舌面观的标志点：图9-21（2），如唇面观，但是由于舌侧形成舌面隆突，颈部曲线较聚合。

（3）形成舌面观的直线轮廓：图9-21（3），如唇面观。

（4）确定舌隆突及舌窝形态：图9-21（4）。

（5）形成舌面观的曲线轮廓：图9-21（5）。

（6）完成舌面观的图形：图9-21（6），舌面观外形似唇面，舌窝较浅，切嵴、近中边缘嵴和远中边缘嵴微突。

切端
切缘
远唇发育沟
远中切角
近唇发育沟
近中切角
近中面
颈缘
根尖
唇面观

切端
切嵴
近中切角
近中边缘嵴
远中切角
远中边缘嵴
近中面
颈缘
舌窝
舌面隆突
根尖
舌面观

唇面
近唇发育沟
切嵴
远唇发育沟
近中面
远中面
近中边缘嵴
远中边缘嵴
舌窝
舌面隆突
舌面
切端观

切端
切嵴
近中接触区
远中边缘嵴
近中边缘嵴
唇面
舌面
唇颈嵴
舌面隆突
颈缘
根尖
近中面观

切端
远中边缘嵴
切嵴
远中接触区
舌面
唇面
舌面隆突
颈缘
唇颈嵴
根尖
远中面观

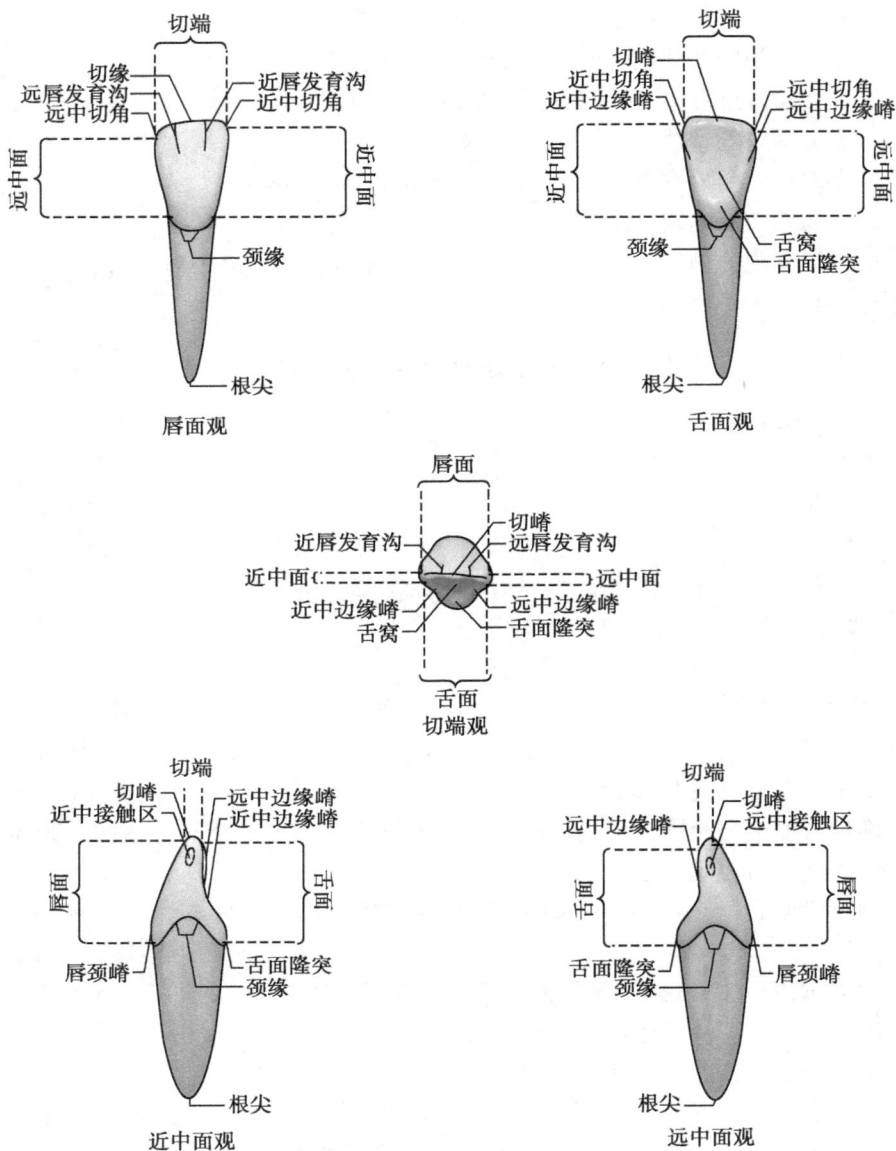

图 9-19 右侧下颌侧切牙

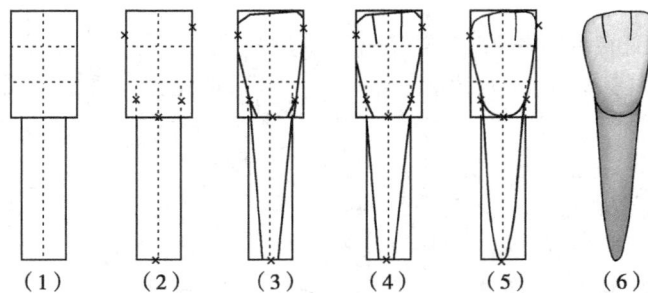

（1）（2）（3）（4）（5）（6）

图 9-20 右侧下颌侧切牙唇面观的绘图步骤

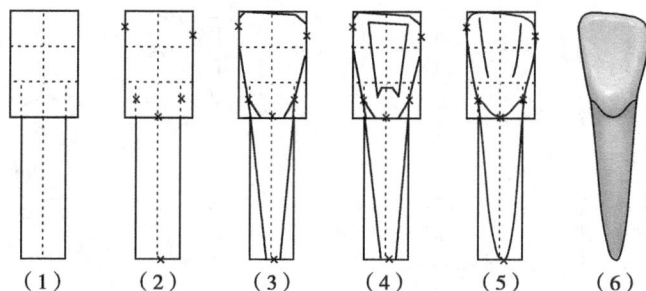

（1）　　（2）　　（3）　　（4）　　（5）　　（6）

图 9-21　右侧下颌侧切牙舌面观的绘图步骤

3. 近中面观绘图　如图 9-22。

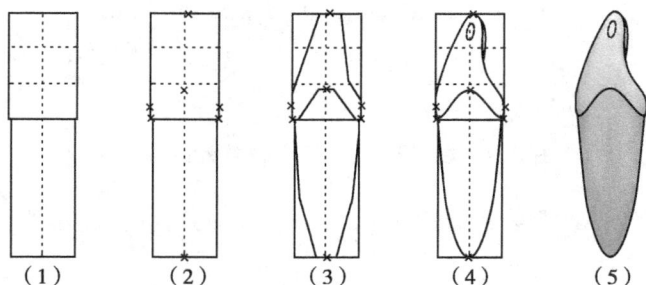

（1）　　（2）　　（3）　　（4）　　（5）

图 9-22　右侧下颌侧切牙近中面观的绘图步骤

（1）确定近中面观的绘图框架:图 9-22（1），根据 2 倍冠长（19mm）、根长（26mm）、冠厚（13mm）、颈厚（12mm）绘制框架。

（2）确定近中面观的标志点:图 9-22（2），切嵴点在牙体长轴上或偏其舌侧。

（3）形成近中面观的直线轮廓:图 9-22（3）。唇侧线条较上颌切牙平。舌面隆突小,舌侧线条微凹。

（4）形成近中面观的曲线轮廓:图 9-22（4）。近中接触区靠近切嵴,较下颌中切牙的接触区离切嵴远。由于唇面向远中舌侧倾斜,也可形成近中边缘嵴与远中边缘嵴 2 个线条。

（5）完成近中面观的图形:图 9-22（5），近中面观牙冠外形似三角形,唇面外形较平,舌面微凹。颈曲线向切方突起。牙根可有长形凹陷或沟。

4. 远中面观绘图　如图 9-23。

（1）确定远中面观的绘图框架:图 9-23（1），如近中面观。

（2）确定远中面观的标志点:图 9-23（2），如近中面观,但远中颈曲线最凹点较近中接近颈部。

（3）形成远中面观的直线轮廓:图 9-23（3），如近中面观。

（4）形成远中面观的曲线轮廓:图 9-23（4）。

（5）完成远中面观的图形:图 9-23（5），远中接触区较近中离切嵴远。牙根可有长形凹陷或沟。

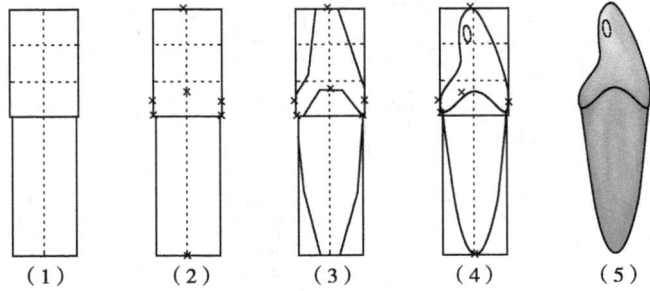

图 9-23　右侧下颌侧切牙远中面观的绘图步骤

5. 切端观绘图　如图 9-24。

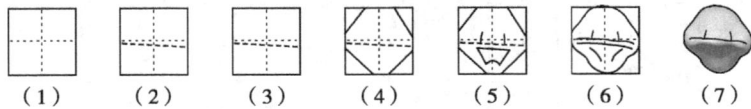

图 9-24　右侧下颌侧切牙切端观的绘图步骤

（1）确定切端观的绘图框架：图 9-24（1），根据 2 倍牙冠宽（12mm）和冠厚（13mm）绘制框架。下颌侧切牙冠厚大于冠宽。

（2）确定切端观的切嵴线：图 9-24（2），在牙体长轴上或略偏舌侧，向远中舌侧倾斜。

（3）确定切端观近、远中面接触区位置：图 9-24（3）。

（4）形成切端观的直线轮廓：图 9-24（4）。

（5）确定切端观唇面发育沟、舌窝和舌隆突位置：图 9-24（5）。

（6）形成切端观的曲线轮廓：图 9-24（6）。

（7）完成切端观的图形：图 9-24（7），切嵴在牙体长轴上或略偏舌侧，由近中向远中舌侧倾斜。发育沟、舌窝和舌隆突不如上颌切牙明显。

第二节　尖牙组牙体外形的绘图

一、上颌尖牙牙体外形的绘图

（一）目的和要求

通过观察上颌尖牙的牙冠、牙根的形态特点，描绘上颌尖牙牙体外形，掌握上颌尖牙牙体外形特点。

（二）器材

上颌尖牙的标本、挂图、模型、铅笔、彩笔、直尺和纸张等。

（三）学时安排

1 学时。

（四）方法和步骤

上颌尖牙的牙体外形如图 9-25 所示。

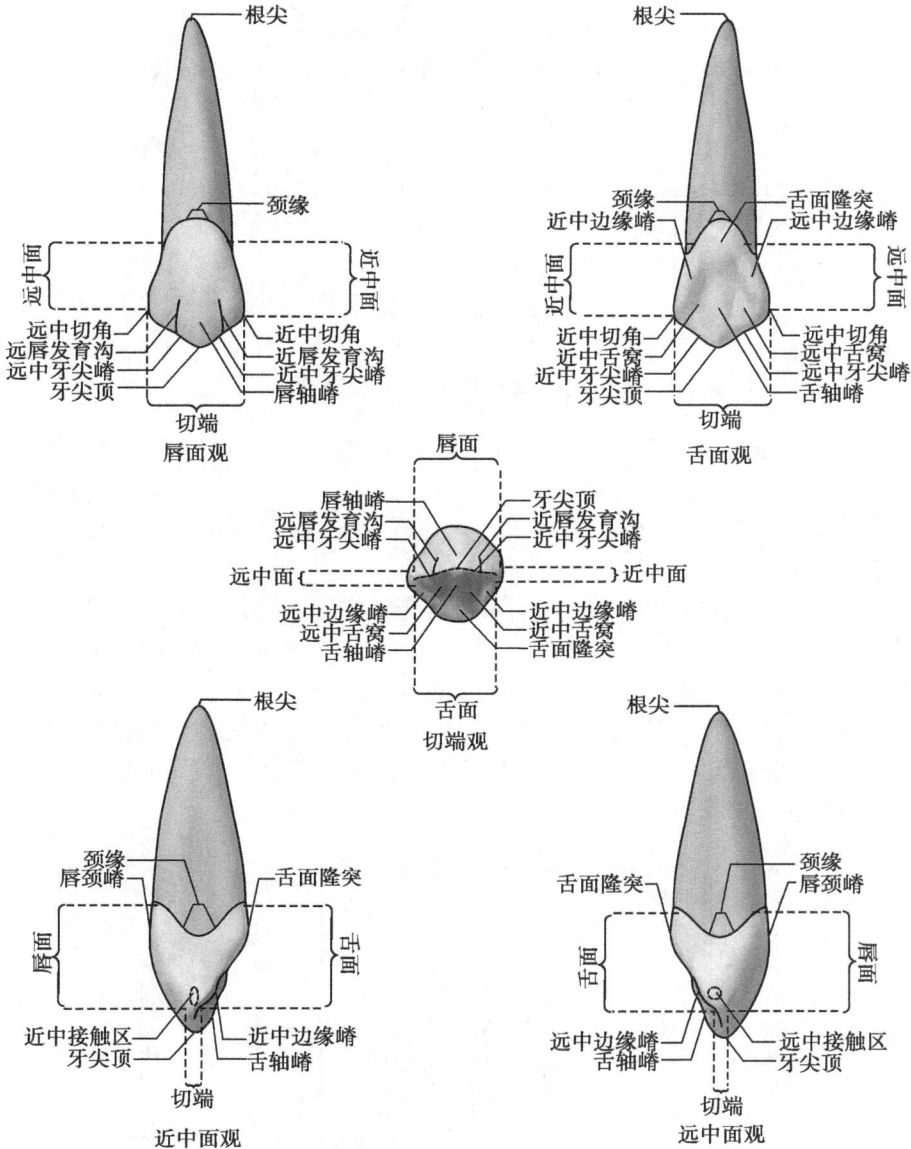

图 9-25　右侧上颌尖牙

1. 唇面观绘图　如图 9-26。

（1）确定唇面观的绘图框架：图 9-26（1），根据 2 倍冠长（22mm）、根长（34mm）、冠宽（16mm）、颈宽（12mm）绘制框架，绘出牙体长轴及牙冠三等分线。上颌尖牙的牙根较长。

（2）确定唇面观的标志点：图 9-26（2），牙尖略偏近中，近中冠宽点在切 1/3 内，远中冠宽点在切 1/3 与中 1/3 交界处附近，颈宽点在颈 1/3 内，冠长点在牙体长轴上或可略偏向远中。

（3）形成唇面观的直线轮廓：图 9-26（3），连线标志点的两侧形成唇面观的直线轮廓。牙尖顶点向牙颈形成唇轴嵴线。牙根颈 1/3 及中 1/3 较粗，根尖 1/3 才明显变细。

149

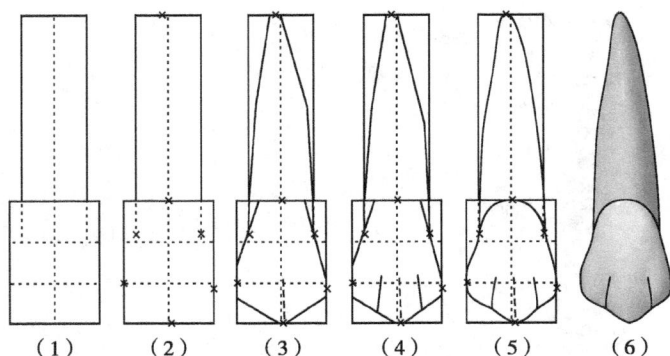

图 9-26　右侧上颌尖牙唇面观的绘图步骤

（4）确定唇面发育沟位置:图 9-26（4）,唇轴嵴两侧,切 1/3 内常有 2 条纵行的发育沟,中间生长叶较大。

（5）形成唇面观的曲线轮廓:图 9-26（5）,在直线图内,根据牙体的形态特点绘出唇面观的曲线轮廓。

（6）完成唇面观的图形:图 9-26（6）,可画出牙体唇面观的层次及明暗结构。唇面观牙冠外形似圆五角形,近中缘较短、直,远中缘较长、突,颈缘突向根方,近中牙尖嵴（又可称为近中斜缘或近中切缘）较短,远中牙尖嵴（又可称为远中斜缘或远中切缘）较长,两牙尖嵴交角接近直角,牙尖高度不超过牙冠的切 1/3。近中切角平直,远中切角突起。唇面有唇轴嵴（略偏近中）突起,唇轴嵴两侧各有一条发育沟,中间生长叶较大。牙根较粗,根尖略偏远中或较直。

2. 舌面观绘图　如图 9-27。

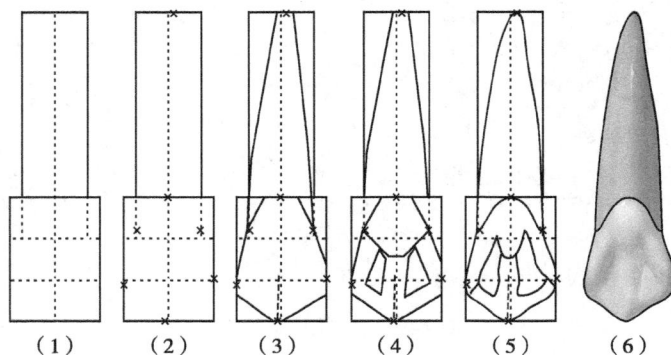

图 9-27　右侧上颌尖牙舌面观的绘图步骤

（1）确定舌面观的绘图框架:图 9-27（1）,如唇面观。

（2）确定舌面观的标志点:图 9-27（2）,如唇面观。

（3）形成舌面观的直线轮廓:图 9-27（3）,如唇面观,但是由于舌侧形成舌面隆突,颈部曲线较聚合。牙尖顶点向牙颈形成舌轴嵴线。

（4）确定舌隆突及舌窝形态:图 9-27（4）,舌面隆突形态较多样。舌轴嵴两侧形成近、远中舌窝,远中窝较大。

（5）形成舌面观的曲线轮廓:图 9-27（5）。

（6）完成舌面观的图形:图9-27（6），勾画出牙体舌面观的层次及明暗结构。舌面观外形似唇面,舌隆突较大,舌窝较浅,舌面有舌轴嵴突起,近中舌窝较小,远中舌窝较大,切嵴、近、远中边缘嵴微突。

3. 近中面观绘图　如图9-28。

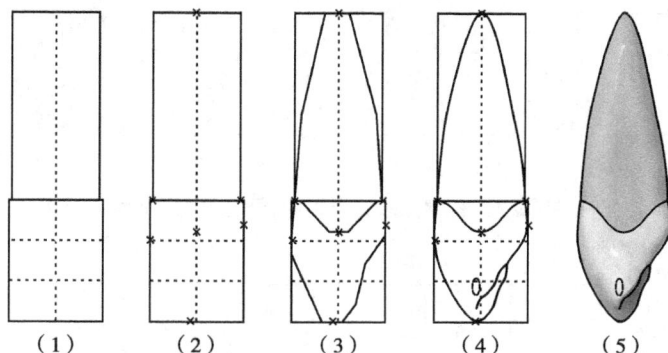

图9-28　右侧上颌尖牙近中面观的绘图步骤

（1）确定近中面观的绘图框架:图9-28（1），根据2倍冠长（22mm）、根长（34mm）、冠厚（17mm）、颈厚（15mm）绘制框架,绘出牙体长轴及牙冠三等分线。

（2）确定近中面观的标志点:图9-28（2），牙尖顶点在唇侧接近牙体长轴,唇侧冠厚点在颈1/3和中1/3交界处,舌侧冠厚点在颈1/3内。近中颈曲线最凹点接近颈1/3线。根尖点居中或略偏唇侧。

（3）形成近中面观的直线轮廓:图9-28（3），连线标志点的两侧形成近中面观的直线轮廓。唇侧线条较切牙组凸,舌面隆突较大,切方微形成S形。牙根颈1/3及中1/3较粗,根尖1/3才明显变细。

（4）形成近中面观的曲线轮廓:图9-28（4），在直线图内,根据牙体的形态特征绘出近中面观的曲线轮廓。近中接触区靠近切角。可形成近中边缘嵴及舌轴嵴线条。

（5）完成近中面观的图形:图9-28（5），画出牙体近中面观的层次及明暗结构。近中面观牙冠外形似三角形,唇缘较突,舌面的凹陷比上颌中切牙小（因为有舌轴嵴）,舌隆突较大,切1/3内保留一定厚度以形成牙尖的形态。颈曲线向切方突起。牙尖顶点在唇侧接近牙体长轴。牙根较粗,较直。

4. 远中面观绘图　如图9-29。

（1）确定远中面观的绘图框架:图9-29（1），如近中面观。

（2）确定远中面观的标志点:图9-29（2），如近中面观,但远中颈曲线最凹点较近中接近颈部。

（3）形成远中面观的直线轮廓:图9-29（3），如近中面观。

（4）形成远中面观的曲线轮廓:图9-29（4），远中接触区离切角稍远。可形成远中边缘嵴及舌轴嵴线条。

（5）完成远中面观的图形:图9-29（5），远中面较近中面小而圆突。

5. 切端观绘图　如图9-30。

（1）确定切端观的绘图框架:图9-30（1），根据2倍牙冠宽（16mm）和冠厚（17mm）绘制

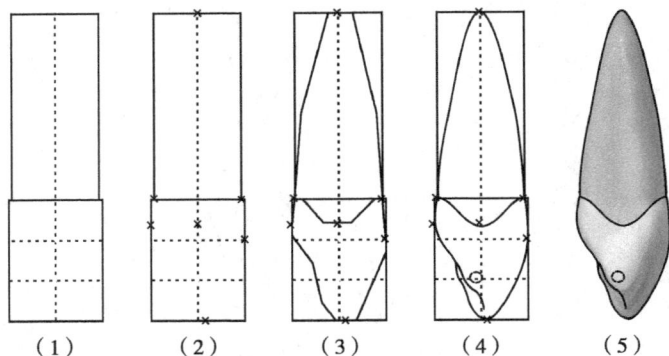

（1）　　（2）　　（3）　　（4）　　（5）

图9-29　右侧上颌尖牙远中面观的绘图步骤

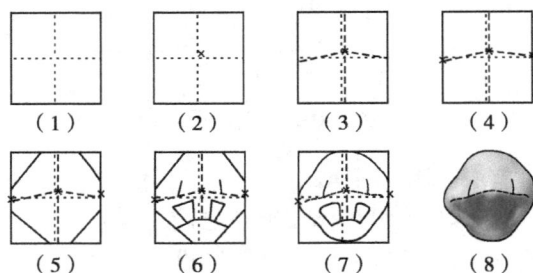

（1）　　（2）　　（3）　　（4）

（5）　　（6）　　（7）　　（8）

图9-30　右侧上颌尖牙切端观的绘图步骤

框架,绘出二等分线。上颌尖牙的冠厚大于冠宽。

（2）确定切端观的牙尖定点:图9-30（2）,略偏牙体长轴近中唇侧。

（3）确定牙尖四嵴的方向:图9-30（3）,上颌尖牙的四嵴即唇轴嵴、舌轴嵴、近中牙尖嵴和远中牙尖嵴（后2者可称为切嵴）。

（4）确定切端观近、远中面接触区位置:图9-30（4）,约在切嵴位置的唇侧。

（5）形成切端观的直线轮廓:图9-30（5）,连线标志点的两侧形成切端观的直线轮廓。

（6）确定切端观唇面发育沟、舌窝和舌隆突位置:图9-30（6）,唇轴嵴两侧2条纵行的唇面发育沟位置与唇面相似,舌轴嵴两侧有近、远中舌窝,其中远中舌窝较大,舌隆突的形态与舌面观相似。

（7）形成切端观的曲线轮廓:图9-30（7）,在直线图内,根据牙体的形态特征绘出切端观的曲线轮廓。

（8）完成切端观的图形:图9-30（8）,勾画出牙体切端观的层次及明暗结构。牙尖顶点略偏近中唇侧,牙尖由四嵴四斜面组成。唇、舌轴嵴偏近中,牙尖嵴可在发育沟位置有曲度,近唇斜面短而突,远唇斜面长而平。近、远中唇线角向唇侧突起,近中唇线角最明显。

二、下颌尖牙牙体外形的绘图

（一）目的和要求

通过观察下颌尖牙的牙冠、牙根的形态特点,描绘下颌尖牙牙体外形,掌握下颌尖牙牙体外形特点。

（二）器材

下颌尖牙的标本、挂图、模型、铅笔、彩笔、直尺和纸张等。

（三）学时安排

1学时。

（四）方法和步骤

绘图方法和步骤与上颌尖牙的相同。注意标志点和线条的区别（图9-31）。

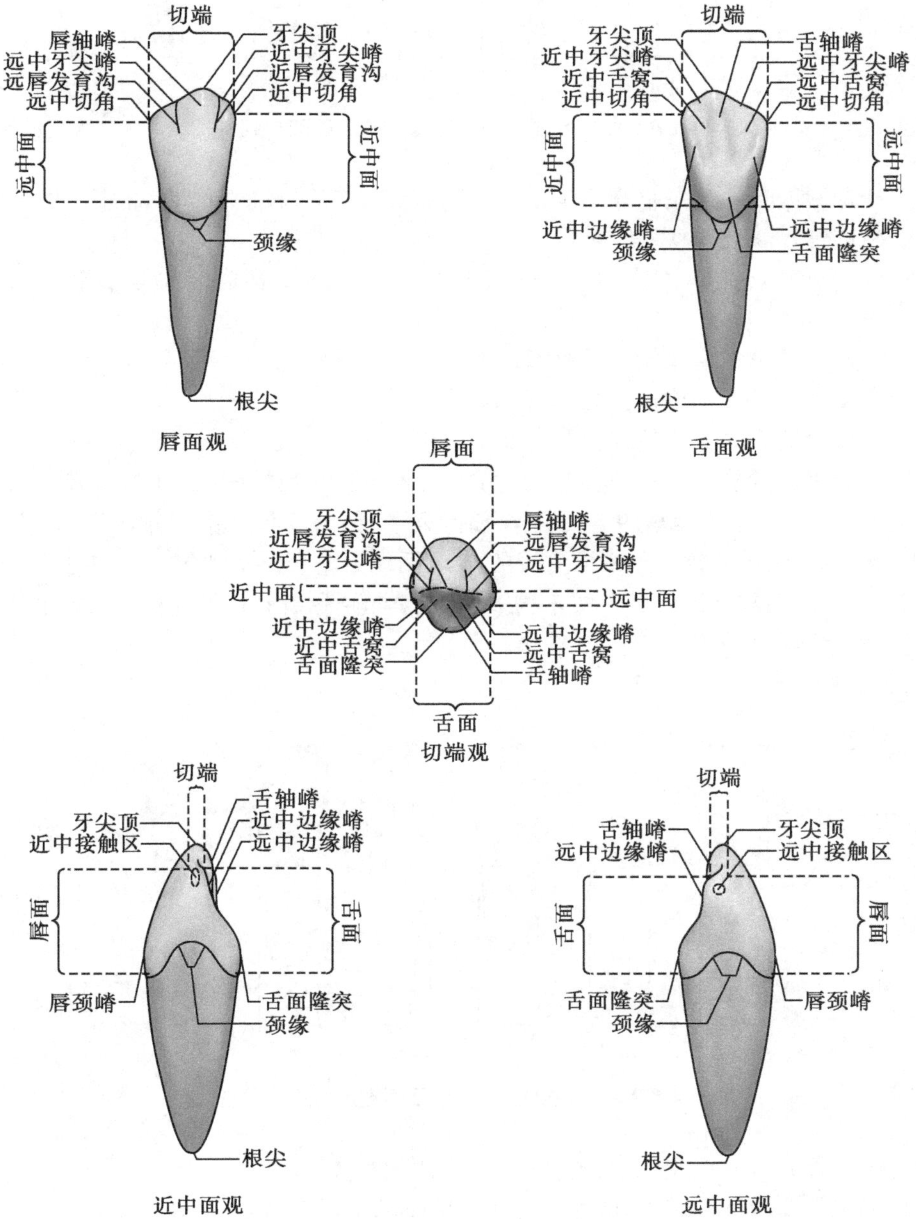

图9-31 右侧下颌尖牙

1. 唇面观绘图　如图 9-32。

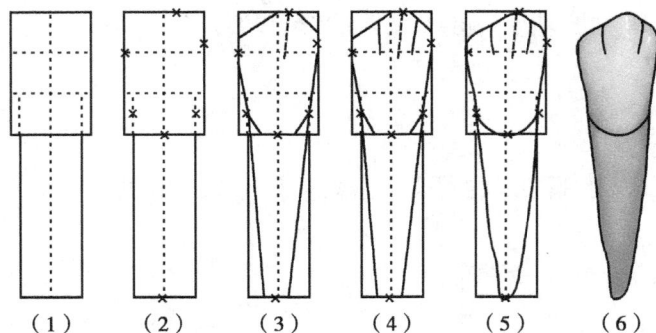

图 9-32　右侧下颌尖牙唇面观的绘图步骤

（1）确定唇面观的绘图框架：图 9-32（1），根据 2 倍冠长（22mm）、根长（30mm）、冠宽（14mm）、颈宽（11mm）绘制框架。

（2）确定唇面观的标志点：图 9-32（2），同上颌尖牙，但是牙尖顶点较上颌尖牙偏近中。

（3）形成唇面观的直线轮廓：图 9-32（3），同上颌尖牙。

（4）确定唇面发育沟位置：图 9-32（4），同上颌尖牙。

（5）形成唇面观的曲线轮廓：图 9-32（5）。

（6）完成唇面观的图形：图 9-32（6），可画出牙体唇面观的层次及明暗结构。唇面观牙冠外形似长五角形。近中缘较直与牙体长轴接近平行，与牙根近中缘相延续，远中缘较突，颈缘突向根方，近中牙尖嵴为远中牙尖嵴的 1/2，两牙尖嵴交角呈钝角，牙尖高度占牙冠高度的 1/4 左右。近中切角平直，远中切角稍突起。唇轴嵴不如上颌尖牙明显，发育沟不明显。牙根较直，较上颌尖牙稍细。

2. 舌面观绘图　如图 9-33。

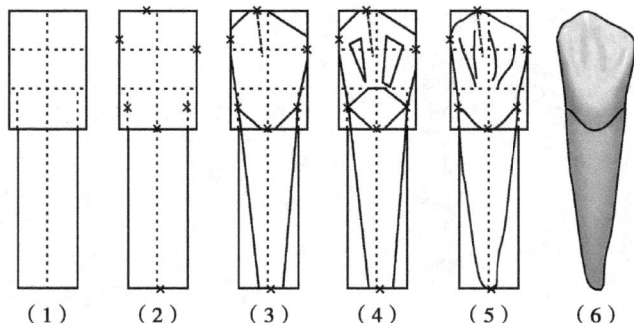

图 9-33　右侧下颌尖牙舌面观的绘图步骤

（1）确定舌面观的绘图框架：图 9-33（1），如唇面观。

（2）确定舌面观的标志点：图 9-33（2），如唇面观。

（3）形成舌面观的直线轮廓：图 9-33（3），如唇面观，但是由于舌侧形成舌面隆突，颈部曲线较聚合。牙尖顶点向牙颈形成舌轴嵴线。

（4）确定舌隆突及舌窝形态：图9-33（4），舌面隆突形态较多样。舌轴嵴两侧形成近、远中舌窝，远中窝更大。

（5）形成舌面观的曲线轮廓：图9-33（5）。

（6）完成舌面观的图形：图9-33（6），舌面观外形似唇面，舌窝较浅，切嵴，近、远中边缘嵴微突，不如上颌尖牙明显。

3. 近中面观绘图　如图9-34。

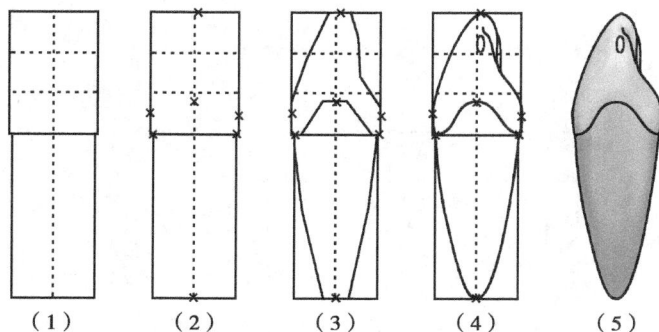

图9-34　右侧下颌尖牙近中面观的绘图步骤

（1）确定近中面观的绘图框架：图9-34（1），根据2倍冠长（22mm）、根长（30mm）、冠厚（16mm）、颈厚（15mm）绘制框架。

（2）确定近中面观的标志点：图9-34（2），同上颌尖牙，但牙尖顶点在牙体长轴上或偏舌侧，唇舌侧冠厚点在颈1/3内。

（3）形成近中面观的直线轮廓：图9-34（3），唇侧线条、舌面隆突不如上颌尖牙明显。

（4）形成近中面观的曲线轮廓：图9-34（4）。

（5）完成近中面观的图形：图9-34（5），近中面观牙冠外形似三角形，颈嵴不明显，唇面外形不如上颌尖牙突，唇缘冠、根相连成弧线，舌面微凹，舌轴嵴、舌隆突不如上颌尖牙明显。颈曲线向切方突起。牙根可有长形凹陷或沟。

4. 远中面观绘图　如图9-35。

（1）确定远中面观的绘图框架：图9-35（1），如近中面观。

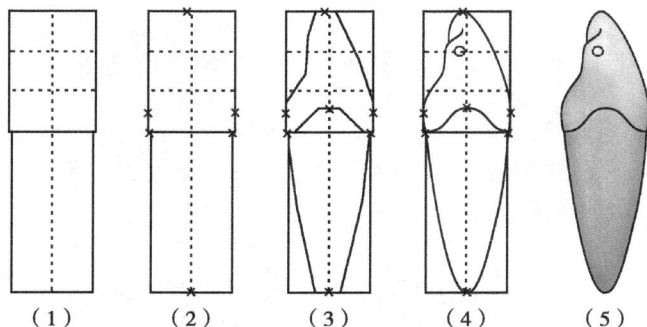

图9-35　右侧下颌尖牙远中面观的绘图步骤

（2）确定远中面观的标志点：图 9-35（2），如近中面观,但远中颈曲线最凹点较近中接近颈部。

（3）形成远中面观的直线轮廓：图 9-35（3），如近中面观。

（4）形成远中面观的曲线轮廓：图 9-35（4），远中接触区离切角稍远。可形成远中边缘嵴及舌轴嵴线条。

（5）完成远中面观的图形：图 9-35（5），远中面较近中面小而圆突。牙根可有长形凹陷或沟。

5. 切端观绘图　如图 9-36。

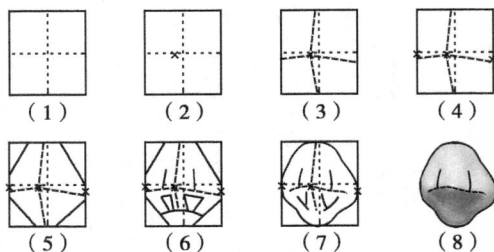

图 9-36　右侧下颌尖牙切端观的绘图步骤

（1）确定切端观的绘图框架：图 9-36（1），根据 2 倍牙冠宽（14mm）和冠厚（16mm）绘制框架。下颌尖牙的冠厚大于冠宽。

（2）确定切端观的牙尖定点：图 9-36（2），偏近中,偏舌侧。

（3）确定牙尖四嵴的方向：图 9-36（3），同上颌尖牙。

（4）确定切端观近、远中面接触区位置：图 9-36（4），同上颌尖牙。

（5）形成切端观的直线轮廓：图 9-36（5）。

（6）确定切端观唇面发育沟、舌窝和舌隆突位置：图 9-36（6），远中窝更大。

（7）形成切端观的曲线轮廓：图 9-36（7）。

（8）完成切端观的图形：图 9-36（8），牙尖顶点较上颌尖牙更偏近中,偏舌侧。唇舌轴嵴、发育沟、舌窝和舌隆突不如上颌尖牙明显。

第三节　前磨牙组牙体外形的绘图

一、上颌第一前磨牙牙体外形的绘图

（一）目的和要求

通过观察上颌第一前磨牙的牙冠、牙根的形态特点,描绘上颌第一前磨牙牙体外形,掌握上颌第一前磨牙牙体外形特点。

（二）器材

上颌第一前磨牙的标本、挂图、模型、铅笔、彩笔、直尺和纸张等。

（三）学时安排

1 学时。

（四）方法和步骤

上颌第一前磨牙的牙体外形如图 9-37 所示。

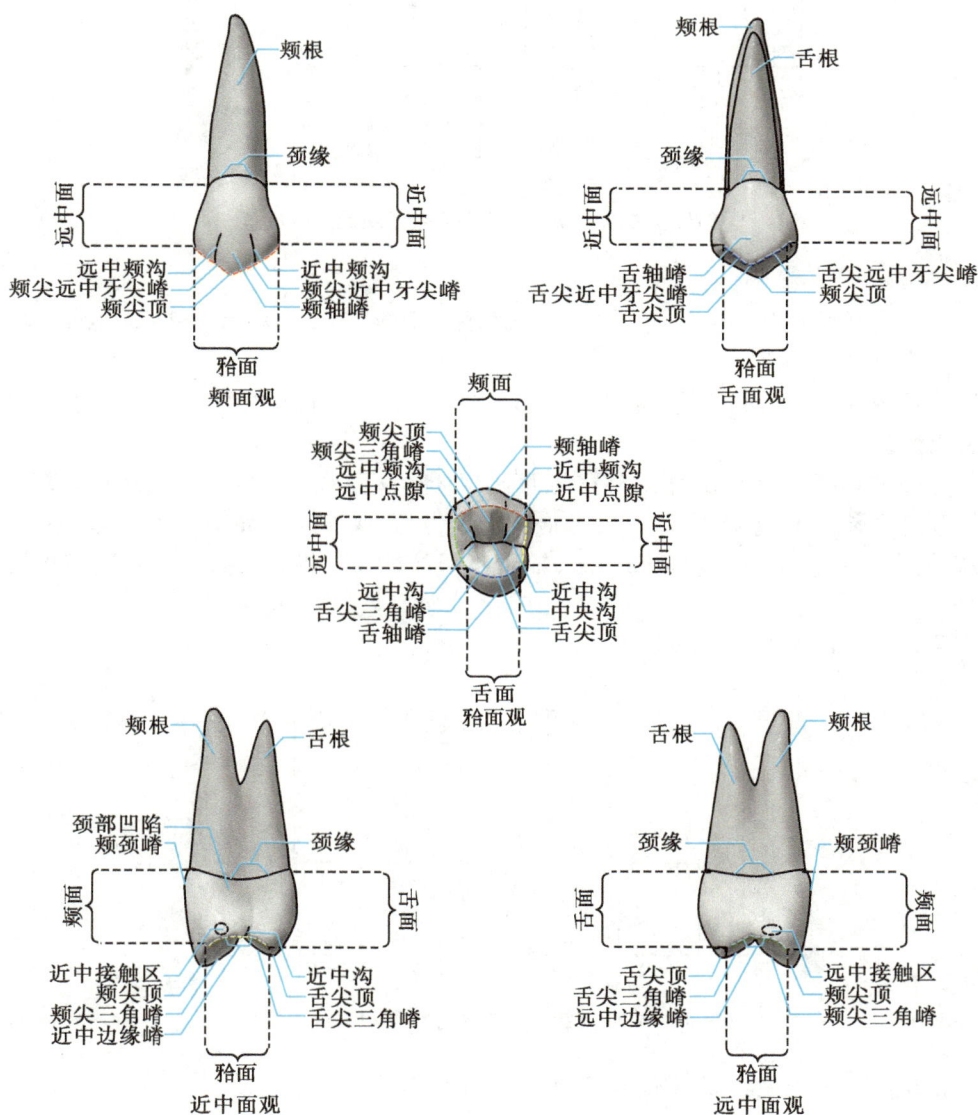

图 9-37　右侧上颌第一前磨牙

1. 颊面观绘图　如图 9-38。

（1）确定颊面观的绘图框架:图 9-38（1），根据 2 倍冠长（17mm）、根长（28mm）、冠宽（15mm）、颈宽（10mm）绘制框架，绘出牙体长轴及牙冠三等分线。

（2）确定颊面观的标志点:图 9-38（2），颊尖顶点略偏远中，冠宽点在𬌗 1/3 附近，颈宽点在颈 1/3 内（较前牙定点更靠近颈部），冠长点在牙体长轴上。

（3）形成颊面观的直线轮廓:图 9-38（3），连线标志点的两侧形成颊面观的直线轮廓。近中有凹陷，颊尖顶点向牙颈形成颊轴嵴线。牙根颈 1/3 及中 1/3 较粗，根尖 1/3 才明显

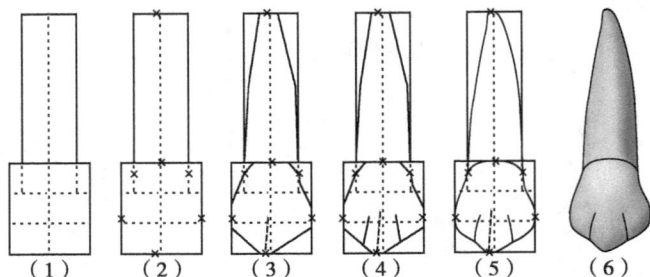

图 9-38 右侧上颌第一前磨牙颊面观的绘图步骤

变细。

（4）确定颊面发育沟位置：图 9-38（4），颊轴嵴两侧，𬌗 1/3 内常有 2 条纵行的发育沟，中间生长叶较大。

（5）形成颊面观的曲线轮廓：图 9-38（5），在直线图内，根据牙体的形态特点绘出颊面观的曲线轮廓。

（6）完成颊面观的图形：图 9-38（6），可画出牙体颊面观的层次及明暗结构。颊面观牙冠外形似五边形，近中缘近颈部微凹，颈缘突向根方，颈缘曲度不如切牙组突起。颊尖较长大，略偏远中。𬌗 1/3 内颊轴嵴较突起，轴嵴两侧常有 2 条纵行发育沟。根尖略偏远中或较直。

2. 舌面观绘图 如图 9-39。

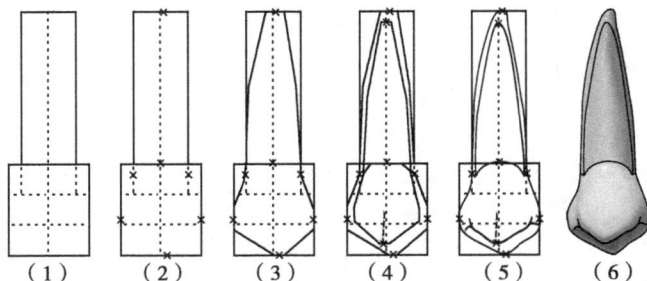

图 9-39 右侧上颌第一前磨牙舌面观的绘图步骤

（1）确定舌面观的绘图框架：图 9-39（1），如颊面观。

（2）确定舌面观的颊面标志点：图 9-39（2），如颊面观。

（3）形成舌面观的颊面直线轮廓：图 9-39（3），如颊面观。

（4）确定舌面观的舌面直线轮廓：图 9-39（4），舌尖偏近中，较颊尖低。舌面较小，有舌轴嵴。舌根尖点较颊根尖点低。

（5）形成舌面观的曲线轮廓：图 9-39（5），在直线图内，根据牙体的形态特征绘出舌面观的曲线轮廓。

（6）完成舌面观的图形：图 9-39（6），勾画出牙体舌面观的层次及明暗结构。舌面观舌面较光滑，为卵圆形。舌尖偏近中，短小、圆钝、舌轴嵴不明显。

3. 近中面观绘图 如图 9-40。

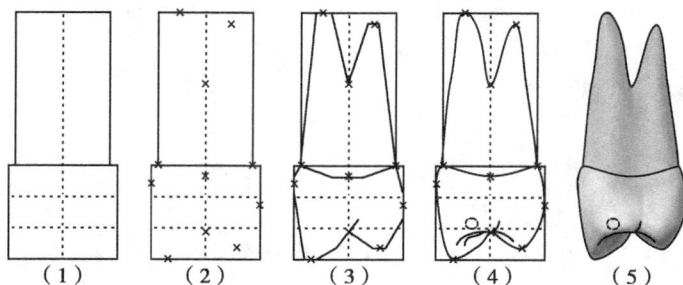

图 9-40 右侧上颌第一前磨牙近中面观的绘图步骤

（1）确定近中面观的绘图框架：图 9-40（1），根据 2 倍冠长（17mm）、根长（28mm）、冠厚（19mm）、颈厚（17mm）绘制框架，绘出牙体长轴及牙冠三等分线。

（2）确定近中面观的标志点：图 9-40（2），冠厚点颊面在颈 1/3 内，舌面在中 1/3。颊尖顶点约在颊 1/6 处，舌尖顶点约在舌 1/5 处，比颊尖低。中央沟最低点在𬌗 1/3 与中 1/3 交界处。近中颈曲线最凹点接近颈部。根分叉点在根中或根尖 1/3，颊根尖点在根长线上，舌根尖点低于颊根尖点。

（3）形成近中面观的直线轮廓：图 9-40（3），连线标志点的两侧形成近中面观的直线轮廓。三角嵴向𬌗方突起，近中面有近中沟。

（4）形成近中面观的曲线轮廓：图 9-40（4），在直线图内，根据牙体的形态特征绘出近中面观的曲线轮廓。接触区颊舌径大于𬌗颈径，靠近𬌗缘偏颊侧。

（5）完成近中面观的图形：图 9-40（5），画出牙体近中面观的层次及明暗结构。近中面观牙冠外形为不规则的四边形，颊缘微突，舌缘圆突，颈曲线向𬌗方突起。颊尖高锐，舌尖低钝，牙尖三角嵴微突，近中沟跨过近中边缘嵴到近中邻面。牙根扁，多在根中或根尖 1/3 分为颊舌向双根，颊根较长，根干较平或有沟，近中的凹陷延续至牙冠近中颈部。

4. 远中面观绘图　如图 9-41。

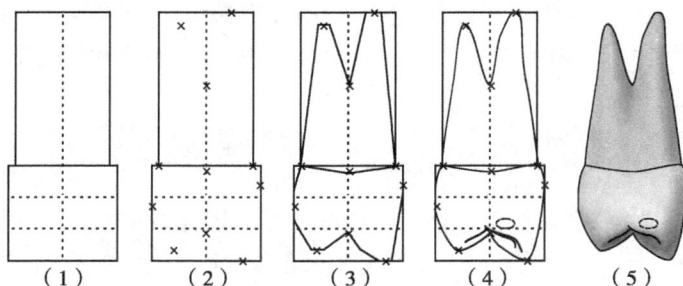

图 9-41 右侧上颌第一前磨牙远中面观的绘图步骤

（1）确定远中面观的绘图框架：图 9-41（1），如近中面观。

（2）确定远中面观的标志点：图 9-41（2），如近中面观，但远中颈曲线最凹点较近中更接近颈部。远中面没有沟。

（3）形成远中面观的直线轮廓：图 9-41（3）。

（4）形成远中面观的曲线轮廓：图 9-41（4），远中接触区靠近𬌗缘偏颊侧。

（5）完成远中面观的图形：图9-41（5），远中面较近中面小而圆突，无颈部凹陷，无远中沟。

5. 船面观绘图　如图9-42。

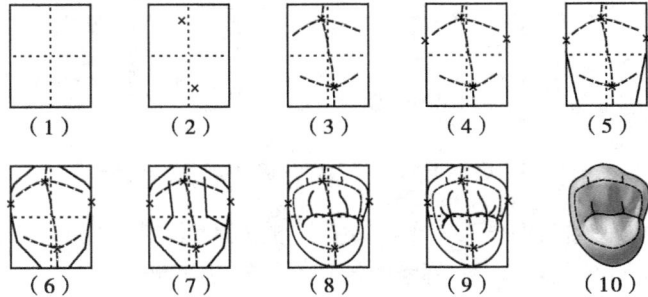

图9-42　右侧上颌第一前磨牙船面观的绘图步骤

（1）确定船面观的绘图框架：图9-42（1），根据2倍牙冠宽（15mm）和冠厚（19mm）绘制框架，绘出二等分线。上颌第一前磨牙的冠厚明显大于冠宽。

（2）确定船面观的牙尖定点：图9-42（2），颊尖顶点略偏远中、颊1/6处，舌尖定点略偏近中、约在舌1/5处。

（3）确定牙尖四嵴的方向：图9-42（3），牙尖四嵴即颊或舌轴嵴、近中牙尖嵴、远中牙尖嵴和三角嵴。

（4）确定船面观近、远中面接触区位置：图9-42（4），颊尖的牙尖嵴和舌尖牙尖嵴之间可看做近、远中边缘嵴，近、远中邻面的位置，近、远中接触区在近、远中邻面上偏颊侧。

（5）形成船面观的直线轮廓：图9-42（5），由接触区向舌侧逐渐聚合，使舌面小于颊面。图9-42（6），进一步形成颊轴嵴及舌轴嵴，即形成了船面观的直线轮廓。

（6）确定船面观发育沟位置：图9-42（7），先确定近、远中点隙的位置，颊侧3个生长叶，舌侧1个生长叶，故发育沟为近颊沟（颊侧近中及中央生长叶结合处）、远颊沟（颊侧远中及中央生长叶结合处）、近中沟、中央沟、远中沟（均为颊舌向生长叶结合处），其中近中沟跨过近中边缘嵴到近中邻面。

（7）形成船面观的曲线轮廓：图9-42（8），在直线图内，根据牙体的形态特征绘出船面观的曲线轮廓。图9-42（9），可适当添加副沟。

（8）完成船面观的图形：图9-42（10），勾画出牙体船面观的层次及明暗结构。船面轮廓显著的六边形，颊侧的两个船角较锐，颊缘宽于舌缘，近中边缘嵴有近中沟跨过。颊尖三角嵴向近中舌侧走行，舌尖三角嵴向远中颊侧走行。发育沟有近中沟、中央沟、远中沟、近颊沟、远颊沟。中央沟两侧有近、远中点隙，近中沟跨过近中边缘嵴到近中邻面。有近中窝、中央窝、远中窝。

二、上颌第二前磨牙牙体外形的绘图

（一）目的和要求

通过观察上颌第二前磨牙的牙冠、牙根的形态特点，描绘上颌第二前磨牙牙体外形，掌握上颌第二前磨牙牙体外形特点。

（二）器材

上颌第二前磨牙的标本、挂图、模型、铅笔、彩笔、直尺和纸张等。

（三）学时安排

1 学时。

（四）方法和步骤

形似上颌第一前磨牙，但较圆钝。绘图方法和步骤与上颌第一前磨牙的相同，注意标志点和线条的区别，如图 9-43。

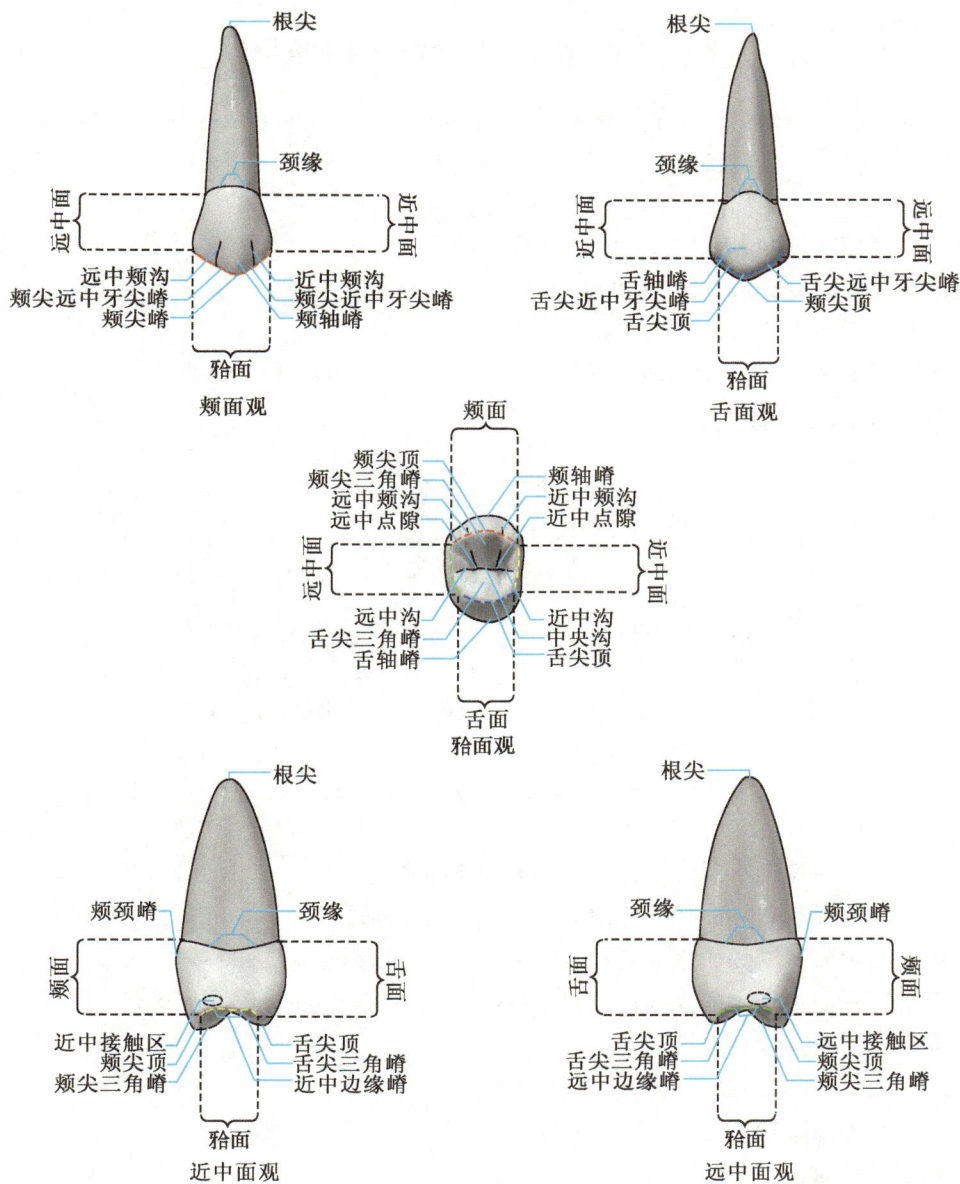

图 9-43 右侧上颌第二前磨牙

1. 颊面观绘图　如图9-44。

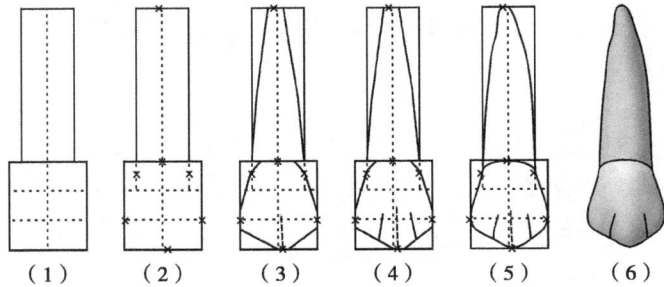

图9-44　右侧上颌第二前磨牙颊面观的绘图步骤

（1）确定颊面观的绘图框架：图9-44（1），根据2倍冠长（16mm）、根长（28mm）、冠宽（14mm）、颈宽（9mm）绘制框架。

（2）确定颊面观的标志点：图9-44（2），颊尖顶点略偏近中。

（3）形成颊面观的直线轮廓：图9-44（3），近中无凹陷。

（4）确定颊面发育沟位置：图9-44（4）。

（5）形成颊面观的曲线轮廓：图9-44（5）。

（6）完成颊面观的图形：图9-44（6），近中缘颈部无凹陷。颊尖偏近中。

2. 舌面观绘图　如图9-45。

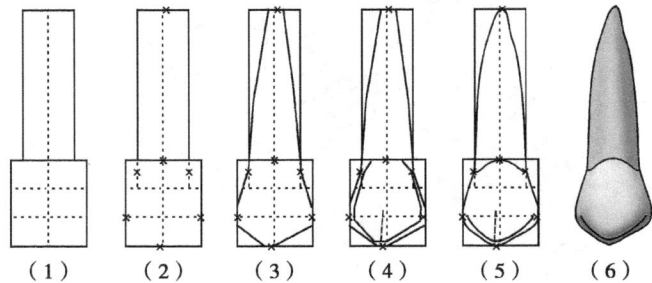

图9-45　右侧上颌第二前磨牙舌面观的绘图步骤

（1）确定舌面观的绘图框架：图9-45（1），如颊面观。

（2）确定舌面观的颊面标志点：图9-45（2），如颊面观。

（3）形成舌面观的颊面直线轮廓：图9-45（3），如颊面观。

（4）确定舌面观的舌面直线轮廓：图9-45（4），舌尖偏近中，较颊尖略低。舌面与颊面相似或稍小，有舌轴嵴。

（5）形成舌面观的曲线轮廓：图9-45（5）。

（6）完成舌面观的图形：图9-45（6）。

3. 近中面观绘图　如图9-46。

（1）确定近中面观的绘图框架：图9-46（1），根据2倍冠长（16mm）、根长（28mm）、冠厚

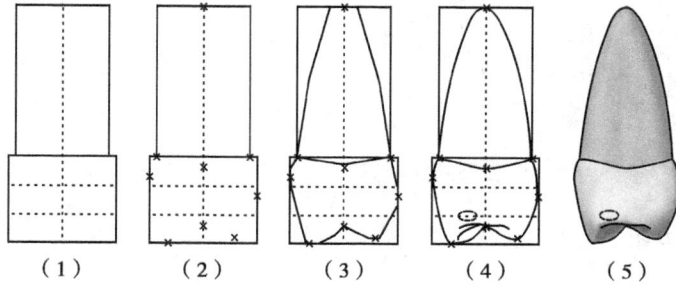

图9-46 右侧上颌第二前磨牙近中面观的绘图步骤

（19mm）、颈厚（17mm）绘制框架。

（2）确定近中面观的标志点：图9-46（2），舌尖顶点比颊尖稍低，为单根。

（3）形成近中面观的直线轮廓：图9-46（3），近中面没有近中沟。

（4）形成近中面观的曲线轮廓：图9-46（4）。

（5）完成近中面观的图形：图9-46（5），舌尖较颊尖高度稍低。无近中沟跨过近中边缘嵴到近中邻面，近中近颈部无凹陷。牙根扁，较平或有沟。

4. 远中面观绘图　如图9-47。

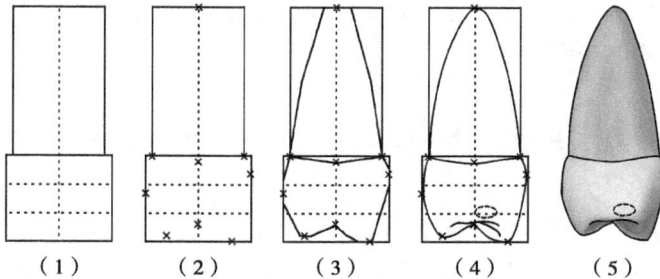

图9-47 右侧上颌第二前磨牙远中面观的绘图步骤

（1）确定远中面观的绘图框架：图9-47（1），如近中面观。

（2）确定远中面观的标志点：图9-47（2），如近中面观。

（3）形成远中面观的直线轮廓：图9-47（3）。

（4）形成远中面观的曲线轮廓：图9-47（4），远中接触区靠近𬌗缘偏颊侧。

（5）完成远中面观的图形：图9-47（5），远中面较近中面小而圆突。

5. 𬌗面观绘图　如图9-48。

（1）确定𬌗面观的绘图框架：图9-48（1），根据2倍牙冠宽（14mm）和冠厚（19mm）绘制框架。上颌第二前磨牙的冠厚明显大于冠宽。

（2）确定𬌗面观的牙尖定点：图9-48（2），同上颌第一前磨牙。

（3）确定牙尖四嵴的方向：图9-48（3）。

（4）确定𬌗面观近、远中面接触区位置：图9-48（4）。

（5）形成𬌗面观的直线轮廓：图9-48（5，6），舌面稍小于颊面。

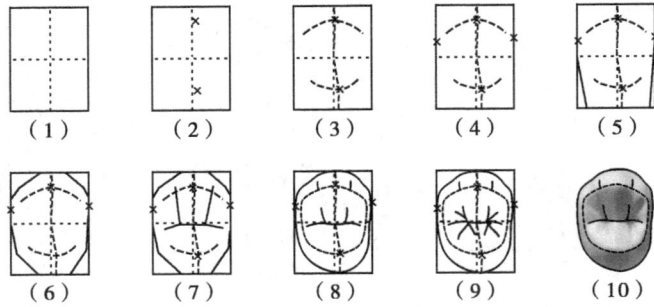

图 9-48 右侧上颌第二前磨牙𬌗面观的绘图步骤

（6）确定𬌗面观发育沟位置：图 9-48（7）近中沟到近中边缘嵴内侧。

（7）形成𬌗面观的曲线轮廓：图 9-48（8,9），副沟较多。

（8）完成𬌗面观的图形：图 9-48（10），𬌗角较圆钝。颊、舌缘及颊、舌尖相似。副沟较多。无沟跨过近中边缘嵴，中央沟较第一前磨牙短。有中央窝较浅。

三、下颌第一前磨牙牙体外形的绘图

（一）目的和要求

通过观察下颌第一前磨牙的牙冠、牙根的形态特点，描绘下颌第一前磨牙牙体外形，掌握下颌第一前磨牙牙体外形特点。

（二）器材

下颌第一前磨牙的标本、挂图、模型、铅笔、彩笔、直尺和纸张等。

（三）学时安排

1 学时。

（四）方法和步骤

绘图方法和步骤与上颌第一前磨牙相同。相对于上颌前磨牙，注意标志点和线条的区别，见图 9-49。

1. 颊面观绘图 如图 9-50。

（1）确定颊面观的绘图框架：图 9-50（1），根据 2 倍冠长（17mm）、根长（28mm）、冠宽（14mm）、颈宽（10mm）绘制框架。

（2）确定颊面观的标志点：图 9-50（2），颊尖顶点略偏近中。

（3）形成颊面观的直线轮廓：图 9-50（3）。

（4）确定颊面发育沟位置：图 9-50（4）。

（5）形成颊面观的曲线轮廓：图 9-50（5）。

（6）完成颊面观的图形：图 9-50（6）。

2. 舌面观绘图 如图 9-51。

（1）确定舌面观的绘图框架：图 9-51（1），如颊面观。

（2）确定舌面观的颊面标志点：图 9-51（2），如颊面观。

（3）形成舌面观的颊面直线轮廓：图 9-51（3），如颊面观。

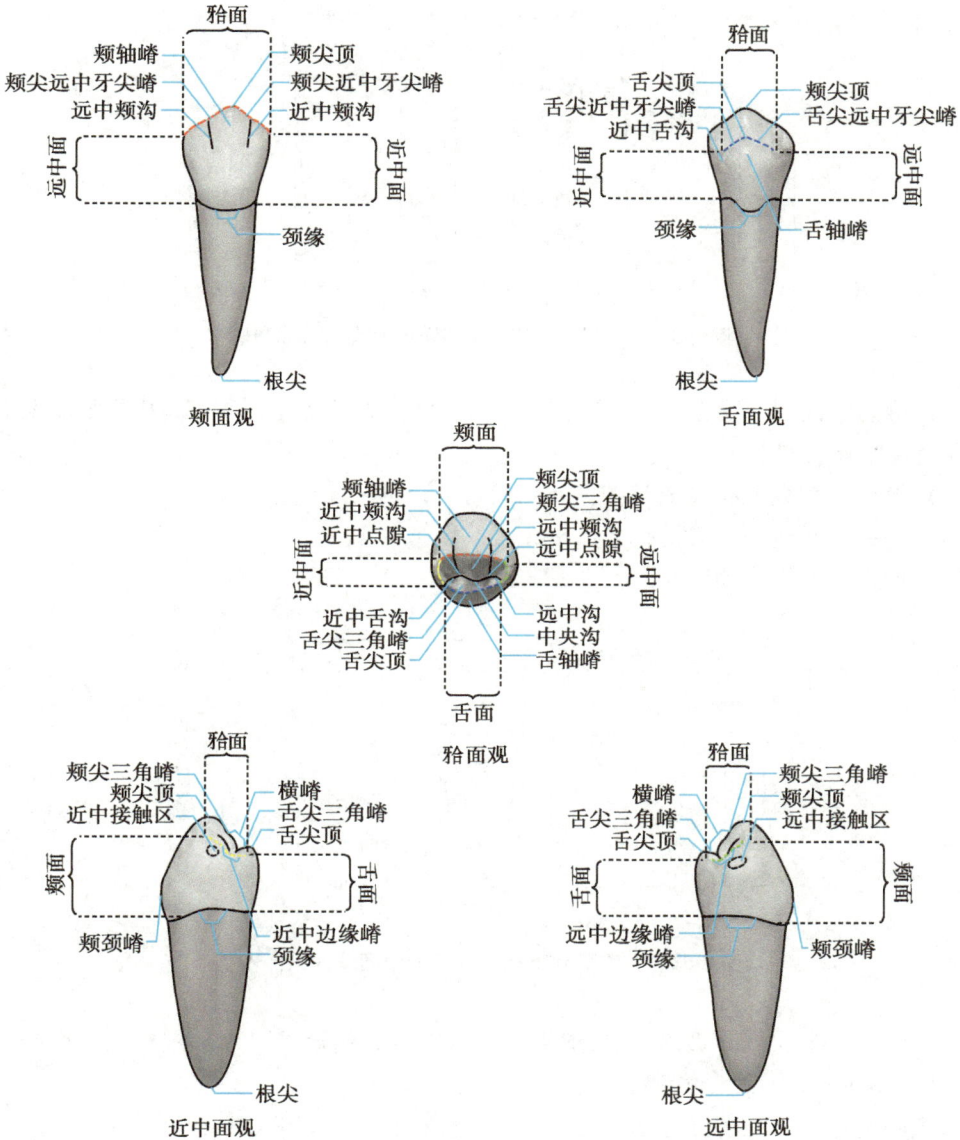

颊轴嵴　　　　　　　　颊尖顶
颊尖远中牙尖嵴　　　　颊尖近中牙尖嵴
远中颊沟　　　　　　　近中颊沟
远中面　　　　　　　　近中面
颈缘
根尖
颊面观

舌尖顶
舌尖近中牙尖嵴　　　　颊尖顶
近中舌沟　　　　　　　舌尖远中牙尖嵴
近中面　　　　　　　　远中面
颈缘　　　　　　　　　舌轴嵴
根尖
舌面观

颊面
颊轴嵴　　　　　　　　颊尖顶
近中颊沟　　　　　　　颊尖三角嵴
远中颊沟　　　　　　　远中点隙
近中面　　　　　　　　远中面
近中舌沟　　　　　　　远中沟
舌尖三角嵴　　　　　　中央沟
舌尖顶　　　　　　　　舌轴嵴
舌面
𬌗面观

颊尖三角嵴　　　　　　横嵴
颊尖顶　　　　　　　　舌尖三角嵴
近中接触区　　　　　　舌尖顶
颊面　　　　　　　　　舌面
颊颈嵴　　　　　　　　近中边缘嵴
　　　　　　　　　　　颈缘
根尖
近中面观

横嵴　　　　　　　　　颊尖三角嵴
舌尖三角嵴　　　　　　颊尖顶
舌尖顶　　　　　　　　远中接触区
舌面　　　　　　　　　颊面
远中边缘嵴
颈缘　　　　　　　　　颊颈嵴
根尖
远中面观

图 9-49　右侧下颌第一前磨牙

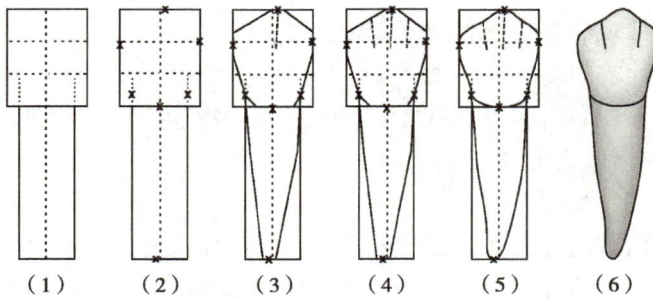

（1）　　（2）　　（3）　　（4）　　（5）　　（6）

图 9-50　右侧下颌第一前磨牙颊面观的绘图步骤

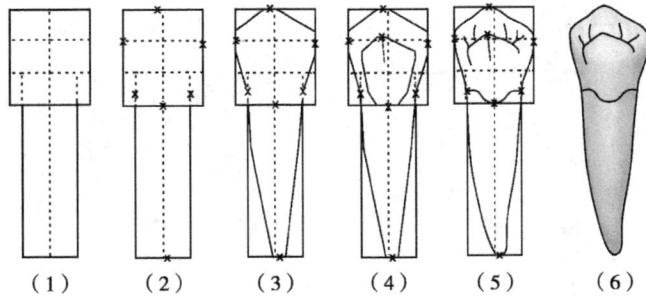

图 9-51　右侧下颌第一前磨牙舌面观的绘图步骤

（4）确定舌面观的舌面直线轮廓：图 9-51（4），舌尖偏近中，仅为颊尖高度 1/2，有舌轴嵴。舌面仅为颊面的 1/2。

（5）形成舌面观的曲线轮廓：图 9-51（5）。

（6）完成舌面观的图形：图 9-51（6）。

3. 近中面观绘图　如图 9-52。

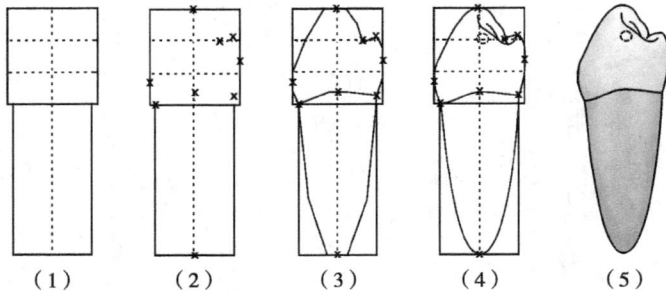

图 9-52　右侧下颌第一前磨牙近中面观的绘图步骤

（1）确定近中面观的绘图框架：图 9-52（1），根据 2 倍冠长（17mm）、根长（28mm）、冠厚（16mm）、颈厚（14mm）绘制框架。

（2）确定近中面观的标志点：图 9-52（2），冠厚点颊面在颈 1/3 内，舌面在中 1/3。颊尖点在牙体长轴线上，舌尖点约在舌 1/6 处，高度为颊尖的 1/2。两牙尖三角嵴相连形成横嵴，相交处（中央沟线）位于舌 2/5 处。根尖点居中。

（3）形成近中面观的直线轮廓：图 9-52（3）。

（4）形成近中面观的曲线轮廓：图 9-52（4）。

（5）完成近中面观的图形：图 9-52（5），牙冠外形为不规则的四边形，颊缘舌倾，舌缘微突，颊尖高锐，舌尖低圆。根面较平或有沟。

4. 远中面观绘图　如图 9-53。

（1）确定远中面观的绘图框架：图 9-53（1），如近中面观。

（2）确定远中面观的标志点：图 9-53（2），如近中面观。

（3）形成远中面观的直线轮廓：图 9-53（3）。

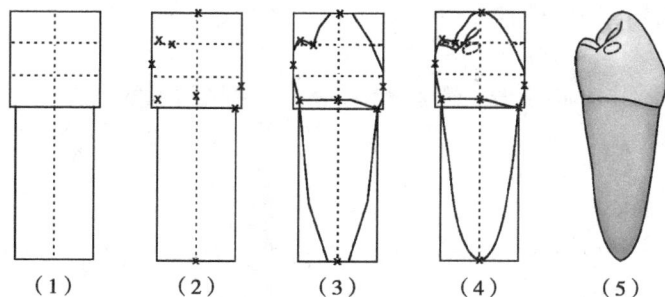

（1）　　　（2）　　　（3）　　　（4）　　　（5）

图9-53　右侧下颌第一前磨牙远中面观的绘图步骤

（4）形成远中面观的曲线轮廓：图9-53（4）。

（5）完成远中面观的图形：图9-53（5）。

5. 𬌗面观绘图　　如图9-54。

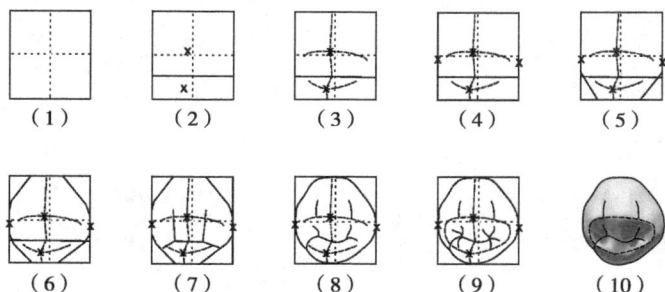

（1）　　　（2）　　　（3）　　　（4）　　　（5）

（6）　　　（7）　　　（8）　　　（9）　　　（10）

图9-54　右侧下颌第一前磨牙𬌗面观的绘图步骤

（1）确定𬌗面观的绘图框架：图9-54（1），根据2倍牙冠宽（14mm）和冠厚（16mm）绘制框架。

（2）确定𬌗面观的牙尖定点：图9-54（2），颊尖偏近中，颊舌向约中点处。舌尖偏近中，舌1/6处。中央沟线在舌侧2/5位置。

（3）确定牙尖四嵴的方向：图9-54（3）。

（4）确定𬌗面观近、远中面接触区位置：图9-54（4）。

（5）形成𬌗面观的直线轮廓：图9-54（5，6），舌面明显小于颊面。

（6）确定𬌗面观发育沟位置：图9-54（7）。

（7）形成𬌗面观的曲线轮廓：图9-54（8，9），副沟较多。

（8）完成𬌗面观的图形：图9-54（10），𬌗面呈圆三角形，颊缘明显宽于舌缘，唇轴嵴明显，颊舌尖三角嵴相连形成横嵴。

四、下颌第二前磨牙牙体外形的绘图

（一）目的和要求

通过观察下颌第二前磨牙的牙冠、牙根的形态特点，描绘下颌第二前磨牙牙体外形，掌握下颌第二前磨牙牙体外形特点。

（二）器材

下颌第二前磨牙的标本、挂图、模型、铅笔、彩笔、直尺和纸张等。

（三）学时安排

1学时。

（四）方法和步骤

下颌第二前磨牙牙冠可为2尖型或3尖型，以3尖型为例绘图，绘图方法和步骤与上颌第一前磨牙的相同。相对于上颌前磨牙，注意标志点和线条的区别。

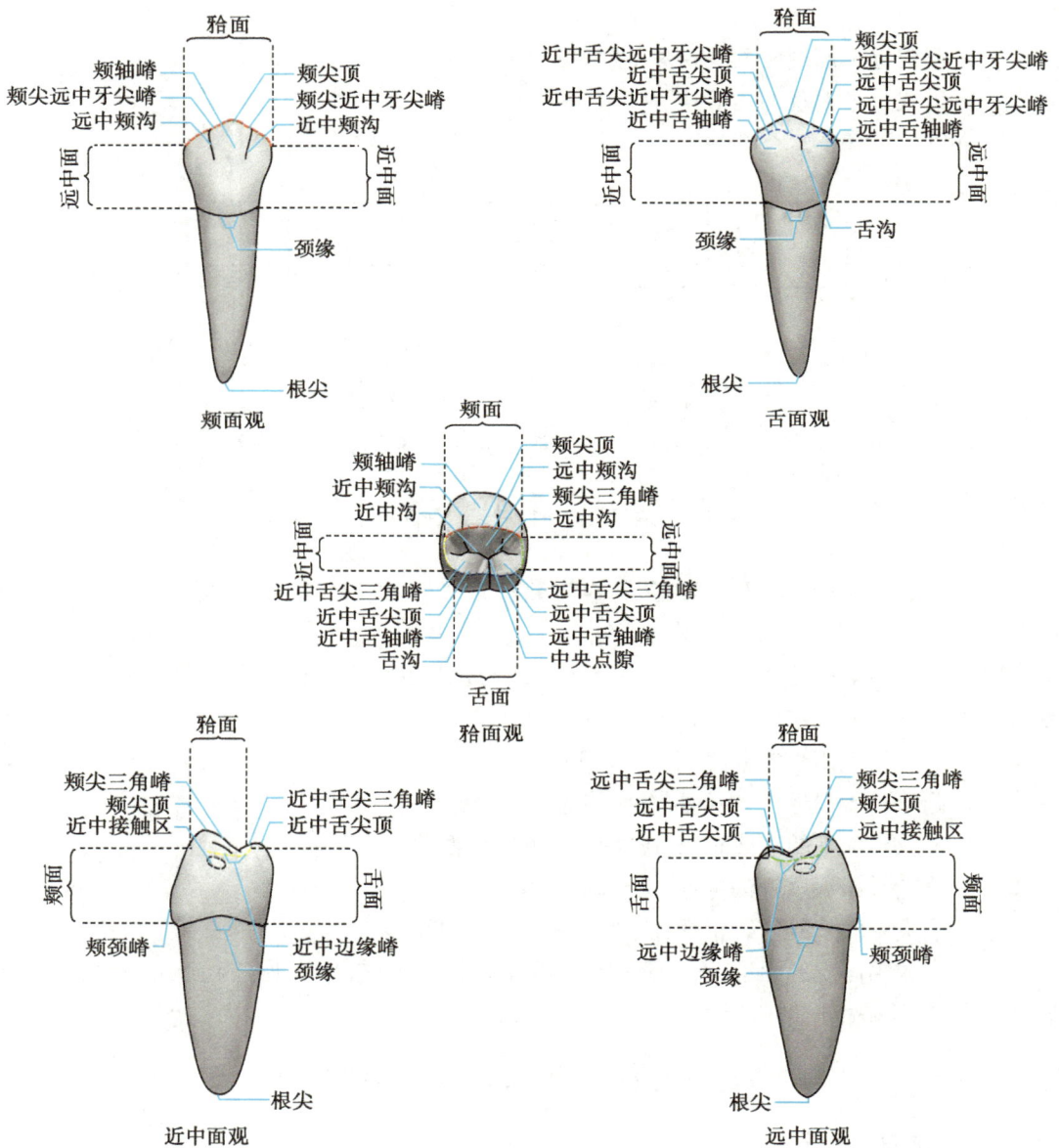

图9-55 右侧下颌第二前磨牙

1. 颊面观绘图 如图 9-56。

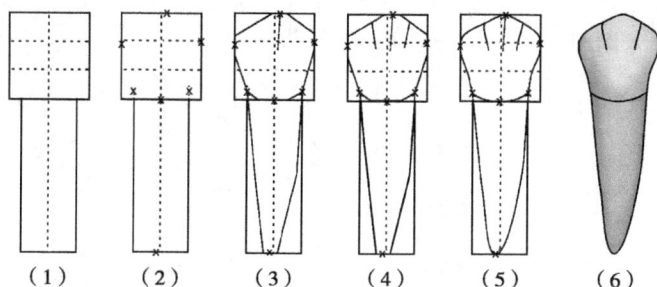

图 9-56 右侧下颌第二前磨牙颊面观的绘图步骤

（1）确定颊面观的绘图框架：图 9-56（1），根据 2 倍冠长（16mm）、根长（28mm）、冠宽（14mm）、颈宽（10mm）绘制框架。

（2）确定颊面观的标志点：图 9-56（2），颊尖顶点略偏近中。

（3）形成颊面观的直线轮廓：图 9-56（3）。

（4）确定颊面发育沟位置：图 9-56（4）。

（5）形成颊面观的曲线轮廓：图 9-56（5）。

（6）完成颊面观的图形：图 9-56（6）。

2. 舌面观绘图 如图 9-57。

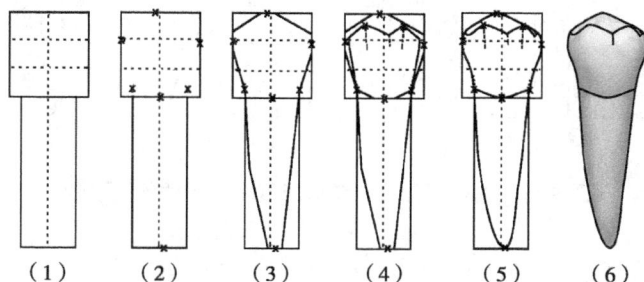

图 9-57 右侧下颌第二前磨牙舌面观的绘图步骤

（1）确定舌面观的绘图框架：图 9-57（1），如颊面观。

（2）确定舌面观的颊面标志点：图 9-57（2），如颊面观。

（3）形成舌面观的颊面直线轮廓：图 9-57（3），如颊面观。

（4）确定舌面观的舌面直线轮廓：图 9-57（4），舌沟偏远中，近中舌尖较大、远中较小，均圆钝。

（5）形成舌面观的曲线轮廓：图 9-57（5）。

（6）完成舌面观的图形：图 9-57（6）。舌面与颊面大小相近。

3. 近中面观绘图 如图 9-58。

（1）确定近中面观的绘图框架：图 9-58（1），根据 2 倍冠长（16mm）、根长（28mm）、冠厚（17mm）、颈厚（14mm）绘制框架。

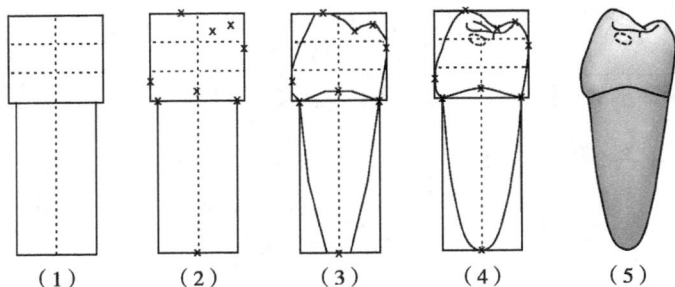

图 9-58 右侧下颌第二前磨牙近中面观的绘图步骤

（2）确定近中面观的标志点：图 9-58（2），颊尖点约在颊 1/3 处、舌尖点约在舌 1/6 处，舌尖略低。中央沟位于舌 2/5 处。根尖点居中。

（3）形成近中面观的直线轮廓：图 9-58（3）。

（4）形成近中面观的曲线轮廓：图 9-58（4）。

（5）完成近中面观的图形：图 9-58（5）。

4. 远中面观绘图 如图 9-59。

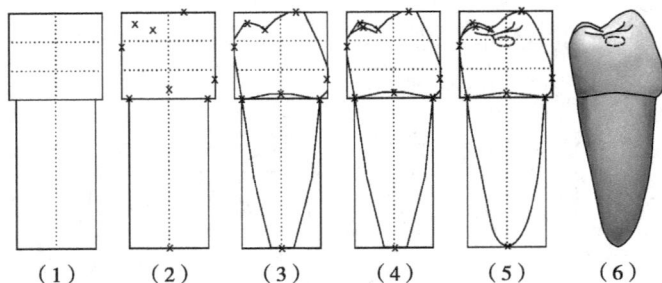

图 9-59 右侧下颌第二前磨牙远中面观的绘图步骤

（1）确定远中面观的绘图框架：图 9-59（1），如近中面观。

（2）确定远中面观的标志点：图 9-59（2），如近中面观。

（3）形成远中面观的直线轮廓：图 9-59（3）。

（4）形成远中面观的曲线轮廓：图 9-59（4）。

（5）完成远中面观的图形：图 9-59（5）。

5. 𬌗面观绘图 如图 9-60。

（1）确定𬌗面观的绘图框架：图 9-60（1），根据 2 倍牙冠宽（14mm）和冠厚（17mm）绘制框架。

（2）确定𬌗面观的牙尖定点：图 9-60（2），确定舌沟线和中央沟线，颊尖偏近中，颊 1/3 处。舌尖偏近中，舌 1/6 处。中央沟线在舌侧 2/5 位置。

（3）确定牙尖四嵴的方向：图 9-60（3）。

（4）确定𬌗面观近、远中面接触区位置：图 9-60（4）。

（5）形成𬌗面观的直线轮廓：图 9-60（5,6），舌面与颊面大小相近。

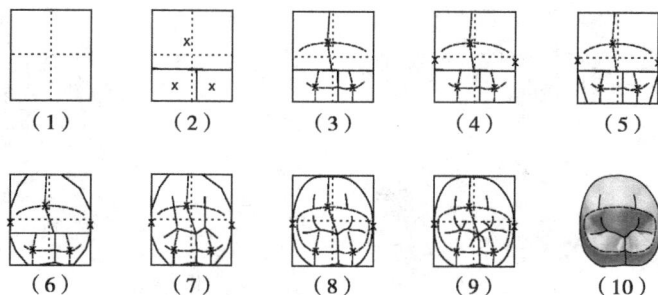

图 9-60　右侧下颌第二前磨牙𬌗面观的绘图步骤

（6）确定𬌗面观发育沟位置：图 9-60（7）。

（7）形成𬌗面观的曲线轮廓：图 9-60（8，9）。

（8）完成𬌗面观的图形：图 9-60（10），𬌗面呈方圆形，形成 Y 字形发育沟。

第四节　磨牙组牙体外形的绘图

一、上颌第一磨牙牙体外形的绘图

（一）目的和要求

通过观察上颌第一磨牙的牙冠、牙根的形态特点，描绘上颌第一磨牙牙体外形，掌握上颌第一磨牙牙体外形特点。

（二）器材

上颌第一磨牙的标本、挂图、模型、铅笔、彩笔、直尺和纸张等。

（三）学时安排

1 学时。

（四）方法和步骤

上颌第一磨牙的牙体外形如图 9-61 所示。

1. 颊面观绘图　如图 9-62。

（1）确定颊面观的绘图框架：图 9-62（1），根据 2 倍冠长（15mm）、根长（26mm）、冠宽（20mm）、颈宽（15mm）绘制框架，绘出牙体长轴及牙冠三等分线。

（2）确定颊面观的标志点：图 9-62（2），近中冠宽点在𬌗 1/3 内，远中冠宽点靠近𬌗 1/3 和中 1/3 交界，颈宽点接近冠长点，冠长点在牙体长轴上。颊沟略偏牙体长轴线远中，从𬌗 1/3 延伸至中 1/3。近、远中颊尖顶点约位于近、远中缘与颊沟之间，远中颊尖略低于近中颊尖。根分叉点在牙根的颈 1/3，两颊根的位置在相应颊尖顶点的上方，牙根长度依次为舌根（根长点）、近中颊根、远中颊根。

（3）形成颊面观的直线轮廓：图 9-62（3），连线标志点的两侧形成颊面观的直线轮廓。近、远中颊尖顶点向牙颈形成颊轴嵴线。

（4）确定颊面观舌尖及舌根的位置形态：图 9-62（4），上颌第一磨牙颊尖较舌尖高，可从颊侧见近中舌尖。近中舌尖顶点低于近中颊尖，位于其远中。舌根在近中舌尖顶点上方。

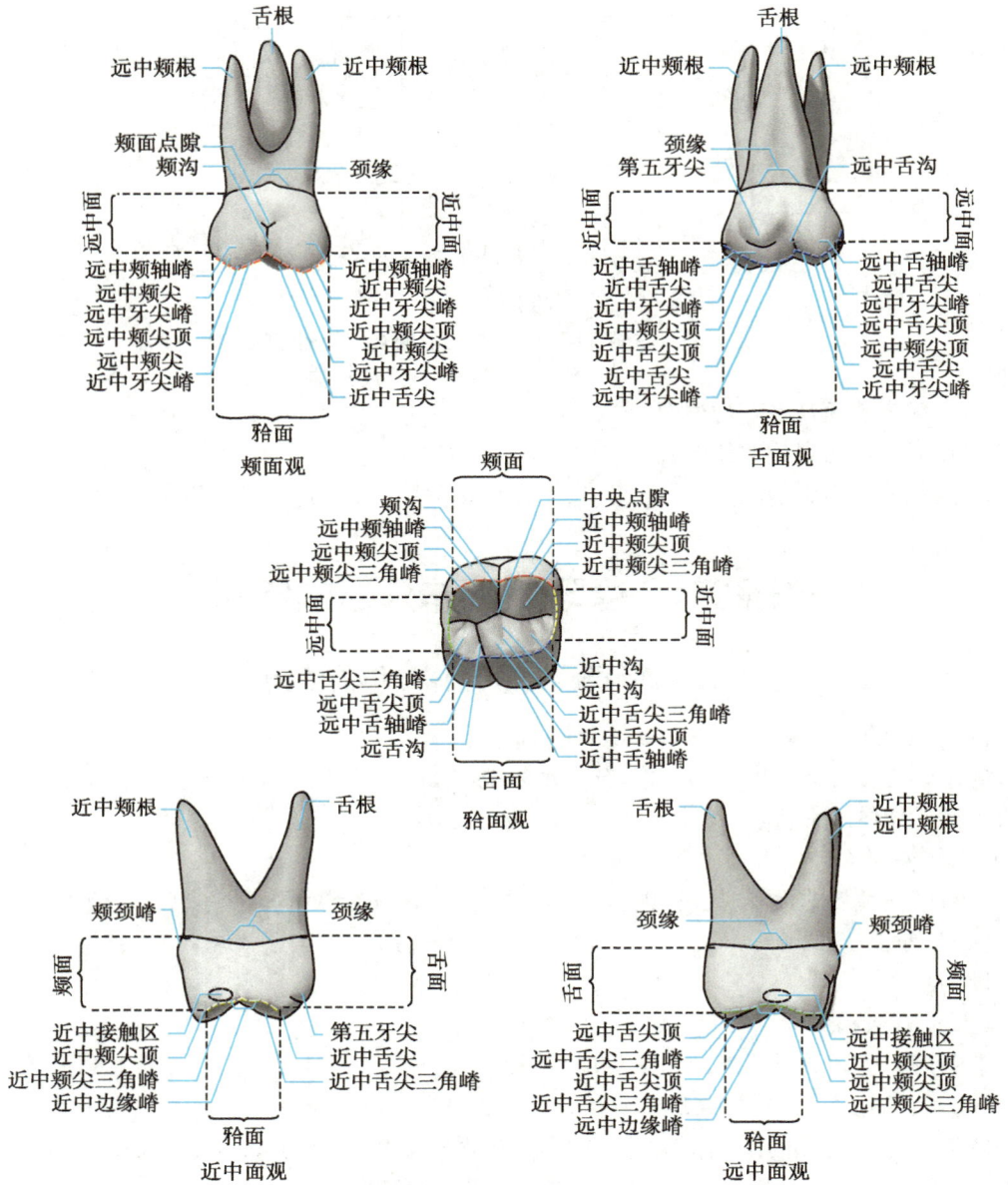

图 9-61　右侧上颌第一磨牙

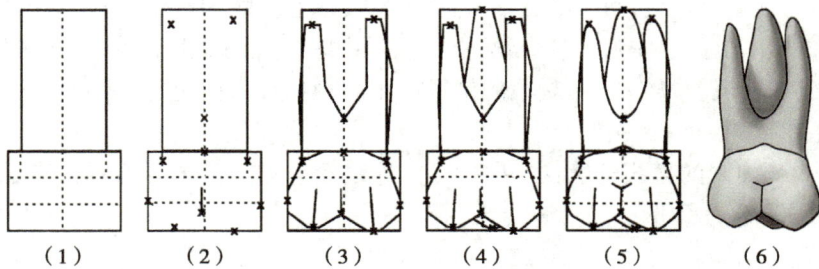

（1）　　　（2）　　　（3）　　　（4）　　　（5）　　　（6）

图 9-62　右侧上颌第一磨牙颊面观的绘图步骤

（5）形成颊面观的曲线轮廓：图9-62（5），在直线图内，根据牙体的形态特点绘出颊面观的曲线轮廓。

（6）完成颊面观的图形：图9-62（6），可画出牙体颊面观的层次及明暗结构。颊面观牙冠外形似梯形，近远中径较𬌗颈径大，近中缘较直，远中缘较突，颈缘曲度较小，颈缘有釉质向根面突起。𬌗缘呈 W 型。2 个颊尖较锐，近中颊轴嵴显著。1 条颊沟纵行至牙冠中 1/3。末端有点隙。牙根为近中颊根、远中颊根和舌根。根分叉点在牙根的颈 1/3，舌根最长、直，近中颊根向远中倾斜，长度次之，远中颊根最短较直。

2. 舌面观绘图　如图9-63。

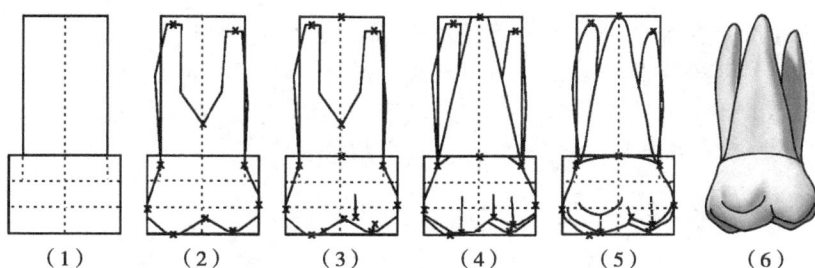

图9-63　右侧上颌第一磨牙舌面观的绘图步骤

（1）确定舌面观的绘图框架：图9-63（1），如颊面观。

（2）确定舌面观的颊面标志点和直线轮廓：图9-63（2），如颊面观。

（3）确定舌面观的舌面标志点：图9-63（3），远中舌沟位于远中 1/3 处，从𬌗1/3 延伸至中 1/3。近、远中舌尖低于颊尖，位于近、远中缘与远中舌沟之间，远中舌尖最低。

（4）形成舌面观的舌面直线轮廓：图9-63（4）。近、远中舌尖顶点向牙颈形成舌轴嵴线。舌根较粗。去除多余线条。

（5）形成舌面观的曲线轮廓：图9-63（5），在直线图内，根据牙体的形态特征绘出舌面观的曲线轮廓。可在近中舌尖的舌侧形成第五尖。

（6）完成舌面观的图形：图9-63（6），勾画出牙体舌面观的层次及明暗结构。舌面观2个舌尖圆突略低，舌轴嵴不明显，近中舌尖为远中舌尖的 2 倍大，近中舌尖的舌侧可有第五尖。1 条远中舌沟纵行至牙冠中 1/3。舌根较粗大，根面平可有长形沟。

3. 近中面观绘图　如图9-64。

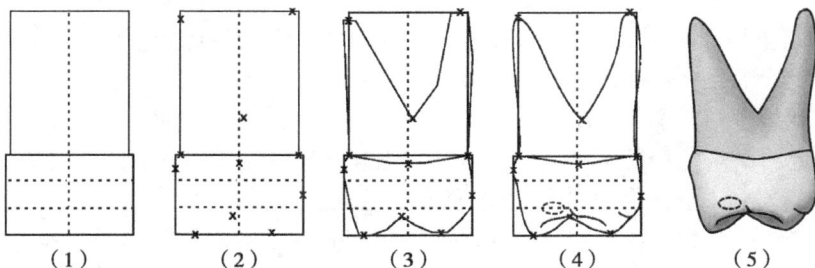

图9-64　右侧上颌第一磨牙近中面观的绘图步骤

（1）确定近中面观的绘图框架：图9-64（1），根据2倍冠长（15mm）、根长（26mm）、冠厚（23mm）、颈厚（21mm）绘制框架，绘出牙体长轴及牙冠三等分线。

（2）确定近中面观的标志点：图9-64（2），冠厚点颊面在颈1/3内，舌面在中1/3。颈厚点在冠长点位置。近中颊尖顶点约在颊1/6处，近中舌尖顶点约在舌1/4处，比颊尖略低。中央沟线约在𬌗1/3处偏颊侧。近中颈曲线最凹点接近颈部。根分叉点在根颈1/3内，颊舌根尖点约在颊舌尖上方，近中颊根尖点较舌根低。

（3）形成近中面观的直线轮廓：图9-64（3），连线标志点的两侧形成近中面观的直线轮廓。三角嵴向𬌗方突起。

（4）形成近中面观的曲线轮廓：图9-64（4），在直线图内，根据牙体的形态特征绘出近中面观的曲线轮廓。接触区颊舌径大于𬌗颈径，靠近𬌗缘偏颊侧。

（5）完成近中面观的图形：图9-64（5），画出牙体近中面观的层次及明暗结构。近中面观牙冠外形为不规则的四边形，颊缘微突，舌缘圆突，颈曲线向𬌗方突起。颊尖高锐，舌尖低圆，牙尖三角嵴微突。近中颊根颊舌径稍大，较舌根低。

4. 远中面观绘图　如图9-65。

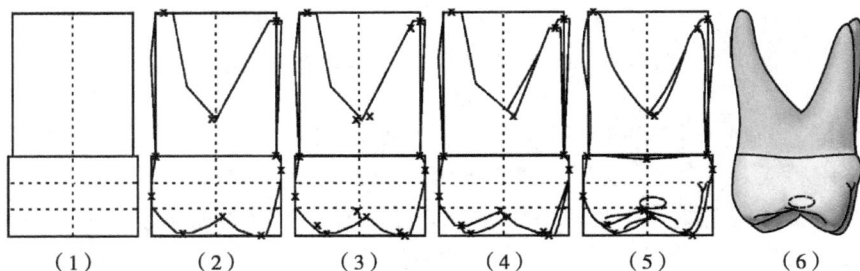

图9-65　右侧上颌第一磨牙远中面观的绘图步骤

（1）确定远中面观的绘图框架：图9-65（1），如近中面观。

（2）确定远中面观的近中面标志点和直线轮廓：图9-65（2），如近中面观。

（3）确定远中面观的远中面标志点：图9-65（3），远中颊尖顶点约在颊1/5处，远中舌尖顶点约在舌1/5处，其高度依次是近中颊尖、远中颊尖和近中舌尖，远中舌尖最低。远中颈曲线最凹点较近中更接近颈部。远中颊根尖点较近中颊根低。

（4）形成远中面观的直线轮廓：图9-65（4），连线标志点的两侧形成远中面观的直线轮廓，并去除多余线条。

（5）形成远中面观的曲线轮廓：图9-65（5），在直线图内，根据牙体的形态特征绘出远中面观的曲线轮廓。远中接触区位于𬌗方颊1/3与中1/3交界的附近。

（6）完成远中面观的图形：图9-65（6），远中面较近中面小而圆突。

5. 𬌗面观绘图　如图9-66。

（1）确定𬌗面观的绘图框架：图9-66（1），根据2倍牙冠宽（20mm）和冠厚（23mm）绘制框架，绘出二等分线。上颌第一磨牙的冠厚大于冠宽。

（2）确定𬌗面观的牙尖定点：图9-66（2），颊面向远中舌侧倾斜，确定颊沟线、远舌沟线和中央沟线，在各沟及边缘嵴之间确定近中颊尖顶点位于颊1/6处，远中颊尖位于颊1/5处，近中舌尖位于舌1/4处，远中舌尖位于舌1/5处。

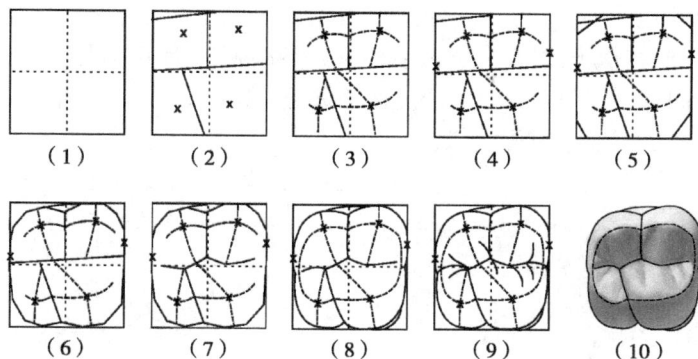

图 9-66　右侧上颌第一磨牙𬌗面观的绘图步骤

（3）确定牙尖四嵴的方向：图 9-66（3），牙尖四嵴即颊或舌轴嵴、近中牙尖嵴、远中牙尖嵴和三角嵴。

（4）确定𬌗面观近、远中面接触区位置：图 9-66（4），颊尖的牙尖嵴和舌尖牙尖嵴之间可看做近、远中边缘嵴，近、远中邻面的位置，近中接触区位于𬌗方颊 1/3 处，远中位于𬌗方颊 1/3 与中 1/3 交界的附近。

（5）形成𬌗面观的直线轮廓：图 9-66（5）𬌗面为斜方形，颊面向远中舌侧倾斜，舌面与颊面大小相似或稍小。近中颊𬌗角和远中舌𬌗角为锐角，近中舌𬌗角和远中颊𬌗角为钝角，形成斜方形。图 9-66（6）进一步形成颊轴嵴及舌轴嵴，即形成了𬌗面观的直线轮廓。

（6）确定𬌗面观发育沟位置：图 9-66（7），先确定中央点隙的位置，并形成颊沟、近中沟和远中沟（不明显），另有远中舌沟。

（7）形成𬌗面观的曲线轮廓：图 9-66（8），在直线图内，根据牙体的形态特征绘出𬌗面观的曲线轮廓。图 9-66（9）可适当添加副沟。

（8）完成𬌗面观的图形：图 9-66（10），勾画出牙体𬌗面观的层次及明暗结构。𬌗面外形呈斜方形，近中颊𬌗角和远中舌𬌗角为锐角，近中舌𬌗角和远中颊𬌗角为钝角，颊面向远中舌侧倾斜，近中边缘嵴较直，远中边缘嵴较突。4 个牙尖（四嵴四斜面），向颊舌面有轴嵴突出，远中颊尖与近中舌尖三角嵴相连形成斜嵴。近中舌尖的舌侧可有第五尖。发育沟为起自中央点隙的颊沟、近中沟和远中沟（不明显），另有近、远中舌尖之间的远中舌沟。斜嵴分较大的近中窝（中央窝）和较小的远中窝。

二、上颌第二磨牙牙体外形的绘图

（一）目的和要求

通过观察上颌第二磨牙的牙冠、牙根的形态特点，描绘上颌第二磨牙牙体外形，掌握上颌第二磨牙牙体外形特点。

（二）器材

上颌第二磨牙的标本、挂图、模型、铅笔、彩笔、直尺和纸张等。

（三）学时安排

1 学时。

（四）方法和步骤

上颌第二磨牙形态似上颌第一磨牙。体积较小而较窄,远中舌尖退化明显,粭面呈斜方形更明显,即颊面向远中舌侧倾斜更明显,粭角圆钝,牙尖较圆钝,少有第五尖。副沟较多,窝较浅。牙根的分叉度较小,有融合根。

上颌第二磨牙绘图方法和步骤与上颌第一磨牙的相同,注意标志点和线条的区别(图9-67)。

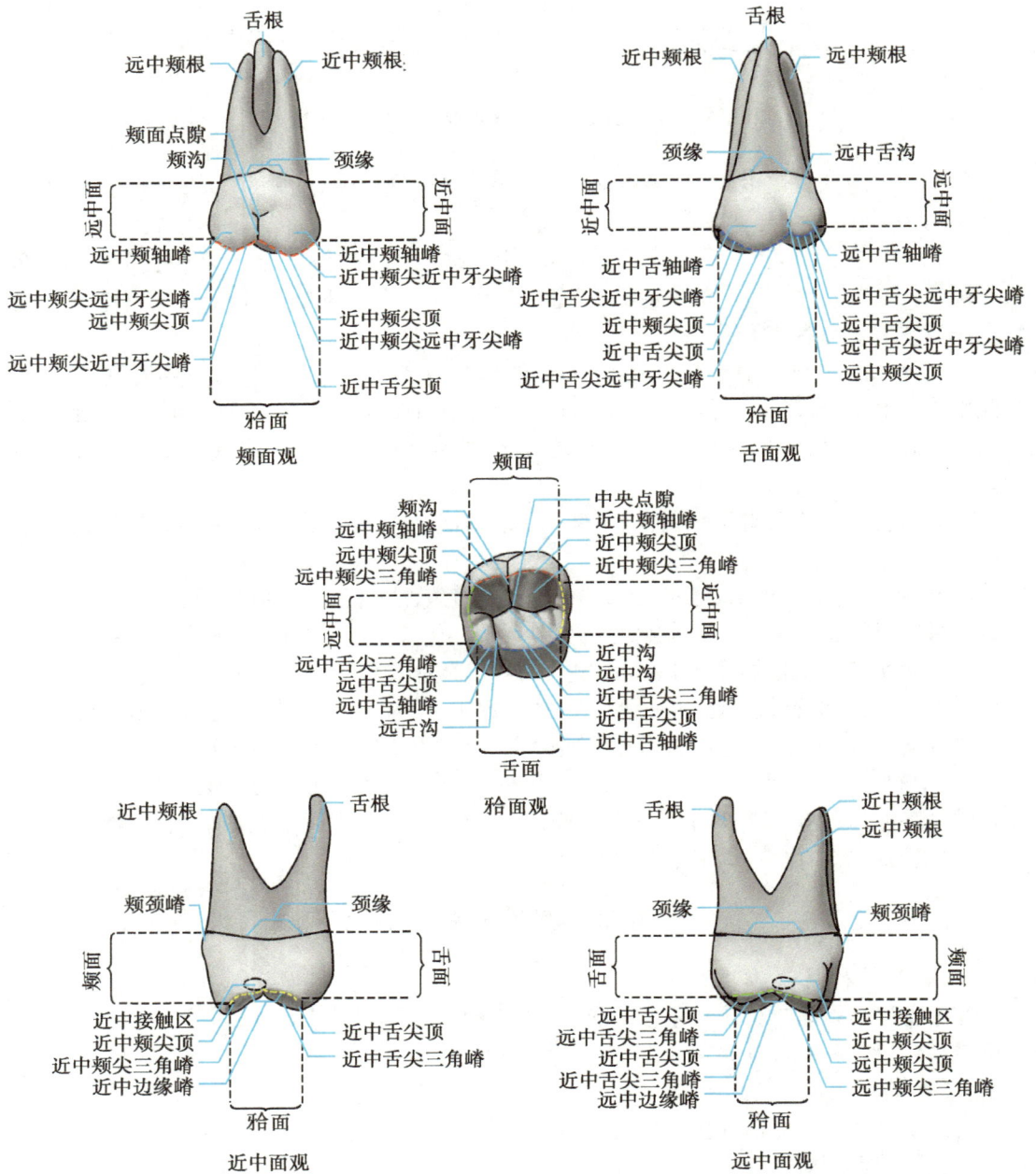

图9-67 右侧上颌第二磨牙

1. 颊面观绘图　如图 9-68。

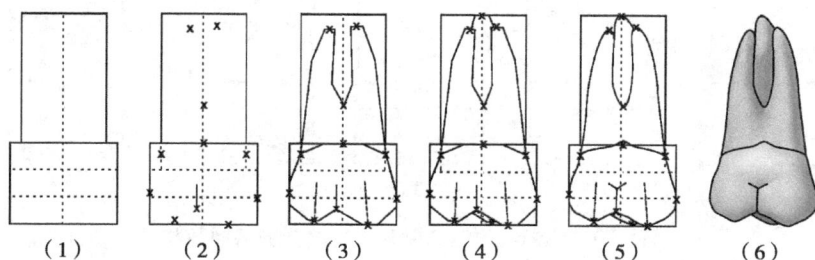

图 9-68　右侧上颌第二磨牙颊面观的绘图步骤

（1）确定颊面观的绘图框架：图 9-68（1），根据 2 倍冠长（15mm）、根长（24mm）、冠宽（19mm）、颈宽（15mm）绘制框架。

（2）确定颊面观的标志点：图 9-68（2），颊沟偏远中，远中颊尖更低。根分叉点向根尖移，两颊根的位置距离更近。

（3）形成颊面观的直线轮廓：图 9-68（3），近、远中颊根距离更近。

（4）确定颊面观舌尖及舌根的位置形态：图 9-68（4）。

（5）形成颊面观的曲线轮廓：图 9-68（5）。

（6）完成颊面观的图形：图 9-68（6），2 个颊尖较牙圆钝，远中颊尖更小。近、远中颊根距离更近。

2. 舌面观绘图　如图 9-69。

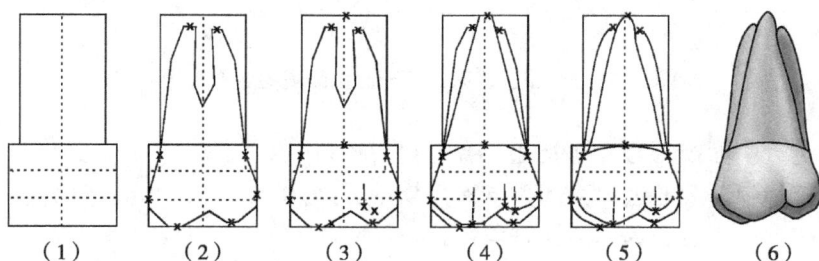

图 9-69　右侧上颌第二磨牙舌面观的绘图步骤

（1）确定舌面观的绘图框架：图 9-69（1），如颊面观。

（2）确定舌面观的颊面标志点和直线轮廓：图 9-69（2），如颊面观。

（3）确定舌面观的舌面标志点：图 9-69（3），远中舌沟更偏远中。

（4）形成舌面观的舌面直线轮廓：图 9-69（4）。

（5）形成舌面观的曲线轮廓：图 9-69（5），无第五尖。

（6）完成舌面观的图形：图 9-69（6），舌面小于颊面，近中舌尖更大，远中舌尖更小，无第五尖。

3. 近中面观绘图　如图 9-70。

（1）确定近中面观的绘图框架：图 9-70（1），根据 2 倍冠长（15mm）、根长（24mm）、冠厚（23mm）、颈厚（21mm）绘制框架。

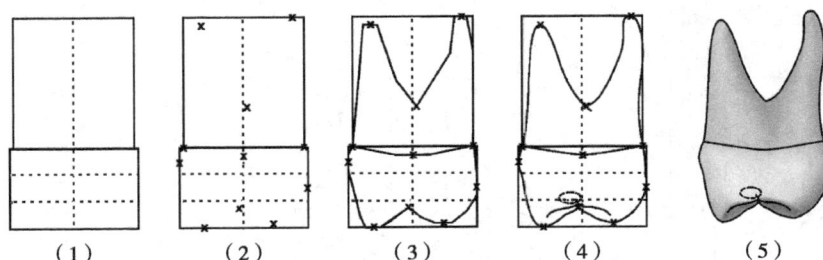

图 9-70　右侧上颌第二磨牙近中面观的绘图步骤

（2）确定近中面观的标志点：图 9-70（2），牙尖点向𬌗面中央稍聚合。根分叉点向根尖移，颊舌根距离稍聚合。

（3）形成近中面观的直线轮廓：图 9-70（3）。

（4）形成近中面观的曲线轮廓：图 9-70（4）。

（5）完成近中面观的图形：图 9-70（5），牙尖稍圆钝，根分叉度稍小。

4. 远中面观绘图　如图 9-71。

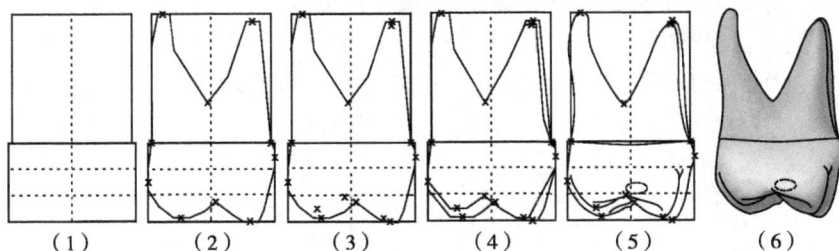

图 9-71　右侧上颌第二磨牙远中面观的绘图步骤

（1）确定远中面观的绘图框架：图 9-71（1），如近中面观。

（2）确定远中面观的近中面标志点和直线轮廓：图 9-71（2），如近中面观。

（3）确定远中面观的远中面标志点：图 9-71（3）。

（4）形成远中面观的直线轮廓：图 9-71（4）。

（5）形成远中面观的曲线轮廓：图 9-71（5）。

（6）完成远中面观的图形：图 9-71（6），远中面较近中面小而圆突。

5. 𬌗面观绘图　如图 9-72。

（1）确定𬌗面观的绘图框架：图 9-72（1），根据 2 倍牙冠宽（19mm）和冠厚（23mm）绘制框架。上颌第二磨牙的冠厚大于冠宽。

（2）确定𬌗面观的牙尖定点：图 9-72（2）。

（3）确定牙尖四嵴的方向：图 9-72（3）。

（4）确定𬌗面观近、远中面接触区位置：图 9-72（4）。

（5）形成𬌗面观的直线轮廓：图 9-72（5,6），舌面较颊面小。颊面向远中舌侧更倾斜。

（6）确定𬌗面观发育沟位置：图 9-72（7）。

（7）形成𬌗面观的曲线轮廓：图 9-72（8,9），副沟较多。

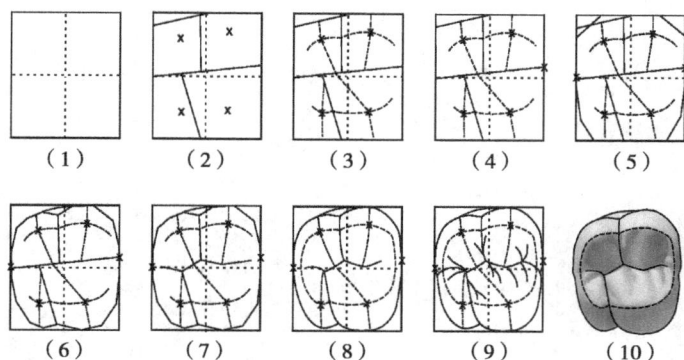

图9-72　右侧上颌第二磨牙𬌗面观的绘图步骤

（8）完成𬌗面观的图形：图9-72（10），𬌗面外形呈斜方形更明显，近中颊尖较远中颊尖更大，近中舌尖更大，远中舌尖更小，无第五尖。斜嵴不明显，𬌗面窝较浅。

三、下颌第一磨牙牙体外形的绘图

（一）目的和要求

通过观察下颌第一磨牙的牙冠、牙根的形态特点，描绘下颌第一磨牙牙体外形，掌握下颌第一磨牙牙体外形特点。

（二）器材

下颌第一磨牙的标本、挂图、模型、铅笔、彩笔、直尺和纸张等。

（三）学时安排

1学时。

（四）方法和步骤

下颌第一磨牙的牙体外形如图9-73所示。

1. 颊面观绘图　如图9-74。

（1）确定颊面观的绘图框架：图9-74（1），根据2倍冠长（15mm）、根长（28mm）、冠宽（22mm）、颈宽（18mm）绘制框架，绘出牙体长轴及牙冠三等分线。

（2）确定颊面观的标志点：图9-74（2），近中冠宽点在𬌗1/3内，远中冠宽点靠近𬌗1/3和中1/3交界，颈宽点接近冠长点，冠长点在牙体长轴上。颊沟距近中缘约2/5，从𬌗1/3延伸至冠中1/3，远中颊沟距远中缘1/5，长度是颊沟的1/2。近中颊尖点低于冠长点，较远中颊尖点高，远中尖最低。根分叉点在牙根的颈1/3，远中颊根较近中颊根低。

（3）形成颊面观的直线轮廓：图9-74（3），连线标志点的两侧形成颊面观的直线轮廓。近、远中颊尖顶点向牙颈形成颊轴嵴线。

（4）确定颊面观的舌尖位置形态：图9-74（4），下颌第一磨牙舌尖较颊尖高。

（5）形成颊面观的曲线轮廓：图9-74（5），在直线图内，根据牙体的形态特点绘出颊面观的曲线轮廓。

（6）完成颊面观的图形：图9-74（6），可画出牙体颊面观的层次及明暗结构。外形似梯形，近远中径较𬌗颈径大，近中缘较直，远中缘较突，近、远中的接触区范围较大，颈缘曲度较

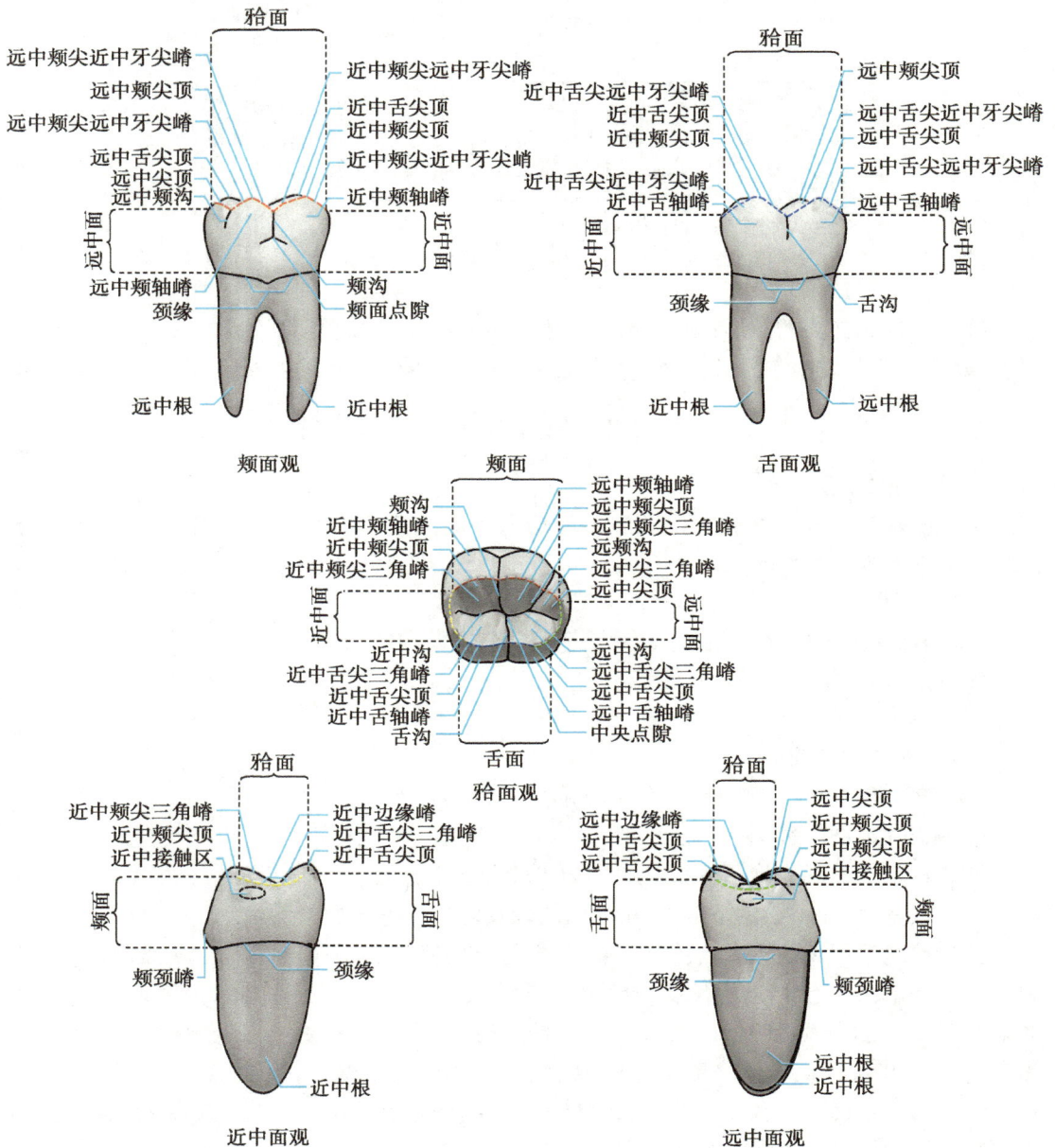

图 9-73　右侧下颌第一磨牙

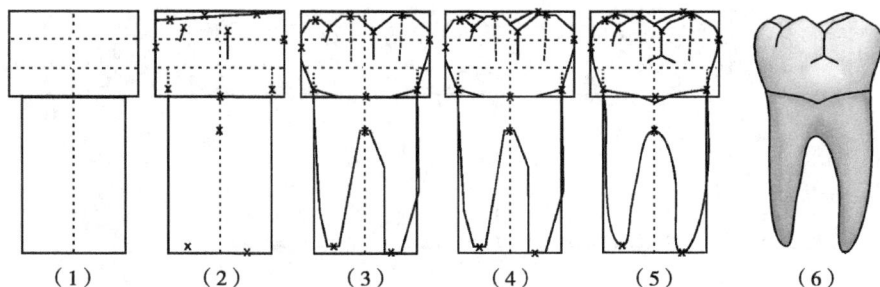

图9-74　右侧下颌第一磨牙颊面观的绘图步骤

小,殆缘呈 M 形。2 个半牙尖较钝,即近中颊尖、远中颊尖和半个远中尖。2 条发育沟,颊沟长末端有点隙,远中颊沟为颊沟 1/2 长。牙根为近中根和远中根,根分叉点在牙根的颈 1/3,近中根稍大而长,微向远中倾斜,远中根较直。

2. 舌面观绘图　如图9-75。

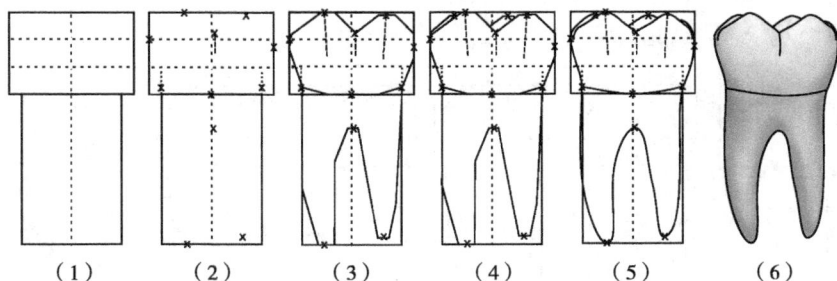

图9-75　右侧下颌第一磨牙舌面观的绘图步骤

（1）确定舌面观的绘图框架:图9-75(1),如颊面观。

（2）确定舌面观的标志点:图9-75(2),舌沟居中从殆 1/3 延伸至中 1/3。远中舌尖低于近中舌尖。

（3）形成舌面观的直线轮廓:图9-75(3),近、远中舌尖顶点向牙颈形成舌轴嵴线。

（4）形成舌面观的曲线轮廓:图9-75(4),在直线图内,根据牙体的形态特征绘出舌面观的曲线轮廓。

（5）完成舌面观的图形:图9-75(6),勾画出牙体舌面观的层次及明暗结构。2 个舌尖高锐,近中舌尖高于远中舌尖。1 条舌沟纵行舌面中央。

3. 近中面观绘图　如图9-76。

（1）确定近中面观的绘图框架:图9-76(1),根据 2 倍冠长(15mm)、根长(28mm)、冠厚(21mm)、颈厚(17mm)绘制框架,绘出牙体长轴及牙冠三等分线。

（2）确定近中面观的标志点:图9-76(2),冠厚点颊面在颈 1/3 内,舌面在中 1/3。颈厚点在冠长点位置。近中颊尖在颊 1/4 处,近中舌尖在舌 1/6 处,比颊尖略高。中央沟线约在殆 1/3 处偏舌侧。近中颈曲线最凹点接近颈部。近中颊根尖点居中。

（3）形成近中面观的直线轮廓:图9-76(3),连线标志点的两侧形成近中面观的直线轮廓。三角嵴向殆方突起。

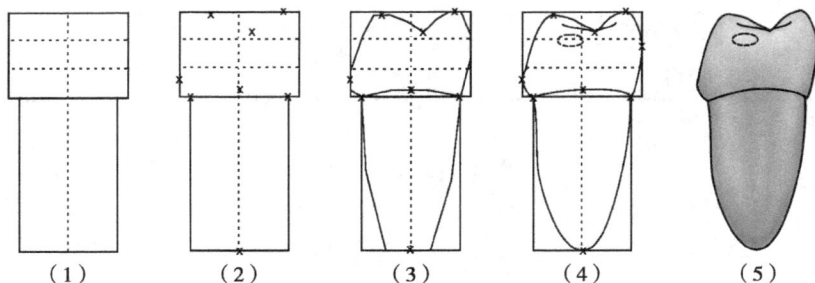

（1）　　　　（2）　　　　（3）　　　　（4）　　　　（5）

图9-76　右侧下颌第一磨牙近中面观的绘图步骤

（4）形成近中面观的曲线轮廓：图9-76（4），在直线图内，根据牙体的形态特征绘出近中面观的曲线轮廓。近中接触区颊舌径大于𬌗颈径，靠近𬌗缘偏颊侧。

（5）完成近中面观的图形：图9-76（5），画出牙体近中面观的层次及明暗结构。近中面观牙冠外形为不规则的四边形，颊缘舌倾，舌缘微突，颈曲线向𬌗方突起。颊尖高圆，舌尖高锐，牙尖三角嵴微突。牙根颊舌径大，根面较平或有沟。

4. 远中面观绘图　如图9-77。

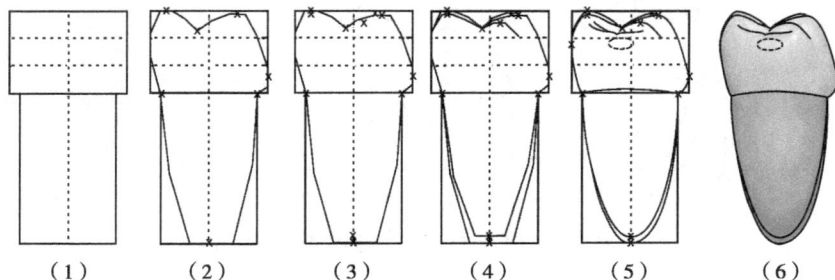

（1）　　　　（2）　　　　（3）　　　　（4）　　　　（5）　　　　（6）

图9-77　右侧下颌第一磨牙远中面观的绘图步骤

（1）确定远中面观的绘图框架：图9-77（1），如近中面观。

（2）确定远中面观的近中面标志点和直线轮廓：图9-77（2），如近中面观。

（3）确定远中面观的远中面标志点：图9-77（3），远中颊尖在颊1/4处，远中舌尖在舌1/6处，其牙尖高度依次是近中舌尖、远中舌尖和近中颊尖、远中颊尖、远中尖最低。远中颈曲线最凹点较近中更接近颈部。远中根尖点较近中根低。

（4）形成远中面观的直线轮廓：图9-77（4），连线标志点的两侧形成远中面观的直线轮廓，并去除多余线条。

（5）形成远中面观的曲线轮廓：图9-77（5），如近中面观。远中接触区位于𬌗方颊1/3与中1/3交界的附近。

（6）完成远中面观的图形：图9-77（6），远中面较近中面小而圆突。

5. 𬌗面观绘图　如图9-78。

（1）确定𬌗面观的绘图框架：图9-78（1），根据2倍牙冠宽（22mm）和冠厚（21mm）绘制框架，绘出二等分线。下颌第一磨牙的冠厚小于冠宽。

（2）确定𬌗面观的牙尖定点：图9-78（2），远中颊面向舌侧倾斜，确定颊沟线、远颊沟

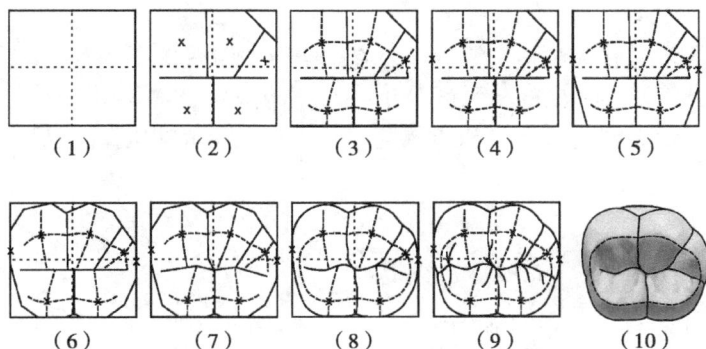

图 9-78　右侧下颌第一磨牙殆面观的绘图步骤

线、舌沟线和中央沟线,在各沟及边缘嵴之间确定近、远中颊尖顶点位于颊 1/4 处,近、远中舌尖位于舌 1/6 处。远中尖较近、远中颊尖偏舌侧。

(3) 确定牙尖四嵴的方向:图 9-78(3),牙尖四嵴即颊或舌轴嵴、近中牙尖嵴、远中牙尖嵴和三角嵴。

(4) 确定殆面观近、远中面接触区位置:图 9-78(4),颊尖的牙尖嵴和舌尖牙尖嵴之间可看成是近、远中边缘嵴,近、远中邻面的位置,近中接触区位于殆方颊 1/3 处,远中接触区约平远中尖。

(5) 形成殆面观的直线轮廓:图 9-78(5),由接触区向舌侧逐渐聚合,使舌面稍小于颊面。远中颊殆角为钝角,形成长方形。图 9-78(6),进一步形成颊轴嵴及舌轴嵴,即形成了殆面观的直线轮廓。

(6) 确定殆面观发育沟位置:图 9-78(7),先确定中央点隙的位置,并形成颊沟、舌沟、近中沟和远中沟,另有远中颊沟。

(7) 形成殆面观的曲线轮廓:图 9-78(8),在直线图内,根据牙体的形态特征绘出殆面观的曲线轮廓。图 9-78(9),可适当添加副沟。

(8) 完成殆面观的图形:图 9-78(10),勾画出牙体殆面观的层次及明暗结构。殆面外形呈长方形,远中颊殆角为钝角。近中边缘嵴较直,远中边缘嵴较突。5 个牙尖,向颊舌面有轴嵴突出。5 条发育沟,其中颊沟、舌沟、近中沟和远中沟起自中央点隙,另有位于远中尖及远中尖之间的远中颊沟。近中颊舌尖三角嵴分殆面窝为较小的近中窝和较大的远中窝(中央窝)。

四、下颌第二磨牙牙体外形的绘图

(一) 目的和要求
通过观察下颌第二磨牙的牙冠、牙根的形态特点,描绘下颌第二磨牙牙体外形,掌握下颌第二磨牙牙体外形特点。

(二) 器材
下颌第二磨牙的标本、挂图、模型、铅笔、彩笔、直尺和纸张等。

(三) 学时安排
1 学时。

（四）方法和步骤

下颌第二磨牙牙冠有 4 尖型和 5 尖型,5 尖型与下颌第一磨牙相似,但殆角圆钝,牙尖较圆钝,副沟较多,窝较浅。牙根的分叉度较小,可为融合根。

下颌第二磨牙四尖型绘图方法和步骤与下颌第一磨牙的相同,注意标志点和线条的区别(图 9-79)。

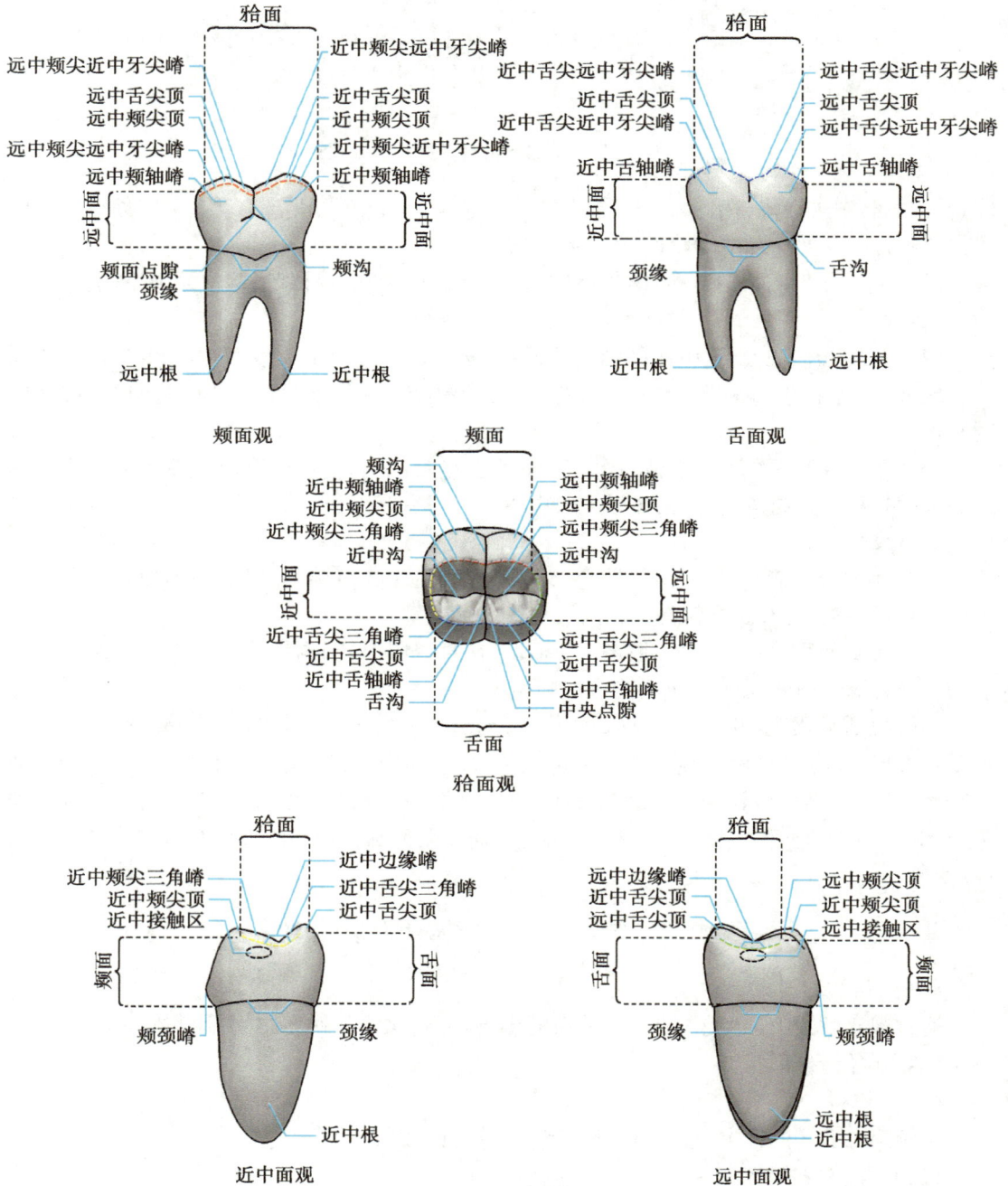

图 9-79　右侧下颌第二磨牙

1. 颊面观绘图 如图9-80。

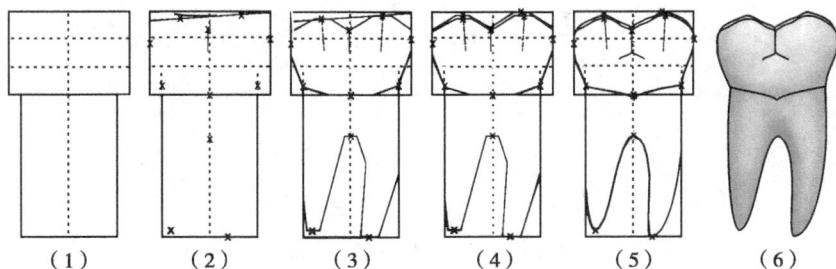

图9-80 右侧下颌第二磨牙颊面观的绘图步骤

（1）确定颊面观的绘图框架：图9-80（1），根据2倍冠长（15mm）、根长（26mm）、冠宽（21mm）、颈宽（17mm）绘制框架。

（2）确定颊面观的标志点：图9-80（2），颊沟在颊面中央，近中颊尖点低于冠长点，较远中颊尖点高。根分叉点向根尖移，两颊根的位置距离更近。

（3）形成颊面观的直线轮廓：图9-80（3）。

（4）确定颊面观舌尖的位置形态：图9-80（4）。

（5）形成颊面观的曲线轮廓：图9-80（5）。

（6）完成颊面观的图形：图9-80（6），2个颊尖较牙圆钝。近、远中颊根距离更近。

2. 舌面观绘图 如图9-81。

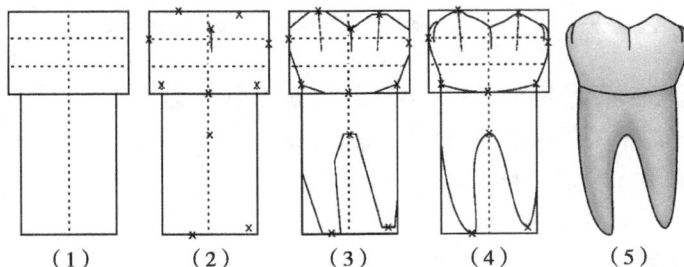

图9-81 右侧下颌第二磨牙舌面观的绘图步骤

（1）确定舌面观的绘图框架：图9-81（1），如颊面观。

（2）确定舌面观的标志点：图9-81（2），舌沟在舌面中央。

（3）形成舌面观的直线轮廓：图9-81（3）。

（4）形成舌面观的曲线轮廓：图9-81（4）。

（5）完成舌面观的图形：图9-81（5）。

3. 近中面观绘图 如图9-82。

（1）确定近中面观的绘图框架：图9-82（1），根据2倍冠长（15mm）、根长（26mm）、冠厚（21mm）、颈厚（17mm）绘制框架。

（2）确定近中面观的标志点：图9-82（2）。

（3）形成近中面观的直线轮廓：图9-82（3）。

185

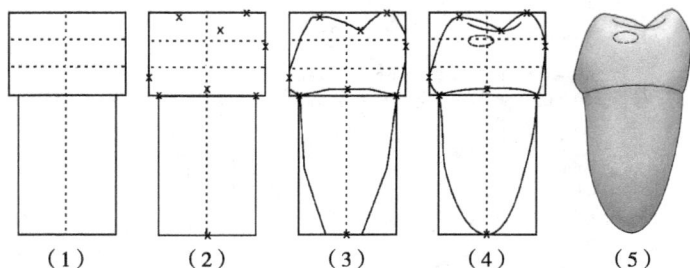

图 9-82　右侧下颌第二磨牙近中面观的绘图步骤

（4）形成近中面观的曲线轮廓：图 9-82（4）。

（5）完成近中面观的图形：图 9-82（5）。

4. 远中面观绘图　如图 9-83。

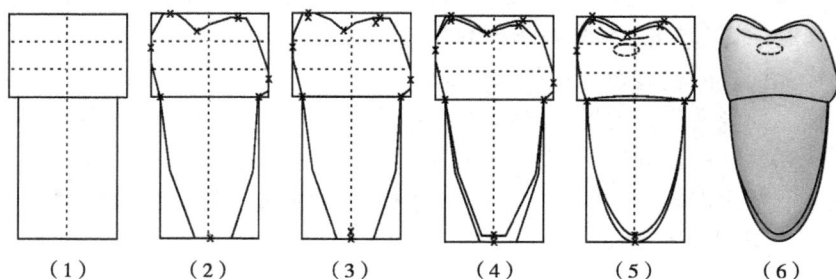

图 9-83　右侧下颌第二磨牙远中面观的绘图步骤

（1）确定远中面观的绘图框架：图 9-83（1），如近中面观。

（2）确定远中面观的近中面标志点和直线轮廓：图 9-83（2）。

（3）确定远中面观的远中面标志点：图 9-83（3）。

（4）形成远中面观的直线轮廓：图 9-83（4）。

（5）形成远中面观的曲线轮廓：图 9-83（5）。

（6）完成远中面观的图形：图 9-83（6）。

5. 𬌗面观绘图　如图 9-84。

（1）确定𬌗面观的绘图框架：图 9-84（1），根据 2 倍牙冠宽（21mm）和冠厚（21mm）绘制框架。

（2）确定𬌗面观的牙尖定点：图 9-84（2），确定颊沟线、舌沟线和中央沟线，在各沟及边缘嵴之间确定近、远中颊尖顶点位于颊 1/4 处，近、远中舌尖位于舌 1/6 处。

（3）确定牙尖四嵴的方向：图 9-84（3）。

（4）确定𬌗面观近、远中面接触区位置：图 9-84（4）。

（5）形成𬌗面观的直线轮廓：图 9-84（5，6）。

（6）确定𬌗面观发育沟位置：图 9-84（7）。

（7）形成𬌗面观的曲线轮廓：图 9-84（8，9）。

（8）完成𬌗面观的图形：图 9-84（10）。

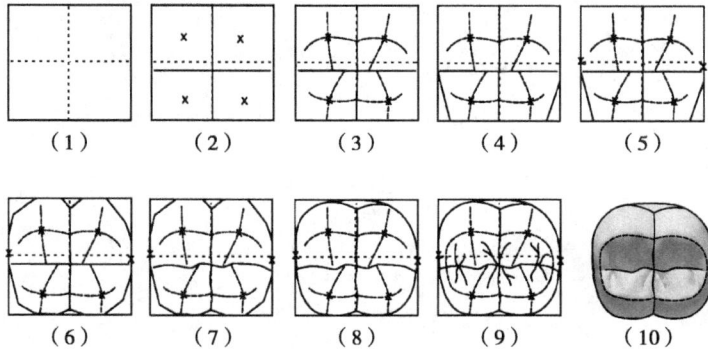

（1）　　　（2）　　　（3）　　　（4）　　　（5）

（6）　　　（7）　　　（8）　　　（9）　　　（10）

图 9-84　右侧下颌第二磨牙殆面观的绘图步骤

第三篇

口腔医学临床前技能
高级训练

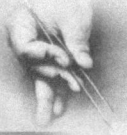

第十章　口腔设备及仪器的认识

第一节　口腔内科设备及仪器

一、热牙胶充填器

（一）目的和要求

1. 了解热牙胶充填器的结构。

2. 熟悉热牙胶充填器的使用。

（二）器材

热牙胶充填器。

（三）学时安排

2学时。

（四）热牙胶充填器的认识

1. 热牙胶充填器　基本结构（图10-1）：充填枪，充填笔，加热针，注胶针，专用扳手，隔热保护罩及其他辅助结构。

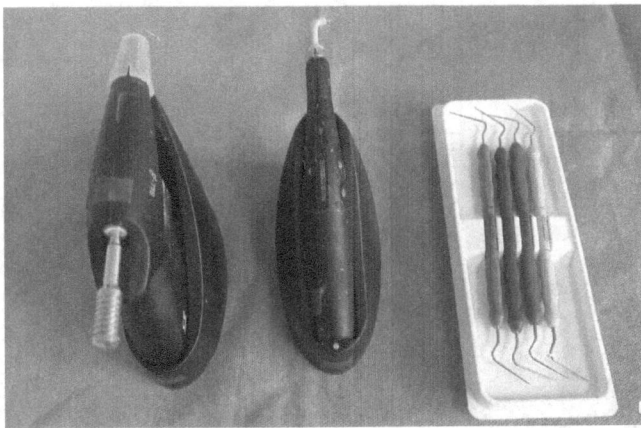

图10-1　热牙胶充填器

2. 热牙胶充填的意义　严密的根管系统的三维充填是根管治疗成功的关键。根管充填的目的是严密封填全根管系统，杜绝再感染。在良好根管预备的基础上，将牙胶加热充填根管即为热牙胶充填。热牙胶充填根管的意义在于热牙胶具有较好的流动性，能够更彻底封闭整个根管系统，包括细小弯曲根管、根管内交通支及侧副根管。因此，热牙胶充填根管对提高根管治疗的质量具有重要作用。

3. 热牙胶充填器的维护与保养

（1）使用完毕时，扣动扳机清除所有的剩余牙胶，关闭电源开关或按下待机按钮转为待机模式。枪头应在牙胶仍然温热时取下，如果已经冷却应等下次牙胶加热后再取下。

（2）先启动根充器而没有事先放入牙胶棒会烧坏加热枪，因此在启动根充器之前一定要确保先放入牙胶棒。

（3）一次只能放入一根牙胶棒。在牙胶尚未完全热熔前，过度用力扣动扳机将会损坏活塞槽，造成牙胶从针头漏出。

（4）开机后如果一段时间不使用，系统会自动进入待机状态。

（5）为了避免医源性感染，应在每次使用时更换新的枪针和热保护罩。

（五）注意事项

使用过程中要注意力道的把握，避免对器械的损坏。

二、根管长度测量仪

（一）目的和要求

1. 了解内科根管长度测量仪的用途。

2. 了解根管长度测量仪的维护与保养。

（二）器材

根管长度测量仪。

（三）学时安排

1 学时。

（四）根管长度测量仪的认识

1. 根管长度测量仪 根管长度测量仪又称根测仪或电子根尖测定仪，是用来测量根管工作长度的一种精密电子仪器。通过根测仪的指引，使医生对根管长度有精准的把握，以做到完美的充填（图 10-2）。

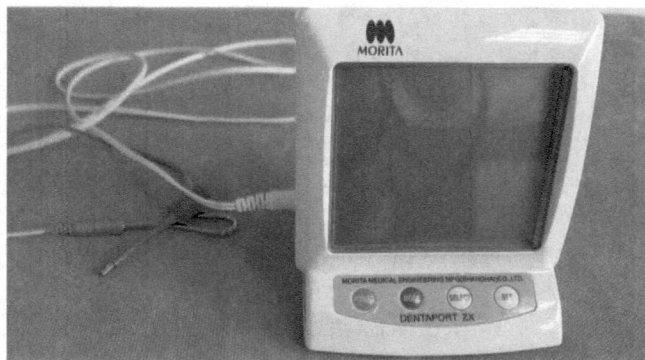

图 10-2 根管长度测量仪

根管长度测量仪是进行根管治疗时常用器械，根管治疗是针对牙体、牙髓、根尖病变的一个治疗过程。根管治疗术是通过清除根管内的坏死物质，进行适当的消毒，充填根管,以去除根管内容物对根尖周围组织的不良刺激,防止发生根尖周病变或促进根尖周病变愈合的一种治疗方法。根管测量仪通过对牙齿根尖长度进行测量,来帮助完成根管治疗。

2. 根管长度测量仪的维护与保养

(1) 根管长度测量仪为电阻(或电阻电容)精密测量仪器,注意各电极、导线插头和插孔连接处的清洁,避免接触不良。

(2) 唇钩和夹持器应在高温高压下消毒,避免交叉感染。

(3) 定位仪主机不能高温高压消毒,可贴防污染隔膜,使用完毕可用消毒液擦拭。

(4) 测量线缆不宜过度弯曲,以免折断。

(5) 定位仪主机为高精密仪器,应避免撞击和剧烈振动。

(6) 长时间不使用时,应将仪器内电池取出。

(7) 装有心脏起搏器的患者慎用。

（五）注意事项

使用过程中注意根管长度测量仪的维护与保养。

三、根管治疗仪

（一）目的和要求

1. 了解根管治疗仪的用途。

2. 了解根管治疗仪的维护与保养。

（二）器材

根管治疗仪。

（三）学时安排

0.5 学时。

（四）根管治疗仪的认识

1. 根管治疗仪　根管治疗仪又称根管马达(图 10-3),属于精密度较高的电动马达驱动的低速手机,是用微电子控制技术研制的,用来替代手工扩锉根管,制备出更标准的根管预

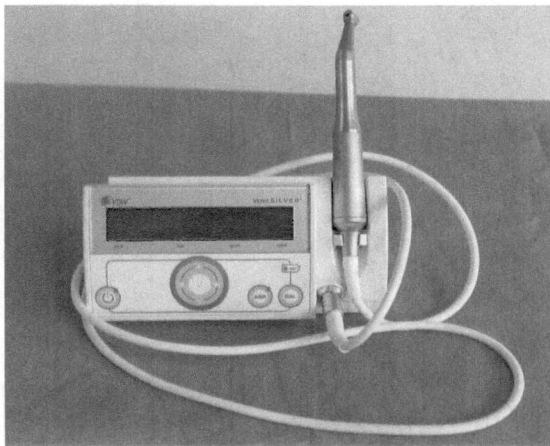

图 10-3　根管治疗仪

193

备形态的一款精密电子仪器,它大大降低了医生的工作强度,节省了工作时间,提高了工作效率,在临床上广泛应用。

2. 根管治疗仪的维护和保养

(1) 每次使用后,应该对设备进行清洁和消毒灭菌。清洁时,不可使用溶解剂。

(2) 脚踏一般不与患者接触,只需用75%乙醇或针对微生物的消毒剂拭擦,不要用任何清洁喷雾或消毒剂进行消毒,防止主机进水。

(3) 每次使用完成后,应注意马达、电线和插座的清洁,以防残渣沉积毁损马达。马达使用完毕后手机接口用专用塞子塞住。

(4) 不要弯折导线,对马达消毒灭菌时,避免使用高压气体清洁马达。

(五) 注意事项

使用过程中切忌用力不当,避免器械分离。

四、根管显微镜

(一) 目的和要求

1. 了解根管显微镜的用途。

2. 了解根管显微镜的维护与保养。

(二) 器材

根管显微镜。

(三) 学时安排

0.5 学时。

(四) 根管显微镜的认识

1. 根管显微镜　根管显微镜(图 10-4)是手术显微镜的一种。因其广泛用于牙髓病学的诊断、治疗和教学等方面,在根管治疗中有突出作用,特别是在寻找细小的隐蔽根管,疏通钙化根管,去除根管异物以及修补侧穿根管等方面有很明显的优势。根管显微镜主要由支架、主镜和光源以及附件 4 个基本部分组成。

2. 根管显微镜的维护和保养

(1) 清洁光学元件:为了保护内部光器件免于灰尘污染,在不使用仪器的时候,仪器在没有安装目标透镜、双目镜和目镜的情况下不应摆放在外面;尽可能在无尘的环境中使用和保存目标透镜、目镜和附件;禁用化学清洁剂光学器件。

(2) 清洁机械表面:不要用任何有腐蚀性的清洁剂,可用湿布清洁设备所有的机械表面。

(3) 使用安全常规:确保没有任何液体能够流入仪器,禁止在潮湿的房间放置或使用仪器;为确保仪器的性能和安全工作,定期由生产厂家检查。

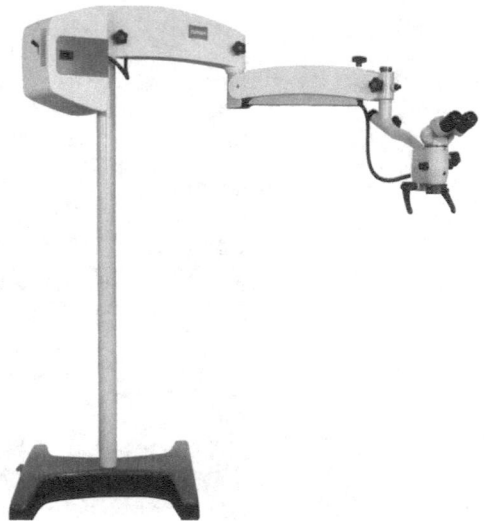

图 10-4　根管显微镜

第二节　口腔修复科设备及仪器

一、喷　砂　机

（一）目的和要求

1. 了解喷砂机的用途。

2. 了解喷砂机的维护与保养。

（二）器材

喷砂机。

（三）学时安排

0.5 学时。

（四）喷砂机的认识

1. 喷砂机　喷砂机（图10-5）是采用压缩空气为动力，以形成高速喷射束将喷料高速喷射到被处理工件表面，使工件表面的机械性能发生变化的一种机器。

由于磨料对工件表面的冲击和切削作用，使工件的表面获得一定的清洁度和不同的粗糙度，使工件表面的机械性能得到改善，因此提高了工件的抗疲劳性，增加了与涂层之间的附着力，延长了涂膜的耐久性，也有利于涂料的流平和装饰，把表面的杂质、杂色及氧化层清除掉，同时使介质表面粗化，降低基材表面残余应力和提高基材表面硬度的作用。

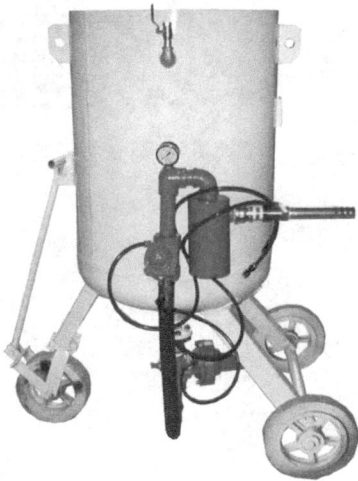

图 10-5　喷砂机

2. 喷砂机的维护和保养

（1）经常清除滤器中的水和油，定期清除过滤袋中的存砂。

（2）长时间使用喷砂机，应间歇使用，以免吸尘器马达温度过高而致损毁。

（3）保持砂粒磨料干燥，以免堵塞喷枪。

（4）经常保养空气压缩机，保证喷砂抛光机有正常的气源供应。

（5）当观察窗玻璃被砂粒打模糊后应及时更换玻璃，保证有良好的观察效果。经常注意密封件的好坏，防止沙尘外溢。

（五）注意事项

更换喷嘴或换砂时，应断开电源。

二、真空烤瓷炉

（一）目的和要求

1. 了解修复科真空烤瓷炉的用途。

2. 了解真空烤瓷炉的维护与保养。

（二）器材

真空烤瓷炉。

（三）学时安排

0.5 学时。

（四）真空烤瓷炉的认识

1. 真空烤瓷炉 口腔修复科的专用设备之一，主要用于烤瓷牙用瓷体。真空烤瓷炉具有真空功能，由炉膛、产热装置、电流调节装置、调温装置及真空调节装置 5 部分组成（图 10-6）。

2. 真空烤瓷炉的维护和保养

（1）熟读使用说明书。不正确的摆放和连接会影响到烤瓷炉的散热和正常工作，要确定本地区的电压是否稳定。

（2）多雨或潮湿的地区使用时，每天开机后要使用烤瓷炉内置程序中的预热程序运行几次。有夜间保温功能的烤瓷炉可以设定相应功能，以防止炉芯受潮。

（3）每星期清理一次炉膛，可以用气枪吹出或用小型强力吸尘器吸取炉膛内的粉尘，并注意吹气枪吹出的气压要适当。

（4）要保持炉膛与烘焙托板间密封圈的清洁，否则会使露台关闭不严而造成漏气。

（5）要做好真空泵的清洁。

图 10-6　真空烤瓷炉

（五）注意事项

在烤瓷过程中不能使瓷与炉膛内壁接触，否则可能发生粘连。

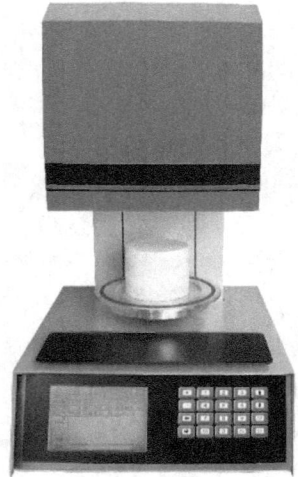

三、CAD/CAM 计算机辅助设计与制作系统

（一）目的和要求

1. 了解修复科 CAD/CAM 的用途。

2. 了解 CAD/CAM 的维护与保养。

（二）器材

CAD/CAM 计算机辅助设计与制作系统。

（三）学时安排

0.5 学时。

（四）CAD/CAM 计算机辅助设计与制作系统的认识

1. CAD/CAM 计算机辅助设计与制作系统 CAD（computer aided design，计算机辅助设计）是工程技术人员以计算机为工具，对产品和工程进行设计、绘图、分析和编写技术文档等设计活动的总称。CAM（computer aided manufacturing，计算机辅助制造）是利用计算机来进行生产设备管理控制和操作的过程。它的输入信息是零件的工艺路线和工序内容，输出信息是刀具加工时的运动轨迹（刀位文件）和数控程序。计算机辅助设计和计算机辅助制造技术简称 CAD/CAM。自 20 世纪 70 年代问世以来，已在口腔修复领域得到不断的应用和发展。

现用的 CAD/CAM 系统可用陶瓷、纯钛、复合树脂等材料制作结构简单的牙修复体，如贴面、嵌体、高嵌体、牙冠等。就全球范围而言,义齿的 CAD/CAM 系统主要由两种形式:为临床医生开发的"椅旁"型系统和为技工开发的"技工室"型系统。

2. CAD/CAM 系统的维护和保养

(1) 每次使用前注意电源是否合乎要求。

(2) 光学探头每次使用后应消毒并用纤维纸擦净,以免影响印模质量。

(3) 冷却水应定期更换。

(4) 加工刀具应定期更换,更换时必须使用专门工具。

(5) 加工单元每次使用后都应清洁。

（五） 注意事项

1. CAD/CAM 系统的电源应稳定,波动小于 10%,连线应牢固,有条件可配稳压器或使用净化电源。

2. 若采集的印模不清楚,切勿进行下一步。

3. 未生成修复体数据外形坐标集者不要启动加工步骤。

4. 启动系统时整个系统应固定稳定,不能有滑力。

5. 多次加工,每次加工应间隔 5 分钟以上。

6. 主机应安放牢固,光学探头切勿碰撞。

四、牙科种植机

（一） 目的和要求

1. 了解牙科种植机的用途。

2. 了解牙科种植机的工作原理。

（二） 器材

牙科种植机。

（三） 学时安排

0.5 学时。

（四） 牙科种植机的认识

1. 牙科种植机 牙齿种植机是用于口腔治疗的医学设备,适用于全口及局部缺牙患者的牙种植治疗。主要由控制系统、动力系统、冷却系统三部分组成。特点:机内采用数字电路技术,对马达转速可连续调整,机头扭矩大,实现恒转速恒扭矩,采用蠕动同步无菌供水、数字显示机头转速、机头反转音响提示等。采用此类牙科种植机可最大限度地减少植入牙根周围牙槽骨细胞的损伤,达到最好的种牙效果(图 10-7)。

2. 牙科种植机的工作原理 牙科种植机主要是通过变速手机将马达的高转速转变成植入手术所需的转速以获得较大的切削扭矩,再进一步通过调速电路在此范围内无差级地增加或减小转速,使种植窝骨面热损伤减至最小,使种植窝精确成形。

（五） 注意事项

1. 使用前仔细阅读说明书,确认其基本工作环境及使用禁忌。

2. 注意设备标称的电源与供电网电源参数一致。

3. 各部件连接正确可靠。

4. 改变马达的转向,须在停机后再转向,否则容易损坏马达。

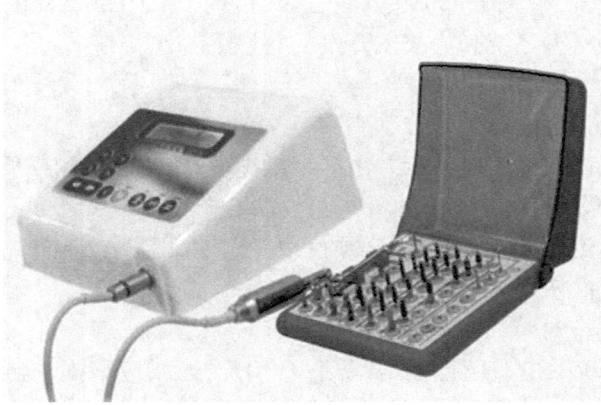

图 10-7　牙科种植机

5. 注意手机及其线缆的消毒条件限制,使用正确的消毒方式对手机及其线缆进行消毒。
6. 注意无菌操作。

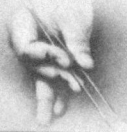

第十一章　口腔治疗操作技能的训练

　　口腔临床治疗过程中面临着复杂的操作环境、可操作空间小、操作精度要求高、口腔内干扰因素多(如唾液、水雾和气雾)及镜像操作等困难。针对上述问题设计的仿头模可以模拟患者的体位和口腔情况,对口腔医学生进行操作训练。但是在实验中发现仿头模存在下列问题:①仿头模需要固定的空间、供气系统、实验成本高,因此学生实际训练次数少,不能进行多次的重复实验;②对初学者而言操作难度大。医学生在还没有建立有效的镜像感的情况下,很难有效完成洞形和预备体的制备。因此,需要在仿头模实验前使用镜感训练装置,作为仿头模实验的前期准备和铺垫,循序渐进、多次有效地完成口腔操作训练,以期为医学生打下坚实的口腔基本操作基础。

　　镜感训练装置(图 11-1)有下述特点:

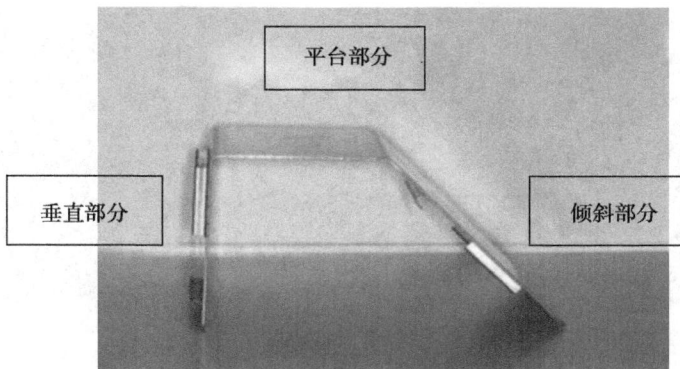

图 11-1　镜感训练装置

　　镜感训练装置由三部分组成:平台部分、垂直部分、倾斜部分。

　　1. 平台部分可以完成直视下的操作,模拟进行口内下颌牙𬌗面、近远中面和颊舌面的操作训练。

　　2. 垂直部分用于　①镜像绘图,初步建立镜像操作感;②镜像操作训练,模拟进行口内上下颌后牙颊舌面的操作训练。

　　3. 倾斜部分用于　①口镜镜像操作,初步建立口镜镜像操作感,完成在水雾干扰下的操作;②口镜镜像操作训练相当于进行口内上颌后牙𬌗面、颊舌面和近远中面的操作训练。

　　因此,镜感训练装置能够模拟口腔内各个部位操作的要求,有效训练学生的镜感、支点的体会和在水雾干扰下的操作。

第一节　直　视　训　练

一、直视下熟悉不同形状的钻针及其预备体的形态

（一）目的和要求

1. 掌握涡轮机的使用和支点的运用。

2. 熟悉不同形状的钻针及其预备体的形态。

（二）器材

镜感训练装置、钻针（倒锥钻、裂钻、球钻、轮型石、火焰钻、柱状金刚砂车针、直角金刚砂车针、Chamfer金刚砂车针）、涡轮机、高速手机、镜子、口镜、镊子、探针、牙周探针、树脂片（8mm×8mm×5mm）和方盘。

（三）学时安排

4学时。

（四）方法和步骤

1. 讲解不同钻针的形态和用途　熟悉倒锥钻、裂钻、球钻、轮型石、火焰钻、直角金刚砂车针、柱状金刚砂车针、Chamfer金刚砂车针的形态，如图11-2。

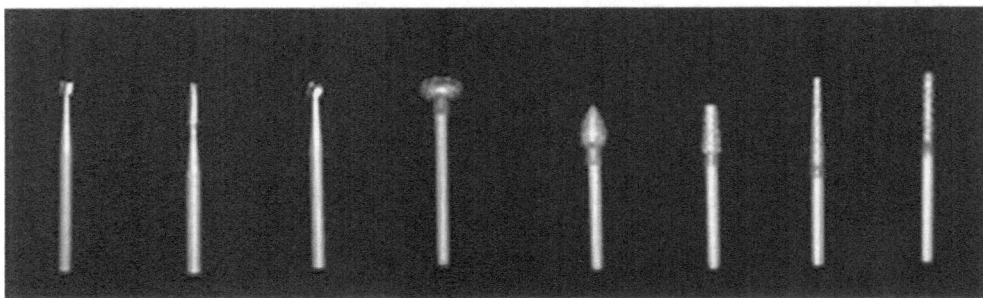

图11-2　各种钻针

2. 示教钻针的使用及其预备体形态。

3. 练习使用不同钻针。

4. 小组讨论。

5. 再次练习使用不同钻针。

（五）注意事项

1. 实验可戴上口腔科专用手套，能增加实验的难度。

2. 练习洞型预备时必须注意支点的稳定。

二、直视下预备规定洞型

（一）目的和要求

1. 掌握涡轮机的使用和支点的运用，完成在水雾干扰下的实验操作，为进一步的仿头模操作打下基础。

2. 掌握不同形状预备体的预备方法及钻针的选择。

3. 模拟进行口内下颌牙𬌗面、近远中面和颊舌面的操作训练。

4. 初步了解口腔医学中的基本概念。如：近中、远中、颊侧、舌侧、洞型、洞缘、点线角、鸠尾、预备体、直角肩台、凹槽肩台、内聚角等。

（二）器材

镜感训练装置、钻针（倒锥钻、裂钻、球钻、轮型石、火焰钻、柱状金刚砂车针、直角金刚砂车针、Chamfer 金刚砂车针）、涡轮机、高速手机、镜子、口镜、镊子、探针、牙周探针、树脂片（8mm×8mm×5mm）和方盘。

（三）学时安排

4 学时。

（四）方法和步骤

1. 直视下预备下述洞型及预备体

（1）将树脂片放置在平台部分上，用铅笔分别在两块树脂片中央画"十字"线，并分别标注①②。用裂钻在树脂片四个边缘的中央处刻"M、D、B、L"分别代表近中、远中、颊侧和舌侧，树脂片在镜像训练装置上固定后不得变换方向。铅笔标注Ⅰ、Ⅱ、Ⅲ、Ⅳ象限（图11-3）。

（2）将树脂片的四个角预备成圆弧形钝角，如图11-4 所示。

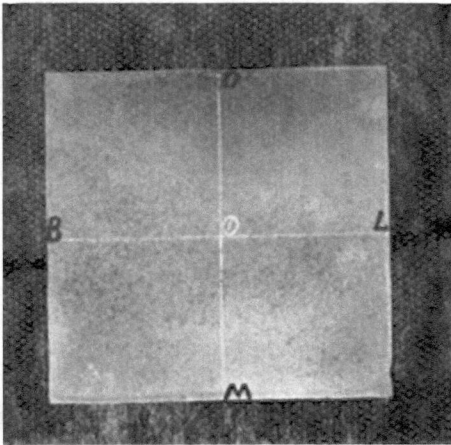

图 11-3　树脂片示意图

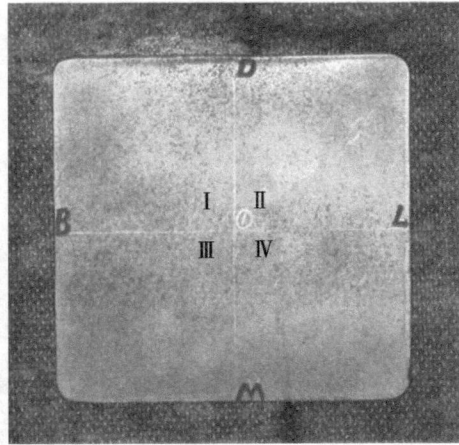

图 11-4　树脂片的四个角预备成圆弧形钝角

要求：树脂片圆弧预备体壁直、线角清晰、无锐边及倒凹。

（3）树脂片的Ⅱ、Ⅲ象限制备不同形状的洞型，如图11-5。

a. 直径为 4mm 圆形，深度 3mm，内角圆钝，底平、壁直、点线角清晰、无锐边及倒凹。

b. 边长 4mm 圆三角形，深度 3mm，内角圆钝，底平、壁直、点线角清晰、无锐边及倒凹。

c. 4mm×3mm 长方形，深度 2mm，内角圆钝，底平、壁直、点线角清晰、无锐边及倒凹。

d. 3mm×3mm 正方形，深度 2mm，内角圆钝，底平、壁直、点线角清晰、无锐边及倒凹。

e. 十字花形，长度 4mm，深度 2mm，内角圆钝，底平、壁直、点线角清晰、无锐边及倒凹。

f. 梅花形，深度 2mm，内角圆钝，底平、壁直、点线角清晰、无锐边及倒凹。

g. 哑铃形,深度 3mm,内角圆钝,底平、壁直、点线角清晰、无锐边及倒凹。

h. 哑铃形,深度 2mm,内角圆钝,底平、壁直、点线角清晰、无锐边及倒凹。

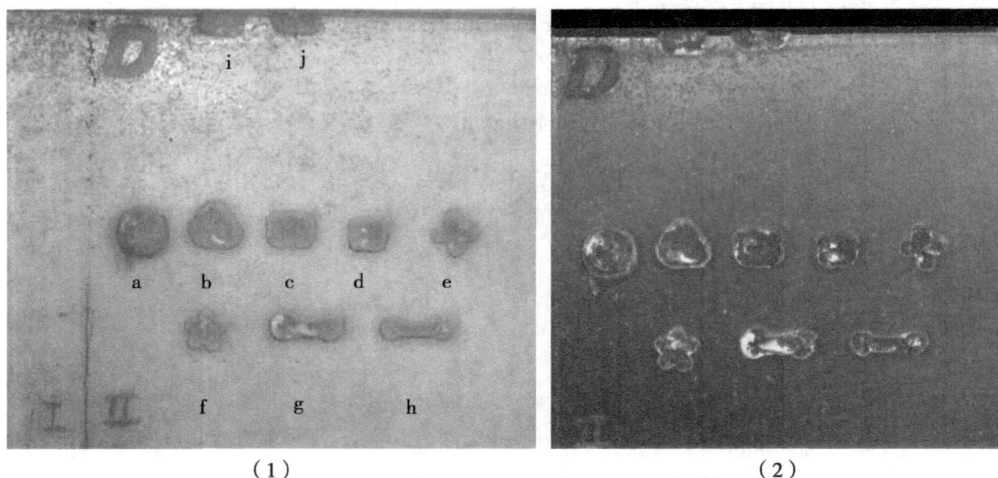

（1）　　　　　　　　　　　　　　　　　（2）

图 11-5　（1）树脂片的Ⅱ、Ⅲ象限制备不同形状的洞型；
（2）树脂片的Ⅱ、Ⅲ象限制备不同形状的洞型

（4）树脂片的Ⅱ、Ⅲ象限边缘处制备不同形态的洞型,如图 11-6。

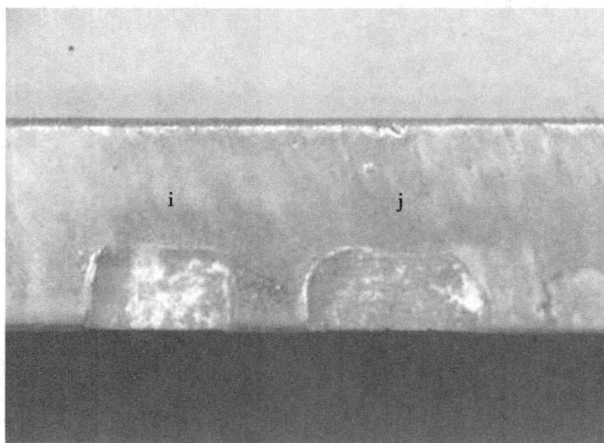

图 11-6　树脂片的Ⅱ、Ⅲ象限边缘处制备不同形态的洞型

i. 裂钻或金刚砂制备边长 3×2mm 长方形,深度 2mm,内角圆钝,底平、壁直、点线角清晰、无锐边及倒凹。

j. chamfer 金刚砂制备边长 3×2mm 长方形,深度 2mm,内角圆钝,凹槽肩台连续、壁直、点线角清晰、无锐边及倒凹。

2. 练习直视下制备规定洞型。

3. 小组讨论。

4. 再次练习直视下制备规定洞型。

（五）　注意事项

1. 实验可戴上口腔科专用手套,能增加实验的难度。

2. 练习洞型预备时必须注意支点的稳定,控制钻针的三维方向。

3. 树脂片在镜像训练装置上固定后不得变换方向,也不能拿在手中操作。

4. 防止钻针摆动,腕部及手指配合控制钻针的运动方向。

5. 可使用低速涡轮手机降低实验难度。

第二节　镜　像　训　练

一、镜　像　绘　图

（一）　实验目的和要求

1. 掌握口腔科操作所必须的镜像操作感,使镜像物体、镜像操作与实际物体方位相统一,形成条件反射。

2. 掌握低速涡轮手机的使用和支点的运用,完成在无水雾干扰下的实验操作,为进一步的涡轮机操作打下基础。

3. 熟悉不同形状的钻针及其预备体的形态。

（二）　器材

镜感训练装置、钻针(倒锥钻、裂钻、球钻、轮型石、火焰钻、柱状金刚砂车针、直角金刚砂车针、Chamfer 金刚砂车针)、低速涡轮手机、平面镜、铅笔、树脂片(8mm×8mm×5mm)。

（三）　学时安排

4 学时。

（四）　方法和步骤

1. 将树脂片插入镜像训练装置的倾斜部分,利用平面镜观察树脂片镜像,使用铅笔在树脂片的磨砂面绘制自行设计的图案,并签名。

2. 老师评分后,用不同形状的钻针刻画图案、利用钻针装饰树脂片的边缘处,形成画框。

3. 小组讨论。

镜像操作的体会;

镜像绘图的运笔方式和方向;

支点的应用;

互评构图的创造性、新颖性、不足之处;

改进的方法;

教师总结并纠正实习中出现的问题及错误。

4. 再次练习钻针刻画图案。

（五）　注意事项

1. 实验可戴上口腔科专用手套,能增加实验的难度。

2. 镜像绘图和雕刻图像时必须注意强化支点的使用。

3. 练习区分镜像物体与实际物体的差别。

4. 操作过程必须从平面镜中观察,不能在直视下进行。

5. 根据对不同钻针预备体形态的理解,修饰树脂片的边缘和画面的其余部分,达到美观、和谐的效果。

二、镜像预备不同洞型

（一）目的和要求

1. 掌握口腔科操作所必须的镜像操作感,使镜像物体、镜像操作与实际物体方位相统一,形成条件反射。

2. 掌握涡轮机的使用和支点的运用。

3. 熟悉不同形状的钻针及其预备体的形态。

4. 模拟进行口内上下颌后牙颊舌面的操作训练。

（二）器材

镜感训练装置、钻针(倒锥钻、裂钻、球钻、轮型石、火焰钻、柱状金刚砂车针、直角金刚砂车针、Chamfer 金刚砂车针)、涡轮机、高速手机、平面镜、镊子、探针、牙周探针、树脂片(8mm×8mm×5mm)和方盘。

（三）学时安排

4 学时。

（四）方法和步骤

1. 讲解镜感训练装置的放置方式、实验要求、操作注意要点。

将①号树脂片插入镜感训练装置的垂直部分,利用平面镜观察树脂片镜像并进行操作。

2. 在①号树脂片的Ⅰ、Ⅳ象限制备不同形态的洞型(图11-5),具体要求如下

a. 直径为 3mm 圆形,深度 3mm,内角圆钝,底平、壁直、点线角清晰、无锐边及倒凹。

b. 边长 3mm 圆三角形,深度 2mm,内角圆钝,底平、壁直、点线角清晰、无锐边及倒凹。

c. 3×2mm 长方形,深度 2mm,内角圆钝,底平、壁直、点线角清晰、无锐边及倒凹。

d. 2×2mm 正方形,深度 2mm,内角圆钝,底平、壁直、点线角清晰、无锐边及倒凹。

e. 十字花形,长度 4mm,深度 2mm,内角圆钝,底平、壁直、点线角清晰、无锐边及倒凹。

f. 梅花形,深度 2mm,内角圆钝,底平、壁直、点线角清晰、无锐边及倒凹。

g. 哑铃形,深度 3mm,内角圆钝,底平、壁直、点线角清晰、无锐边及倒凹。

h. 哑铃形,深度 2mm,内角圆钝,底平、壁直、点线角清晰、无锐边及倒凹。

3. 在①号树脂片的Ⅰ、Ⅳ象限边缘制备不同形态的洞型

i. 裂钻或金刚砂制备边长 3mm×2mm 长方形,深度 2mm,内角圆钝,底平、壁直、点线角清晰、无锐边及倒凹。

j. chamfer 金刚砂制备边长 3mm×2mm 长方形,深度 2mm,内角圆钝,凹槽肩台连续、壁直、点线角清晰、无锐边及倒凹。

4. 在①号树脂片的Ⅰ、Ⅳ象限圆弧角处制备直角肩台　如图11-7(1)(2)

用直角型金刚砂车针预备直角肩台,树脂片底部预留 1mm 不制备、底平、壁直、点线角清晰、无锐边及倒凹,肩台圆缓连续。

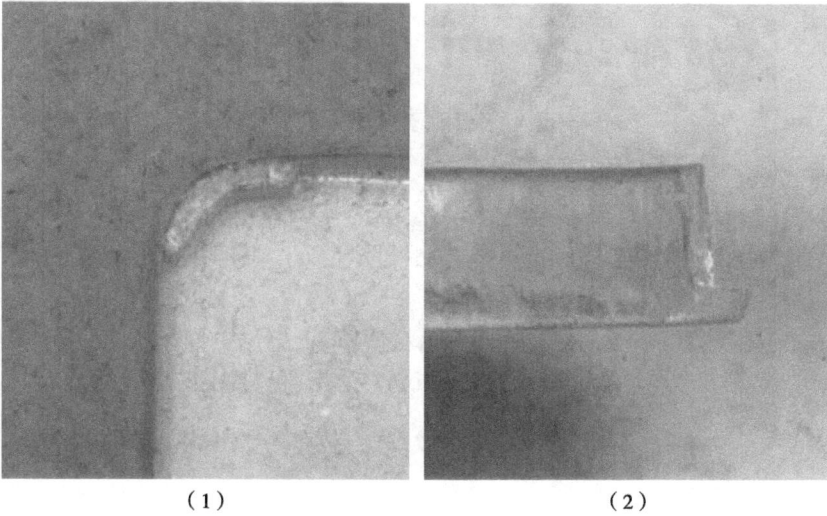

（1）　　　　　　　　　　（2）

图 11-7　（1）用直角型金刚砂车针预备直角肩台；
（2）用直角型金刚砂车针预备直角肩台

5. 在①号树脂片的Ⅱ、Ⅲ象限圆弧角处制备 chamfer 肩台　如图 11-8（1）（2）。

用 Chamfer 金刚砂车针预备 Chamfer 肩台，树脂片底部预留 1mm 不制备、壁直、点线角清晰、无锐边及倒凹，肩台圆缓连续。

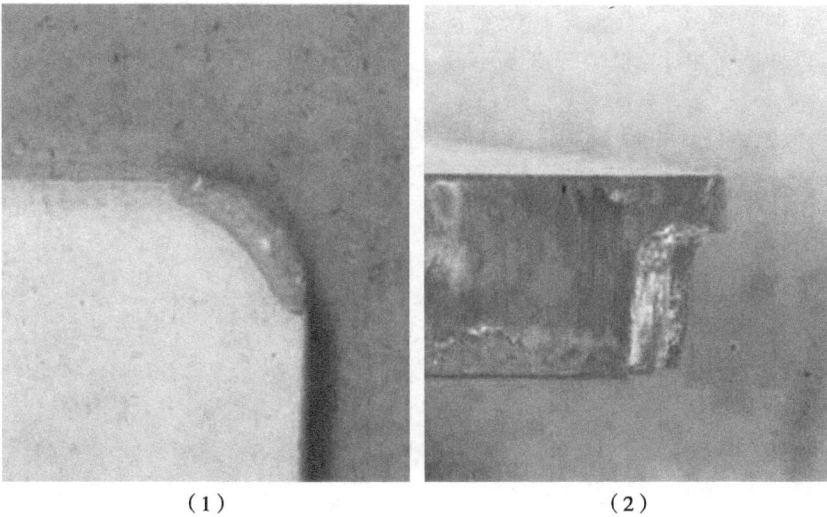

（1）　　　　　　　　　　（2）

图 11-8　（1）在①号树脂片的Ⅱ、Ⅲ象限圆弧角处制备 Chamfer 肩台；
（2）在①号树脂片的Ⅱ、Ⅲ象限圆弧角处制备 Chamfer 肩台

6. 小组讨论
7. 再次练习

（五）注意事项

1. 实验可戴上口腔科专用手套，能增加实验的难度。
2. 练习洞型预备时必须注意支点的稳定和正确使用支点。

3. 操作过程必须从平面镜中观察,不能在直视下进行。

4. 注意操作者的正确体位。

三、口镜镜像洞型的预备

（一）目的和要求

1. 掌握口镜镜像操作感,使镜像物体、镜像操作与实际物体方位相统一,形成条件反射。

2. 模拟进行口内上颌后牙殆面、颊舌面和近远中面的操作训练。

（二）器材

镜感训练装置、钻针（倒锥钻、裂钻、球钻、轮型石、火焰钻、柱状金刚砂车针、直角金刚砂车针、chamfer 金刚砂车针）、涡轮机、高速手机、口镜、镊子、探针、牙周探针、树脂片（8mm×8mm×5mm,2 个）和方盘。

（三）学时安排

4 学时。

（四）方法和步骤

1. 讲解镜感训练装置的放置方式、实验要求、操作注意要点（支点、水雾干扰等）。

2. 将②号树脂片插入镜感训练装置的倾斜部分,平台部分与桌面接触,倾斜部分外面面向操作者,利用口镜观察树脂片镜像并进行操作。相当于进行上颌后牙殆面及上前牙舌面洞型制备,如图 11-9。

3. 在②号树脂片的Ⅰ、Ⅳ限制备不同形态的洞型（图 11-5）。

4. 在②号树脂片的Ⅰ、Ⅳ象限边缘制备不同形态的洞型（图 11-6）。

5. 在②号树脂片的Ⅱ、Ⅲ象限制备不同形态的洞型 将②号树脂片插入镜感训练装置的倾斜部分,平台部分与桌面接触,倾斜部分内面面向操作者,利用口镜观察树脂片镜像并进行操作。相当于进行右上颌后牙殆面洞型制备。如图 11-10。制备洞型及要求同步骤 3。

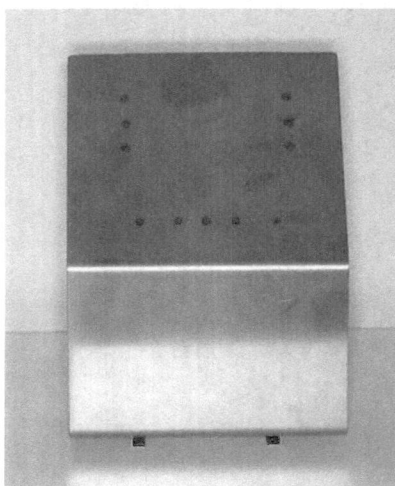

图 11-9 镜感训练装置倾斜部分
外面面向操作者

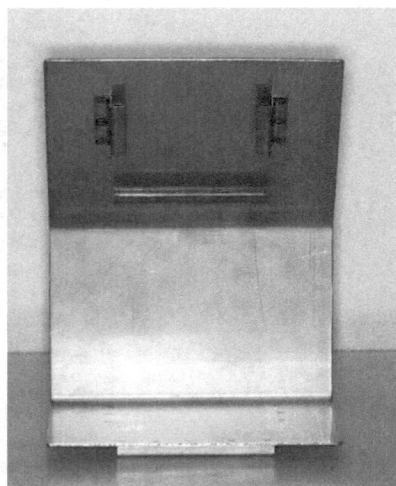

图 11-10 镜感训练装置倾斜部分
内面面向操作者

6. 在②号树脂片的Ⅱ、Ⅲ象限边缘制备不同形态的洞型 将倾斜部分内面面向操作者,利用口镜观察树脂片镜像并进行操作。制备洞型及要求同步骤4。

7. 在②号树脂片的Ⅰ、Ⅳ象限圆弧角处制备直角肩台 用直角型金刚砂车针预备直角肩台,树脂片底部预留1mm不制备、底平、壁直、点线角清晰、无锐边及倒凹,肩台圆缓连续。

8. 在②号树脂片的Ⅱ、Ⅲ象限圆弧角处制备chamfer肩台 用Chamfer金刚砂车针预备Chamfer肩台,树脂片底部预留1mm不制备、壁直、点线角清晰、无锐边及倒凹,肩台圆缓连续。

9. 小组讨论。

10. 再次练习。

（五）注意事项

1. 实验可戴上口腔科专用手套,能增加实验的难度。

2. 练习洞型预备时必须注意支点的稳定和正确使用支点。

3. 操作过程必须从口镜中观察,不能在直视下进行。

第三节 口腔科常用材料的初步应用

（一）目的和要求

初步了解常用牙科材料如:丁氧膏、磷酸锌水门汀、光固化复合树脂、藻酸盐印模材、嵌体蜡、液体石蜡等的性能。

（二）器材

镜感训练装置、树脂片(8mm×8mm×5mm)、雕刀、小蜡刀、水门汀充填器、大头针、丁氧膏、磷酸锌水门汀、光固化复合树脂、藻酸盐印模材、嵌体蜡、液体石蜡、调拌刀、橡皮碗、光固化机、玻璃板等。

（三）学时安排

4学时。

（四）方法和步骤

1. 讲解不同材料的性能和用途。

2. 示教不同材料的使用方法。

3. 练习使用不同材料

（1）将树脂片放置在镜感训练装置的平台部分上,任选前期实验预备好的窝洞完成下述操作:

①丁氧膏的充填;

②磷酸锌水门汀的充填;

③光固化复合树脂的充填;

④藻酸盐印模材制取印模;

⑤制作嵌体蜡型。

（2）将树脂片插入镜感训练装置的垂直部分,任选前期实验预备好的窝洞完成下述操作:

①丁氧膏的充填;

②磷酸锌水门汀的充填;

③光固化复合树脂的充填;

④藻酸盐印模材制取印模;

⑤制作嵌体蜡型。

（3）将树脂片插入镜感训练装置的倾斜部分,任选前期实验预备好的窝洞完成下述操作:

①丁氧膏的充填;

②磷酸锌水门汀的充填;

③光固化复合树脂的充填;

④藻酸盐印模材制取印模;

⑤制作嵌体蜡型。

4. 小组讨论。

5. 再次练习。

（五）注意事项

1. 实验可戴上口腔科专用手套,能增加实验的难度。

2. 练习洞型预备时必须注意支点的稳定和正确使用支点。

3. 操作过程必须从平面镜中观察,不能在直视下进行。

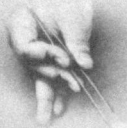

第十二章　口腔摄影基础

　　口腔摄影的被摄物主要包括患者面部、面部组织、口唇、牙列、牙齿、口腔黏膜和口腔内的其他组织结构等内容,特别是要对口腔内的组织结构进行精确拍摄,这对口腔摄影器材有特别的要求。

第一节　口腔摄影器材的认识

一、口腔摄影照相机

(一) 目的和要求

1. 熟悉口腔摄影器材的基本要求。
2. 熟悉口腔摄影相机机身、镜头和环形闪光灯结构。

(二) 器材

口腔摄影相机、镜头、环形闪光灯等。

(三) 学时安排

4 学时。

(四) 口腔摄影照相机的认识

口腔摄影相机现在一般采用数码单镜头反光相机(D-SLR,digital single lens reflex),简

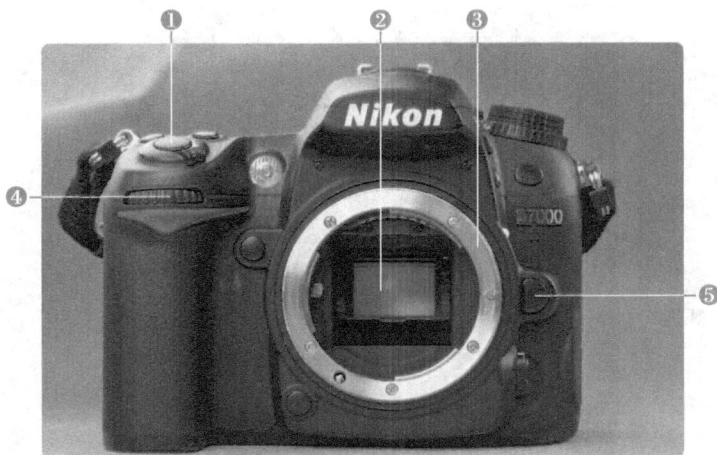

图 12-1　相机机身正面

1. 快门释放按钮;2. 机身内的反光镜,感光元件就在其后面;
3. 镜头接口;4. 副指令拨盘;5. 镜头释放按钮

称数码单反相机。口腔摄影相机的基本机构包括相机机身、镜头以及闪光灯等外设装置。

1. 相机机身 简单讲,相机的机身就是一个不透光的盒子,有选择地让一定的光线通过镜头进入机身,到达感光元件(CCD 或 CMOS),形成图像(图 12-1 ~ 图 12-4)。

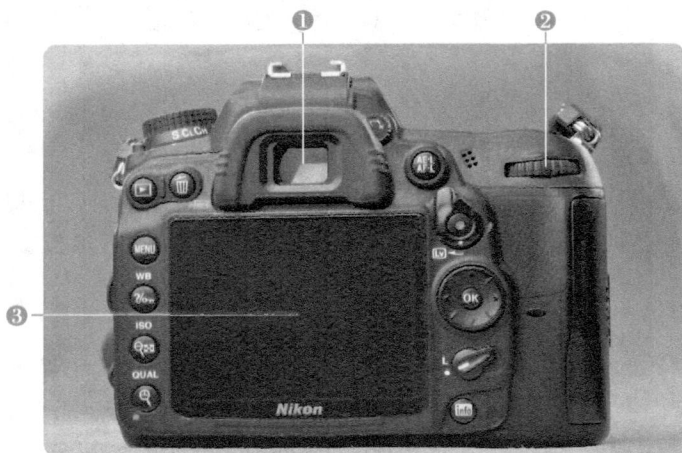

图 12-2 相机机身背面
1. 取景器观察窗口;2. 主指令拨盘;3. 背屏显示器

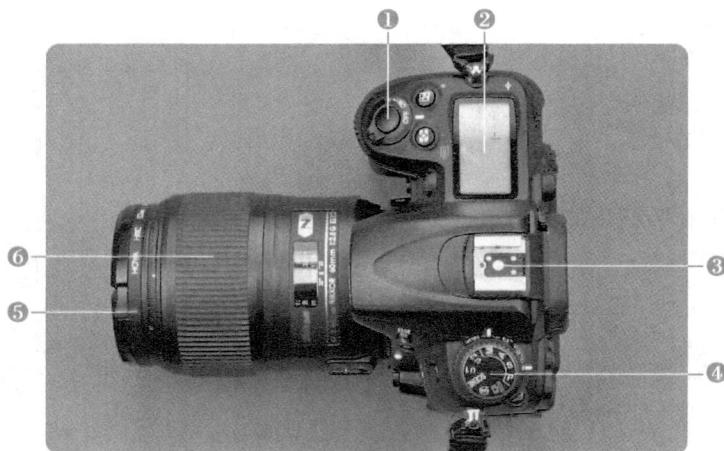

图 12-3 相机机身顶部
1. 快门释放按钮;2. 控制面板显示器;3. 热靴插座;
4. 拍摄模式选择拨盘;5. UV 镜;6. 调焦环

(1)感光元件:CCD 或 CMOS,位于相机机身的内部,用于记录影像信息,相当于胶片相机的胶片。

(2)取景器:相机的取景器并不只是位于相机背面的观察窗口,实际上单反相机的取景器是一套复杂的系统,由位于相机机身内的反光镜和棱镜等组成。外部影像通过镜头,经过反光镜和棱镜的反射到达取景器窗口,供拍摄者观察。也就是说,拍摄者是通过镜头直接观察影像,理论上讲,从取景器看到的影像内容就是拍摄出来的影像内容。这也是单镜头反光相机"反光"一词的由来(图 12-5)。

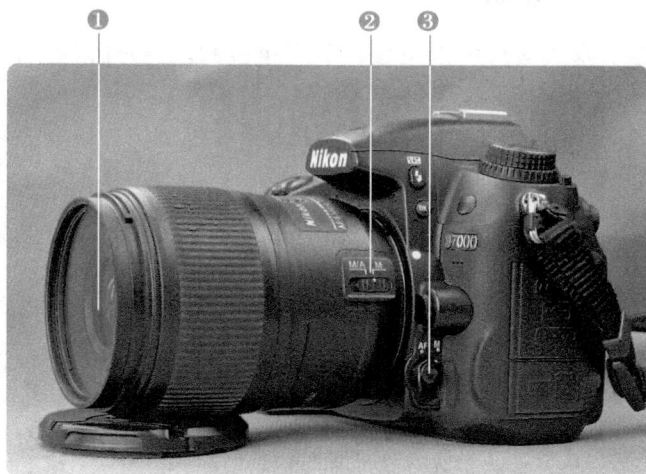

图 12-4　相机左前侧面
1. UV 镜;2. 镜头对焦模式转换开关;3. 相机机身对焦模式转换开关

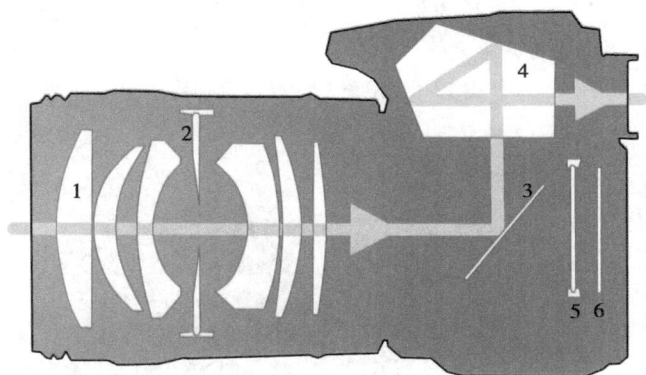

图 12-5　相机的取景系统
1. 镜片组;2. 光圈;3. 反光镜;4. 五棱镜;
5. 快门;6. 感光元件(CCD 或 CMOS)

（3）镜头接口:可以连接与机身匹配的镜头,镜头接口左侧的按钮是镜头释放按钮,按下镜头释放按钮后,可以拆卸和更换镜头。

（4）快门:允许光线进入相机的开关,当按下快门释放按钮时,取景系统中的反光镜会迅速升起,通过镜头的光线直接照射在感光元件上,进行曝光,曝光完成后,反光镜落下,阻挡光线直接照射感光元件,从而完成拍照过程。可以通过调节快门速度来控制进入机身的光线时间长短,从而控制曝光量。

（5）内置式闪光灯和热靴插座:内置式闪光灯在需要时可以自动或手动弹出,对被摄物进行补光,在拍摄患者面部肖像时可以采用,但口内摄影一般不采用内置式闪光灯。热靴插座是外置式闪光灯与相机机身的连接装置,连接好闪光灯后,可以通过机身对闪光灯发出闪光指令和进行部分控制。

（6）控制系统:相机的电子控制系统,提供测光、对焦控制、拍摄模式调节、白平衡调节、曝光补偿调节等功能。

口腔摄影相机的机身一般采用常规数码单反相机的机身,并没有特殊性,一般来讲,感光元件的像素越高越好。

2. 镜头　由一系列透镜组成,基本功能是让光线通过镜头,并经过镜头的聚焦,到达感光元件上,形成影像(图 12-6,图 12-7)。

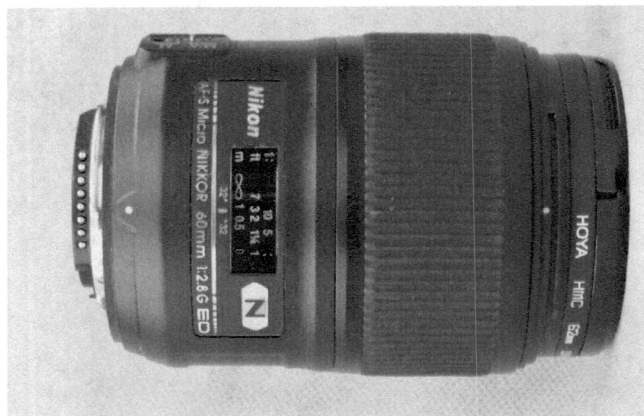

图 12-6　尼康 60mm 微距镜头

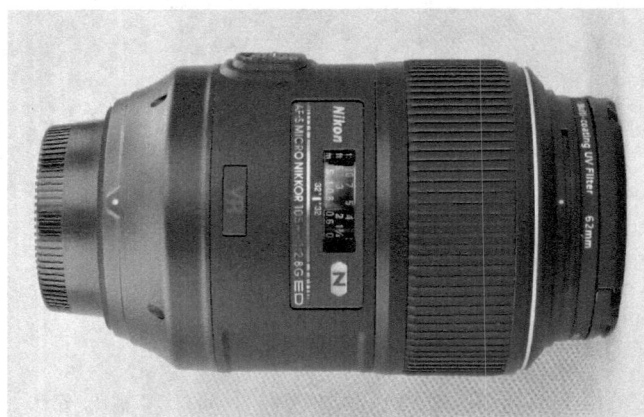

图 12-7　尼康 105mm 微距镜头

(1) 光圈:是镜头的重要结构,由一系列的叶片组成,在叶片中央形成的圆孔就是光圈。光线就是通过这个圆孔进入相机,到达感光元件上。通过调节叶片可以改变圆孔孔径的大小,也就是光圈的大小,这决定单位时间内进入相机机身的光线量。通过调节光圈大小,可以控制曝光量。光圈可以由镜头上的光圈调节环进行机械调节,也可以通过相机机身上的控制系统进行电子调节。

光圈值:光圈大小由光圈值来表示,符号是 F 或 f。

简单来讲,光圈值数字越大,光圈越小,数字越小,则光圈越大(图 12-8 ~ 图 12-10)。

镜头最大的光圈表示这只镜头的最大通光量,是镜头的特性。最大光圈数标记在镜头

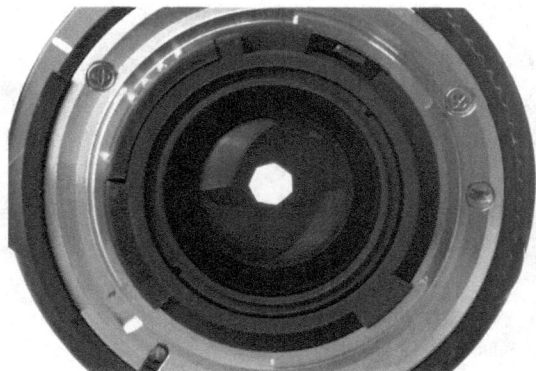

图 12-8 光圈 F16

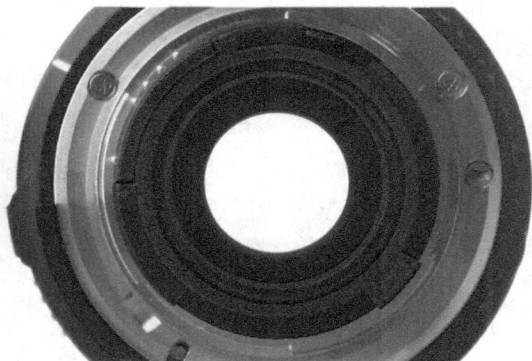

图 12-9 光圈 F2.8

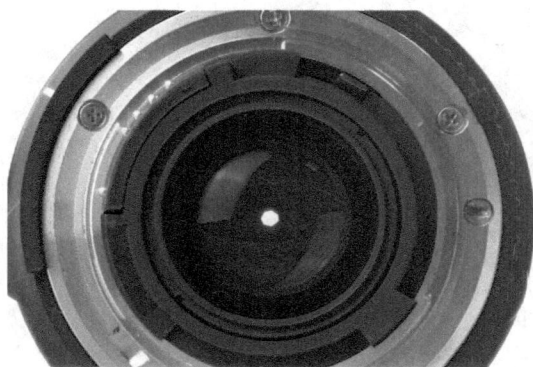

图 12-10 光圈 F32

上,如 1:2.8 就代表这个镜头最大的光圈是 f2.8。

口腔摄影多用微距摄影,但与花卉和昆虫等微距拍摄不同,需要较大的景深,这对镜头的最大光圈要求不高,反而是对镜头的最小光圈要求高,光圈能调节到尽量小,如达到 f32。

(2)焦距:是指镜片的中心点到感光元件之间的距离。镜头的焦距决定了被摄物在感光元件(成像平面)上所形成影像的大小,也决定了这支镜头的视角,焦距大则影像大、视角窄,焦距小则影像小、视角宽。比如在同样距离下对被摄物进行拍摄,由于 60mm 的镜头的视角大于 105mm 的镜头,用 60mm 镜头拍摄的影像较小,但画幅中包含的内容较多。如果需要获得在画幅中同样大小的影像,用 60mm 镜头可以离被摄物较近,而使用 105mm 镜头需要离开被摄物较远。口腔摄影采用的微距镜头焦距有 60mm、65mm、100mm 和 105mm 等。

口腔摄影采用的微距镜头是定焦镜头(不是变焦镜头),由于定焦镜头的焦距固定不变,为获得画幅中期望的被摄物大小,必须人为地调整相机和被摄物之间的距离。

焦距是镜头的另一个特性,数值也标记在镜头上。如图 12-6 和图 12-7,60mm 和 105mm 就代表了这个镜头的焦距。

(3)调焦:转动调焦环,可以调节镜头的伸缩,从而调节被摄物在取景器中(同时也是在 CCD 或 CMOS 上)的清晰程度。通过切换镜头和机身上的转换开关,可以选择使用手动调焦,也可以选择使用自动调焦。自动调焦使用方便,对准被摄物后,无需转动调焦环,半按快门释放按钮,相机进行自动对焦,从取景器观察窗口即可看见清晰的拍摄物。手动对焦模式下,必须转动调焦环,获得清晰的图像。口腔摄影常规采用手动对焦模式。

(4)微距镜头(Micro 镜头):是一种可以非常接近被摄物进行聚焦的镜头,在感光元件(成像平面)上所形成的影像大小与被摄体的真实尺寸大致相等。在拍摄少数几颗牙齿或相似大小的组织结构时,可以做到 1:1 的复制比例,可以清晰地表达这些组织结构的细节,减少不必要的内容进入画幅。

微距镜头像差很小,全画面成像的一致度非常的好,图像中央和四周同样清晰,其近距离对焦的成像大大优于同焦距的普通镜头。这些特点正好符合口腔摄影尽可能真实还原口腔内外组织结构影像的要求,所以口腔摄影常规使用微距镜头,特别是牙齿等组织结构的细节表达,比如尼康的 60mm、105mm 微距镜头,佳能 50mm、65mm、100mm 微距镜头,腾龙 60mm、90mm 微距镜头等。

（5）放大倍率:又称放大率、复制比例,是微距镜头的一个参数,标记在镜头上,通过转动调焦环可以变化放大倍率的大小(图 12-11)。

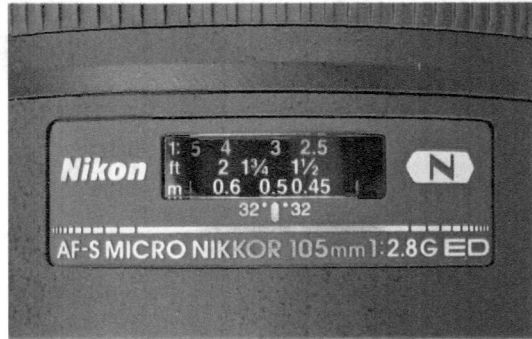

图 12-11　镜头上放大倍率数值位于窗口的第一排,呈橘红色,显示为 1:3

放大倍率表达的是,在感光元件(成像平面)上的成像与实际被摄物的大小比例。如果说被摄物是 10mm 长,1:1 的放大倍率表示成像与被摄物等长,即 10mm 长。1:2 的放大倍率表示成像为 5mm,1:10 则指成像为实际被摄物的 1/10,即 1mm。

口腔摄影一般选用放大倍率最大为 1:1 的微距镜头。如果被摄物是牙齿的话,1:1 放大倍率在感光元件上形成的影像与被拍摄的牙齿一样大小;如果放大比率是 1:3 的话,在感光元件(成像平面)上形成的影像是牙齿尺寸的 1/3 大小(图 12-12,图 12-13)。

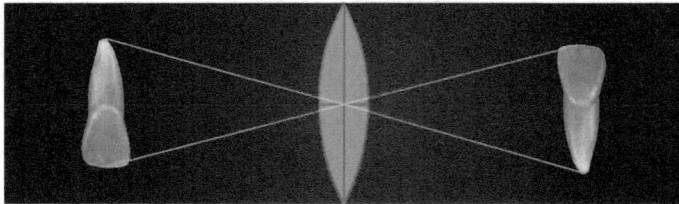

图 12-12　放大倍率 1:1 示意图

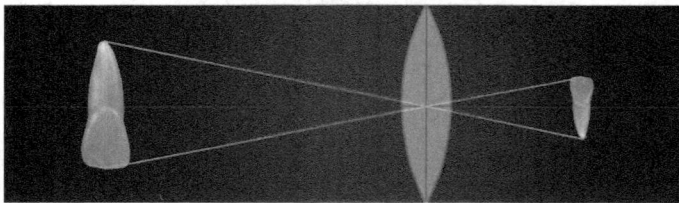

图 12-13　放大倍率 1:3 示意图

从拍摄的内容来看,比值越大(分母越小)感光元件中的所能拍摄下来的内容越少,比如1:1的比例下,所能拍摄的牙齿比例大,但画幅中囊括的牙齿比较少,大约4~6颗。比值越小(分母越大),拍摄的内容越多,比如,1:3的比例下,牙齿的比例较小,但画幅中的牙齿数量多,可以囊括口腔内全部的牙齿,拍摄下整个上颌弓的牙齿时常采用1:3的放大倍率。在1:10的放大倍率设置下,可以拍摄下整个患者的面部肖像(图12-14,图12-15)。

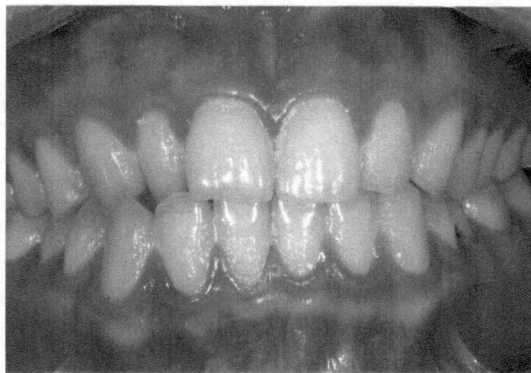

图 12-14　放大倍率 1:2 拍摄的前牙正面像
（相机 Nikon D7000,60mm 微距镜头）

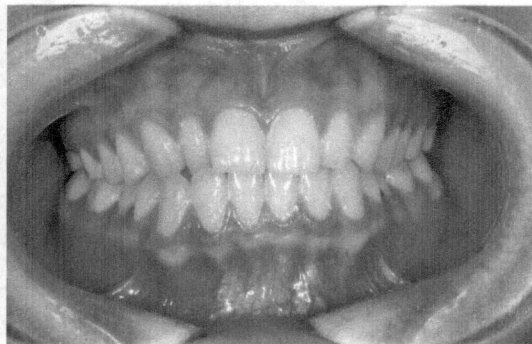

图 12-15　放大倍率 1:3 拍摄的前牙正面像
（相机 Nikon D7000,60mm 微距镜头）

既然放大率是由调焦环来调节,那么一个放大率就一定对应有一个明确的对焦距离,即获得清晰图像的相机到被摄物之间的距离。所以,在确定了放大率后,为了要获得清晰的图像,需要前后移动调节相机到被摄物的距离。这对于习惯自动对焦的使用者来讲比较难以理解,但稍加练习就可以轻易掌握。

（6）UV 镜:安装在镜头的前面,除了可以减少紫外光对曝光效果的影响,也常常用于保护相机镜头免遭灰尘、接触造成污染或损伤镜头等影响。口腔摄影需要近距离接触患者口腔,使用 UV 镜,可以防止雾气、水汽对镜头的影响,经常装卸环形闪光灯的转接圈也可以直接接在 UV 镜上,减少对镜头的接口的磨损。

3. 环形闪光灯　相机的闪光灯一般分为内置式和外接式。环形闪光灯属于外接式闪光灯,置于镜头的前方,避免了镜头对光线的遮挡。闪光的形式属于包围式闪光,保证近距离拍摄的范围内都能获得比较均匀和完整的光线,避免了死角。口腔摄影通常使用环形闪光灯。

有的环形闪光灯有一个有线连接的控制部分(电池仓通常也位于这里),控制部分与相机机顶位置的热靴插座连接(图12-16)。

有的环形闪光灯使用无线遥控装置,通过遥控器进行遥控,遥控器连接在热靴插座上。

有的环形闪光灯是通过相机机身的内置闪光灯进行引闪(图12-17)。

一般来讲,通过对闪光灯的控制部分调节,可以对闪光的输出功率进行调节,从而调节曝光效果。有的相机和匹配的闪光灯可以实现闪光灯曝光自动补偿,即 TTL 模式,在这一模式下,不必对闪光灯进行调节,闪光灯输出功率根据相机设置的曝光参数进行自动调节。

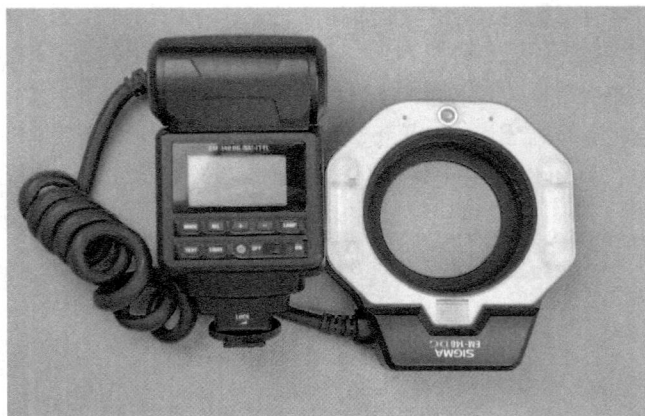

图 12-16　SIGMA（商品名）环形闪光灯，左边部分为控制部分，安插在相机顶的热靴上，右边部分是环形闪光灯，卡在微距镜头上

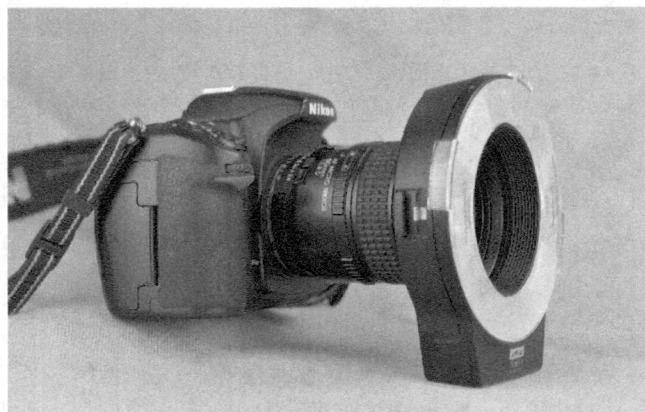

图 12-17　安装在镜头上的美兹（商品名）环形闪光灯，依靠相机机身的内置闪光灯引闪

二、口腔摄影其他器材

（一）目的和要求

熟悉口腔摄影其他的辅助器材。

（二）器材

人像背景布、辅助灯、口唇拉钩、口内反光板和口内背景板等。

（三）学时安排

1 学时。

（四）口腔摄影其他器材的认识

1. 人像背景布　口腔摄影的人像拍摄主要是指肖像拍摄，记录正面面部、45°侧面和 90°侧面的肖像和微笑像。肖像拍摄需要统一的洁净的背景色，一般选用蓝色和灰色的背景布。如果有专门的摄影室，可以将背景布固定在墙上，但要注意一般不把背景布设置在窗边,减少窗外自然光对面部曝光不均匀的影响。

2. 辅助灯光 为了面部肖像拍摄的效果,可以利用辅助灯光进行拍摄。简易布置辅助
灯光,可以布置在人像的两侧,与头等高,45°向患者照射。灯泡选择 6500k 色温的灯泡,使用反光伞或柔光箱等,避免灯光对患者面部的直接照射,减少辅助灯光对面部照射较"硬"的效果。

3. 口唇拉钩 为了充分暴露口内的组织结构,需要使用口唇拉钩牵拉口唇和颊部。口唇拉钩包括月牙拉钩、V 形拉钩等(图 12-18)。

4. 口内反光板 为了能拍摄到整个牙弓的全貌、牙齿的咬合面、牙齿的颊舌侧面,以及上腭、颊部、口底等组织,需要使用反光板辅助拍摄(图 12-19)。

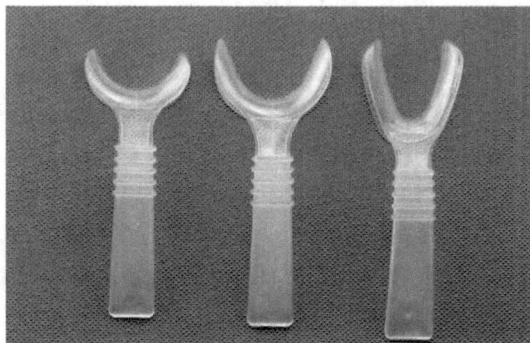

图 12-18 口唇拉钩

5. 口内背景板 口内背景板常用于前牙的拍摄,可以突出所拍摄的主题,剥离掉无关内容对主题的影响,还可以表现其美学效果,如半透明感等。可以使用专用的背景板,也可以使用黑色卡纸或黑色绒布(图 12-20)。

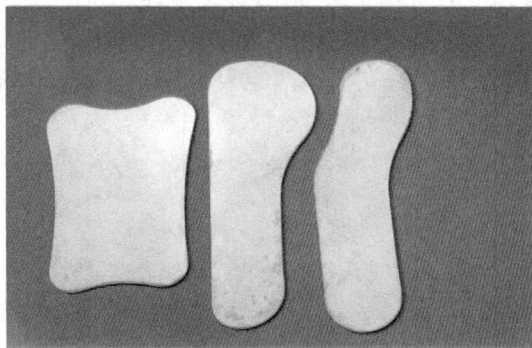

图 12-19 口内反光板

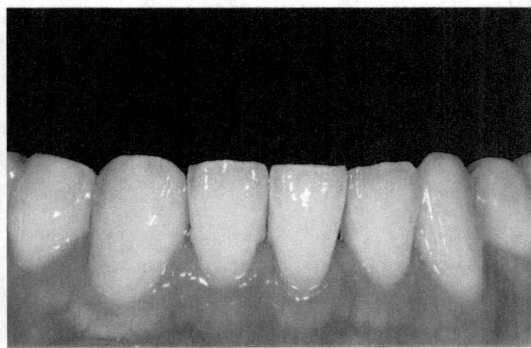

图 12-20 使用黑色口内背景板,突出主题,避免杂乱的背景干扰

第二节 口腔摄影训练

一、口腔摄影基本操作

(一) 目的和要求
1. 掌握口腔摄影镜头和环形闪光灯的安装。
2. 掌握摄影者的姿势和被摄者的体位。
3. 熟悉对焦。

(二) 器材
口腔摄影相机、镜头、环形闪光灯等。

（三）学时安排

4学时。

（四）方法和步骤

1. 安装镜头和环形闪光灯

（1）安装微距镜头：拆装镜头时，确保环境干净，因为镜头拆下后，相机机身内部完全暴露，镜头的机身端也暴露，灰尘可能因此进入机身和污染镜头的机身端。另外，拆装镜头时要注意避免相机和镜头跌落。拆装镜头前，确认相机已经关机，确认镜头盖已经盖上。

拆卸镜头：左手握持相机机身，右手握持镜头，左手示指按住机身上镜头接口边的镜头释放按钮，两手协调顺时针旋转镜头直至镜头卸下。注意尼康相机的镜头拆卸镜头是顺时针方向，而佳能相机正好相反，是逆时针方向拆卸。

安装镜头：左手握持相机机身，右手握持镜头，镜头上的白点与机身镜头接口边的白点对准，插入镜头，双手协调轻轻反时针旋转镜头直至镜头安装到位，安装到位后会听到镜头锁止的"咔嗒"声。同样，佳能相机与尼康相机的方向相反。

（2）安装环形闪光灯：如果闪光灯有控制部分，需要先把控制部分安插在相机顶部的热靴插座上。在镜头前端安装与镜头口径匹配的环形闪光灯接圈，将环形闪光灯卡在接圈上，确保固定。

2. 摄影者的姿势　拍摄者左手掌心向上，从下托住相机的镜头和部分机身，如果需要调焦，可以用拇指和示指转动调焦环。右手握持相机的机身右侧，示指轻轻搭在相机的快门释放按钮上。两手臂略微夹紧，靠住身体，防止手臂发抖。右眼从取景器窗口观察被摄物，左眼可以睁开以观察周围，调节相机到被摄物之间的距离，在拍摄时也可以闭上左眼，以利于右眼观察对焦是否准确。两腿略张开，或左右分开，或左脚前右脚后，保持平衡，如果在牙椅上拍摄患者，腿部可以紧贴牙椅获得支持。拍摄时，为保持相机稳定，按快门的时候可以屏住呼吸（图12-21，图12-22）。

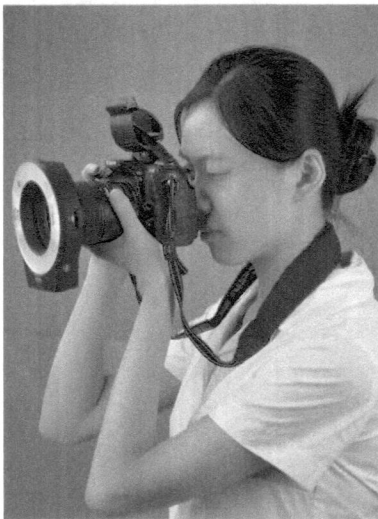

图12-21　拍摄者握持相机
进行拍摄的姿势

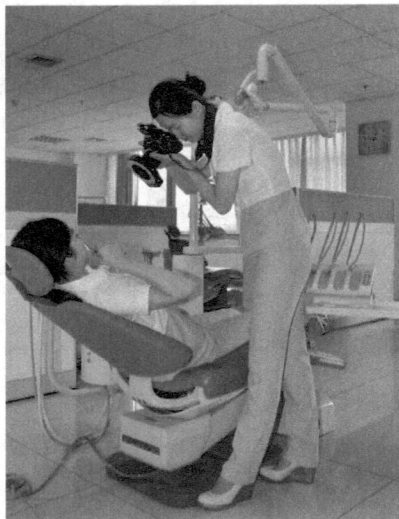

图12-22　拍摄者进行口
内拍摄的姿势

3. 被摄者的体位

面部拍摄：患者站立位或坐位，眼睛平视前方，面对相机，拍摄正面像；调整身体向左侧或（和）右侧45度，拍摄45度侧面像；调整身体向左或（和）向右，与背景垂直，拍摄侧面像。拍摄过程中，患者头部保持平直，不上仰和下俯，眼睛平视前方。

口腔拍摄：患者轻松躺在牙椅上，调节牙椅，使椅背与地面成30°～45°的夹角。调节头靠，保持头部与身体平直（图12-23）。

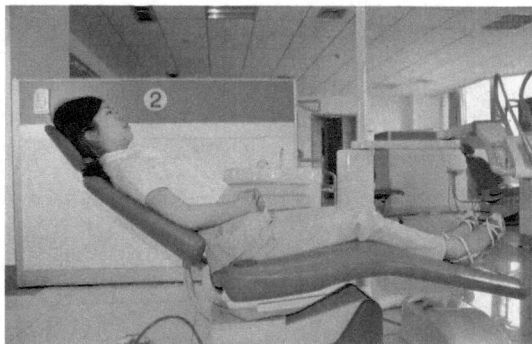

图12-23　牙椅背调节成30°～45°的角度，
被摄者轻松地躺在牙椅上

4. 对焦　一般来讲，摄影对焦有自动对焦和手动对焦两种模式，相机机身和镜头上都有对焦模式切换开关，切换对焦模式开关后可以采用不同的对焦模式。

（1）自动对焦模式：将相机的镜头和机身都设置为自动模式，对准被摄物，半按快门释放按钮，镜头快速自动伸缩完成对焦，在取景器窗口中可以看到清晰的被摄物，再完整按下快门释放按钮，进行曝光。

（2）手动对焦模式：将相机的镜头和机身都设置为手动模式，将相机对准被摄物，左手调节调焦圈，直到取景器中可以看到清晰的被摄物，完整按下快门释放按钮，进行曝光。

自动对焦是人们日常拍摄常用的对焦模式，简单方便，只需半按快门，镜头自动伸缩，就可以获得清晰的图像。但是在口腔摄影中，虽然任意的距离和角度都可以自动对焦，但随意的拍摄距离会造成拍摄放大倍率的不一致，获得的构图内容也不一致。同时由于相机与被摄物距离的不同，还会造成曝光效果不一致。口腔摄影不建议采用自动对焦模式。但如果仅仅是通过手动对焦代替自动对焦，而不限定拍摄距离，仍然会造成拍摄放大倍率的不一致，获得的拍摄构图内容不一致，曝光效果不一致，拍摄效果仍然不标准。

为保证获得比较标准的构图内容和一致的曝光效果，必须固定放大倍率进行拍摄——"预设放大倍率移动对焦"。

预设放大倍率移动对焦是采用手动对焦模式，根据拍摄构图的内容，预先设定好放大倍率。由于放大倍率已经确定，相机到被摄物的距离也就确定，不能再通过调节调焦环来获得清晰的图像，只能通过拍摄者移动相机到合适的距离，来"找到"清晰的图像。

固定放大倍率拍摄的好处是，在同一放大倍率下，构图的内容相近，被摄物的大小也相近，曝光效果比较标准。拍摄前牙时采用1∶1～1.5的放大倍率，整个构图内容绝大部分是上下前牙，没有其他无关内容。

口腔摄影最好采用预设放大倍率移动对焦方法，这对于习惯自动对焦的拍摄者而言比较困难，但稍加练习就能顺利掌握。

二、口腔摄影参数调节

（一）目的和要求
熟悉口腔摄影的参数调节，如调节光圈、快门速度、ISO 值、光源和闪光灯。

（二）器材
口腔摄影相机、镜头、环形闪光灯等。

（三）学时安排
4 学时。

（四）方法和步骤

1. 光圈的调节

（1）光圈的概念：一定量的光进入相机，被感光元件接受，这个过程称为曝光（exposure）。到达感光元件的光量太少或太多会导致拍摄的影像过暗或过亮，这称为曝光不足或曝光过度。无论是曝光过度或曝光不足，都不能还原被摄物的真实的颜色、层次和质地等信息。如何正确地进行曝光，光圈是一个重要参数。

光圈是相机镜头内部的重要结构，由一系列叶片组成，在中央形成的一个圆形孔，通过调节叶片可以调节圆孔的大小。通过调节光圈的大小，可以调节进入相机的光线量。形象地讲，光圈就像水龙头，闸门开大点，单位时间放出的水量就大，闸门开小点，单位时间放出的水量就小。

（2）光圈的符号和意义：光圈的大小由镜头上的 f 值来表示，如 2.8、4、5.6、8、11、16、22、32 等，数字越小，表示接受的光量越多，每个 f 值都是上一级 f 值光量的两倍，也就是说，f16 接收的光量是 f22 的两倍；反之亦然。

实际上 f 值的大小并不只是和光圈大小有关系，还与镜头的焦距有关。

（3）光圈与景深的关系：

景深：对准拍摄主体对焦后，一段距离内，主体前后成像都能清晰显示，这一距离称为景深。在口腔摄影而言，对准中切牙对焦后，除了中切牙能清晰地成像以外，还期望获得磨牙也是清晰的，这就是说还需要较大的景深。

影响景深的因素有三个：

镜头的焦距：焦距越大，景深越小。

被摄物的距离：被摄物越近，景深越小。

光圈的大小：光圈越大，景深越小（图 12-24）。

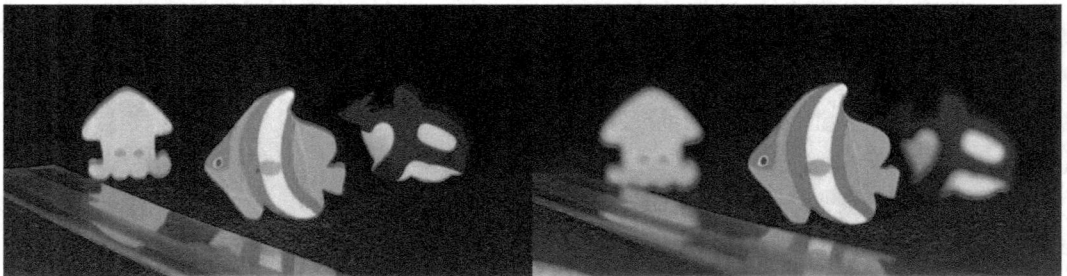

图 12-24　光圈大小对景深的影响，左图采用 F32 的光圈，右图采用 F5 的光圈

由于口腔摄影采用定焦镜头而且镜头到被摄物之间的距离是预设好的,所以口腔摄影的景深主要受光圈的影响。为获得较大的景深,宜采用较小的光圈。

(4) 口腔摄影光圈的选择:在口腔摄影而言,镜头采用定焦镜头(60mm 或 105mm 等),镜头焦距不再调节,而且由于口腔摄影一般采用预设放大倍率,相机到被摄物的距离也就被预设,所以景深受光圈影响较大。一般来讲,光圈越小,景深越大,越能满足口腔摄影要求。口腔摄影,特别是口内拍摄的光圈一般选择尽可能小,如在 f28、f32 及以上。面部肖像拍摄的距离相对较远,一般可以选择 f11、f16 等光圈。

2. 快门速度的调节

(1) 快门速度的概念:控制合适的光线量进入相机,形成合适的曝光,这不只取决于光圈,还取决于光线进入相机的时间,即相机的快门速度。如果把光圈比喻成水龙头,快门速度就是闸门打开的时间,闸门开放的时间长,水量就大,闸门开放的时间短,水量就小。用快门速度来控制进入光线进入相机的时间,快门速度越快,进入相机的光线量就越少,快门速度越慢,进入相机的光线量就越多。

(2) 快门速度的分级和表示:传统的快门速度分为 1 秒、1/2 秒、1/4 秒、1/8 秒、1/15 秒、1/30 秒、1/60 秒、1/125 秒、1/250 秒、1/500 秒、1/1000 秒等等级,其中每一级是上一级速度的一半,光线量也就是上一级的一半。现代的相机速度可以更快,而且有一些中间级别的数值,如 1/100 秒等。方便摄影者对曝光进行控制。

快门速度在相机上的标示并不是 1/125 这样,而是直接标示为 125,所以数字越大,标示速度越快(图 12-25)。

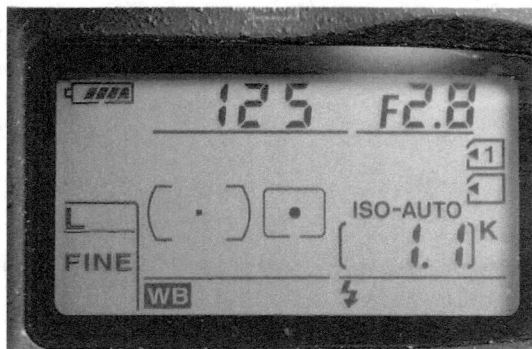

图 12-25　控制面板显示速度为 1/125 秒,光圈为 2.8,白平衡设置为闪光灯模式,ISO 设置为自动

(3) 口腔摄影快门速度的选择:口腔摄影要求摄影者手持相机对患者进行拍摄,快门速度过低会造成图像模糊,所以口腔摄影的快门速度一般不低于 1/100,常规设置可以为 1/125。

3. ISO 值的调节　ISO 值本来是指胶片的感光度,对光的敏感程度。ISO 数值越大,对光越敏感,如 ISO200 的胶片感光度是 ISO100 的两倍,ISO400 是 ISO100 胶片感光度的四倍,每个胶片都有设定好的 ISO 值,并不能在相机上进行调节。

数码相机采用感光元件来获取影像,有一定的感光度范围,可以通过控制系统对感光度进行调节,虽然并没有采用胶片,但按照习惯,对感光元件感光度进行类似胶片感光度的设定。调高 ISO 值,可以在不改变光圈的条件下,使用更快的快门速度获得同样的曝光效果。反之,在快门不变的情况下,可以使用更小的光圈获得同样的曝光量。或不改变光圈和快门速度的组合,在暗环境下获得较好的曝光效果。

虽然较高的感光度可以在获得暗环境下的曝光效果,但高感光度并非全是优点,设置高感光度拍摄的影像会有更多的"噪点",类似高感光度胶片影像不细腻的效果。口腔摄影常常采用闪光灯提供光源,拍摄内容置于闪光灯下,ISO 值一般设为 100 或 200。

4. 白平衡的调节 不同的光源有不同的颜色,而且就算在室外的阳光,也因为晴天、阴天、早上、中午等的不同,颜色也不同。不同颜色的光源会让同一个被摄物呈现出不同的颜色效果。绝大部分情况下,人脑会自动分辨出被摄物的真实颜色,但相机却会记录下来这些色偏,拍摄出来被摄物颜色与真实的物体颜色不一致,造成颜色失真。控制色偏,还原被摄物的真实颜色就要采用白平衡设置,根据不同的光环境,设置不同的白平衡。

口腔摄影采用闪光灯提供光源,避免了环境光的影响,白平衡设置为闪光灯模式就可以了。

5. 闪光灯的设置 曝光是否合适,主要是依据进入到相机到达感光元件上的光线量是否合适,所以曝光效果与控制光量的光圈大小、快门速度有关,也与感光元件的感光度即 ISO 值有关。除此以外,提供被摄物照明的闪光灯也是曝光的影响因素。

口腔摄影尤其是口内摄影,主要依靠闪光灯提供光源,闪光灯的输出指数过大可以造成曝光过度,反之造成曝光不足。闪光灯可以手动调节输出,也可以使用 TTL 模式。TTL(through the lens)模式,即通过镜头测光来决定闪光输出,相对简单。由于不同的闪光灯的闪光指数不同,实际拍摄时需要进行测试。

三、口腔摄影基本构图与拍摄

(一) 目的和要求

掌握口腔摄影基本构图与拍摄。

(二) 器材

口腔摄影相机、镜头、环形闪光灯、人像背景布、辅助灯、口唇拉钩、口内反光板和口内背景板等。

(三) 学时安排

4 学时。

(四) 方法和步骤

1. 面部肖像基本构图 被摄者站立或端坐,头部平直,眼睛平视前方,瞳孔连线保持水平。

相机放大倍率设置大于 1∶10,由于镜头上标记放大倍率的数值超过 1∶10 后没有数值,故估计放大倍率大约为 1∶15,儿童可以设置为 1∶10,可做适当校正,使画面上面包括头顶,下面包括颏部。

光圈设置 f11,根据曝光情况可做调整;速度 1/125;ISO 设置 100;白平衡设置为闪光灯模式;使用相机自带的弹出式闪光灯,可增加辅助灯光。

拍摄者横握相机,相机与被摄者头部等高,避免仰拍和俯拍,相机水平面与瞳孔连线平行。保持拍摄姿势,采用移动对焦方式,上身与相机同时前后移动,直到获得清晰的图像,完成拍摄。

一般拍摄自然肖像和微笑像各一张。如法可以拍摄双侧侧面和双侧 45°侧像。

2. 口内拍摄

(1) 牙列正面拍摄像:

被摄者躺在牙椅上,调整牙椅靠背与地面成 30°~45°,头略偏向右侧(拍摄者侧)。

嘱被摄者上下颌牙齿咬合,选择合适的月牙拉钩,将被摄者口角向两侧和略向前拉开,充分暴露前牙和口腔前庭。牵拉可以由助手操作，也可以请被摄者本人操作。

相机光圈设置为 f32 或以上；速度设置为 1/125；ISO 设置 100；白平衡设置为闪光灯模式；使用环形闪光灯，输出指数为 1/4，可做适当矫正。

相机放大倍率设置为 1∶2.5，儿童可设置为 1∶2，可做适当矫正，使画面包括两侧最后的磨牙位置，但不要纳入全部拉钩进入构图（图 12-26）。

拍摄者横握相机，两腿前后站立，左脚前右脚后，与牙椅靠紧。

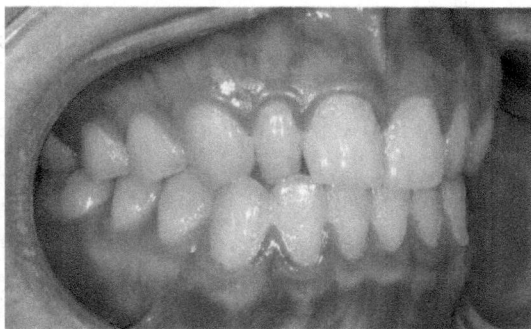

图 12-26　放大倍率 1∶2.5 拍摄的前牙正面像
（相机 Nikon D7000,60mm 微距镜头）

相机与被摄者面部垂直，利用相机取景器里的参考线，中心对准两上中切牙切端中间，校准相机位置，垂线与上颌中线一致，水平线与𬌗平面一致，避免仰拍和俯拍。保持拍摄姿势，采用移动对焦方式，上身与相机同时前后移动，直到获得清晰的图像，完成拍摄。

拍摄咬合的状态后，再嘱被摄者略张口，上下前牙切端互相不重叠，再拍摄一张。

（2）牙列侧面拍摄像：

被摄者躺在牙椅上，调整牙椅靠背与地面成 30°~45°。拍摄右侧面时，被摄者头略偏向左侧；拍摄左侧面时，被摄者头尽量偏向右侧。

嘱被摄者上下颌牙齿咬合，选择一个 V 形拉钩和一个月牙拉钩，V 形拉钩牵拉拍摄侧口角尽量向侧面牵拉，充分暴露后牙颊侧；月牙拉钩轻拉对侧口角，保持口唇完全拉开。牵拉可以由被摄者本人操作，也可以由被摄者牵拉月牙拉钩，摄影者左手牵拉 V 形拉钩，有利于充分暴露拍摄区域。拍摄者右手单手持相机进行拍摄。牵拉被摄者右侧口角比较自然方便，但牵拉左侧口角时，略有不便，左手与持相机的右手有交叉，左手在下牵拉口角，右手在上持相机拍摄。

相机光圈设置为 f32 或以上；速度设置为 1/125；ISO 设置 100；白平衡设置为闪光灯模式；使用环形闪光灯，输出指数为 1/4，可做适当矫正。

相机放大倍率设置为 1∶2.5，儿童可设置为 1∶2，可做适当矫正，使画面一侧包括最后的磨牙位置，一侧包括最边界的牙齿，不要将拉钩全部纳入构图（图 12-27）。

拍摄者横握相机，两腿前后站立，左脚前右脚后，与牙椅靠紧。

相机与被摄者面部角度约 45°，利用相机取景器里的参考线，中心对准尖牙切端，校准相机位置，水平线与𬌗平面一致，避免仰拍和俯拍。保持拍摄姿势，采用移动对焦方式，上身与相机同时前后移动，直到获得清晰的图像，完成拍摄。

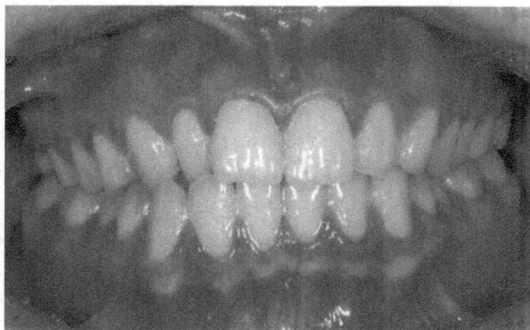

图 12-27　放大倍率 1∶2.5 拍摄的牙列侧面
（相机 Nikon D7000,60mm 微距镜头）

拍摄咬合的状态后，再嘱被摄者略张

口,再拍摄一张。

交换拉钩,完成另一侧的拍摄。

(3) 上颌全牙列𬌗面拍摄像:

上颌全牙列𬌗面无法直接拍摄,只能通过反光板进行拍摄。

被摄者躺在牙椅上,调整牙椅靠背与地面成30°~45°,头略偏向右侧(拍摄者侧),根据拍摄便利,可以嘱被摄者略仰头或低头。

嘱被摄者张嘴,选择合适的月牙拉钩将被摄者口角向两侧和略向前、向上拉开,牵拉可由助手操作,也可以由被摄者本人操作。选择合适的反光板,根据反光板的形态,拇指和示指握持反光板后份的两侧边缘,镜面朝上,轻柔地放进被摄者口腔,反光镜的背面可以与下颌牙齿切端、𬌗面接触,但镜面不要接触上颌最后的磨牙,以免拍摄中上颌最后的磨牙也进入画面中(尽量只拍摄反光板中的画面)。反光板由拍摄者左手握持,根据相机取景器的所见进行调节,以利于拍摄。右手持相机,单手进行拍摄操作。

相机光圈设置为f32或以上;速度设置为1/125;ISO设置100;白平衡设置为闪光灯模式;使用环形闪光灯,输出指数为1/4,可做适当矫正。

相机放大倍率设置为1:3,儿童可设置为1:2.5,可做适当矫正,使画面包括反光板中全牙列的位置(图12-28)。

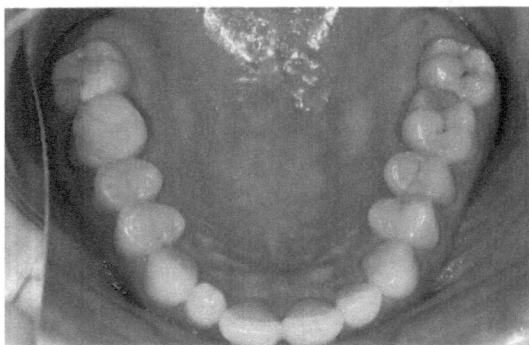

图12-28　放大倍率1:3拍摄的上颌全牙列𬌗面
(相机 Nikon D7000,60mm 微距镜头)

拍摄者横握相机,两腿前后站立,左脚前右脚后,与牙椅靠紧,从正面进行拍摄。

相机瞄准反光板,利用相机取景器里的参考线,中心对准反光板中牙弓的中心位置,校准相机位置,垂线与上颌牙弓的中线一致。保持拍摄姿势,采用移动对焦方式,上身与相机同时前后移动,直到获得清晰的图像,完成拍摄。由于口腔内光线不足,可以使用辅助灯光如牙椅灯等帮助观察对焦。

(4) 下颌全牙列𬌗面拍摄像:下颌全牙列𬌗面无法直接拍摄,只能通过反光板进行拍摄。

被摄者躺在牙椅上,调整牙椅靠背与地面成30°~45°,头略偏向右侧(拍摄者侧),根据拍摄便利,可以嘱被摄者略仰头或低头。

嘱被摄者张嘴,选择合适的月牙拉钩将被摄者口角向两侧和略向前、向下拉开,牵拉可由助手操作,也可以由被摄者本人操作。选择合适的反光板,根据反光板的形态,拇指和示指握持反光板后份的两侧边缘。嘱被摄者向上卷舌,镜面朝下,轻柔地放进被摄者口腔,反光板背面推起舌体,避免舌侧面遮挡需要拍摄的牙齿。调整反光板角度,以利于拍摄,反光板背面可以与上颌牙齿切端、𬌗面接触,但镜面不要接触上颌最后的磨牙,以免拍摄中下颌最后的磨牙也进入到画面中(尽量只拍摄反光板中的画面)。反光板由拍摄者左手握持,根据相机取景器的所见进行调节,以利于拍摄。右手持相机,单手进行拍摄操作。

相机光圈设置为f32或以上;速度设置为1/125;ISO设置100;白平衡设置为闪光灯模

式;使用环形闪光灯,输出指数为1/4,可做适当矫正。

相机放大倍率设置为1:3,儿童可设置为1:2.5,可做适当矫正,使画面包括反光板中全牙列的位置。

拍摄者横握相机,两腿前后站立,左脚前右脚后,与牙椅靠紧,从正面进行拍摄。

相机瞄准反光板,利用相机取景器里的参考线,中心对准反光板中牙弓的中心,校准相机位置,垂线与上颌牙弓的中线一致。保持拍摄姿势,采用移动对焦方式,上身与相机同时前后移动,直到获得清晰的图像,完成拍摄。由于口腔内光线不足,可以使用辅助灯光如牙椅灯等帮助观察对焦。

第十三章　口腔颌面部结构的观察和绘图

第一节　颅　骨

颅由 23 块颅骨组成,分为容纳脑的脑颅和构成面部支架的面颅两部分。除下颌骨和舌骨外,其余各骨借缝、软骨连结和骨性结合相互连成一个牢固的整体。

一、颅骨整体观

(一) 目的和要求

通过观察、标注颅骨的各部结构,能掌握颅骨的组成和形态特点。

(二) 器材

颅骨标本、挂图、模型、铅笔、彩笔、直尺和纸张等。

(三) 学时安排

2 学时。

(四) 标注或涂色颅骨结构

1. 分离颅骨(图 13-1)

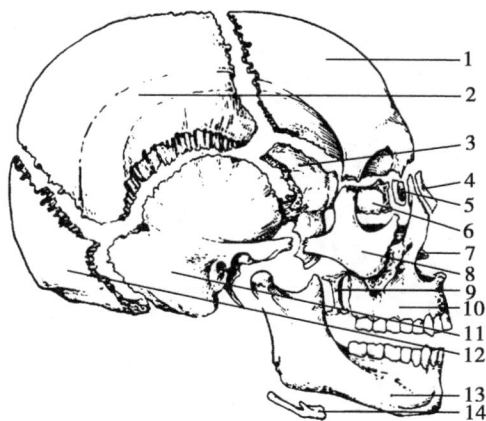

图 13-1　分离颅骨

1.	5.	9.	13.
2.	6.	10.	14.
3.	7.	11.	
4.	8.	12.	

2. 用彩色笔填描各骨
　　（1）颅骨前面观（图 13-2）
　　（2）颅骨侧面观（图 13-3）
　　（3）颅骨后面观（图 13-4）
　　（4）颅骨上面观（图 13-5）

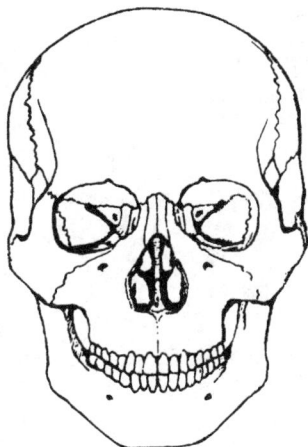

图 13-2　颅骨前面观

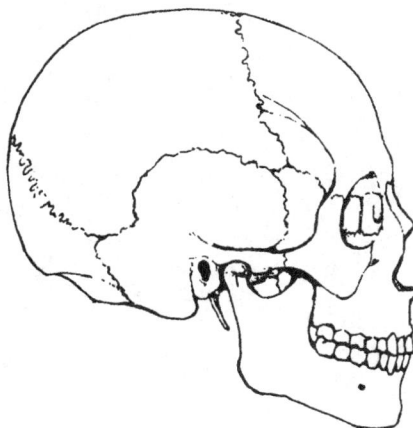

图 13-3　颅骨侧面观

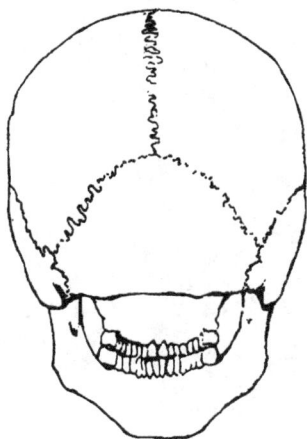

图 13-4　颅骨后面观

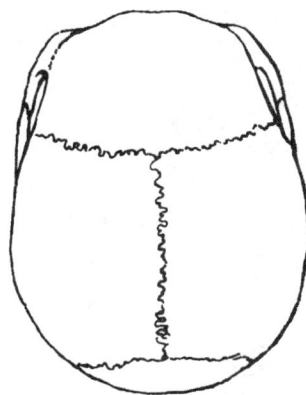

图 13-5　颅骨上面观

3. 标注表面结构
　（1）颅骨前面观（图 13-6）
　（2）颅骨侧面观（图 13-7）
　（3）颅底下面观（图 13-8）

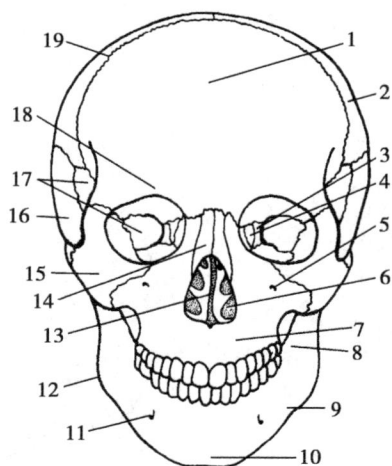

图 13-6 颅骨前面观

1.	6.	11.	16.
2.	7.	12.	17.
3.	8.	13.	18.
4.	9.	14.	19.
5.	10.	15.	

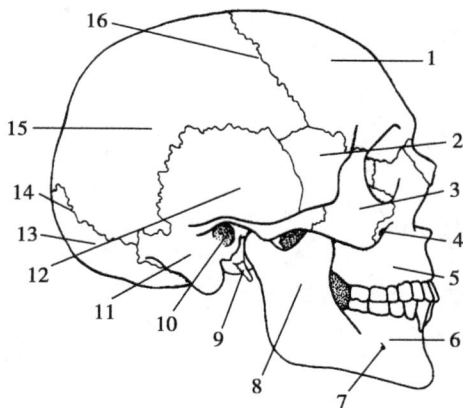

图 13-7 颅骨侧面观

1.	5.	9.	13.
2.	6.	10.	14.
3.	7.	11.	15.
4.	8.	12.	16.

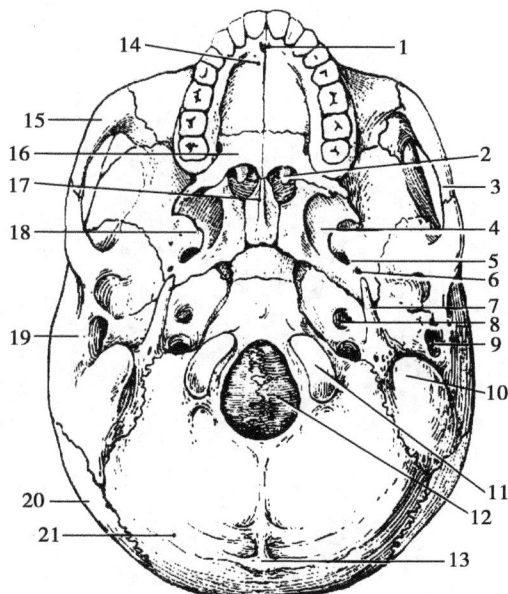

图 13-8 颅底下面观

1.	7.	13.
2.	8.	14.
3.	9.	15.
4.	10.	16.
5.	11.	17.
6.	12.	18.

19.
20.
21.

二、单 个 颅 骨

（一）目的和要求

通过观察、标注上颌骨、下颌骨、颞骨和腭骨的结构,能掌握这些颅骨的组成和形态特点。

（二）器材

上颌骨、下颌骨、颞骨、蝶骨和腭骨的标本、挂图、模型、铅笔、彩笔、直尺和纸张等。

（三）学时安排

2 学时。

（四）标注各颅骨结构

1. 上颌骨

（1）上颌骨外面观（图 13-9）

（2）上颌骨内面观（图 13-10）

（3）上颌骨前面观（图 13-11）

（4）上颌骨后面观（图 13-12）

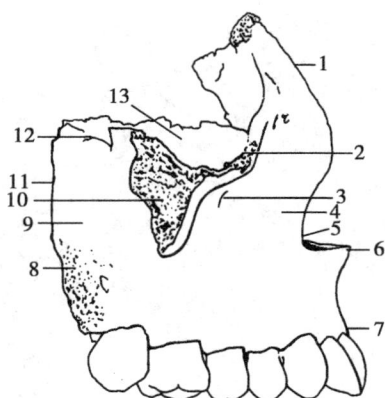

图 13-9 上颌骨外面观

1.	5.	9.	13.
2.	6.	10.	
3.	7.	11.	
4.	8.	12.	

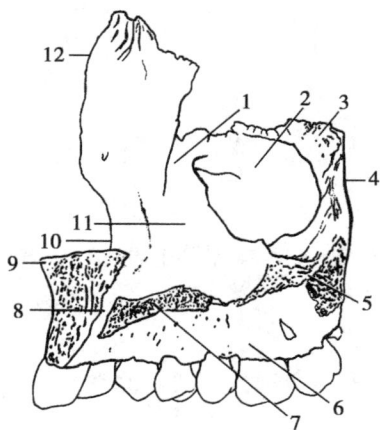

图 13-10 上颌骨内面观

1.	5.	9.
2.	6.	10.
3.	7.	11.
4.	8.	12.

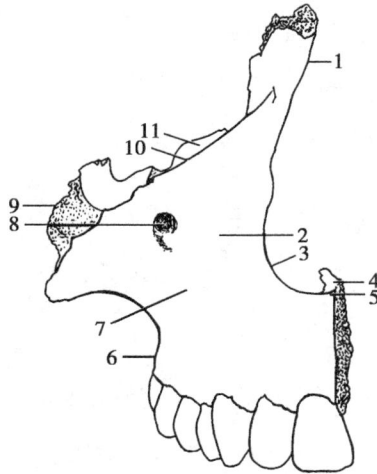

图 13-11 上颌骨前面观

1.	4.	7.	10.
2.	5.	8.	11.
3.	6.	9.	

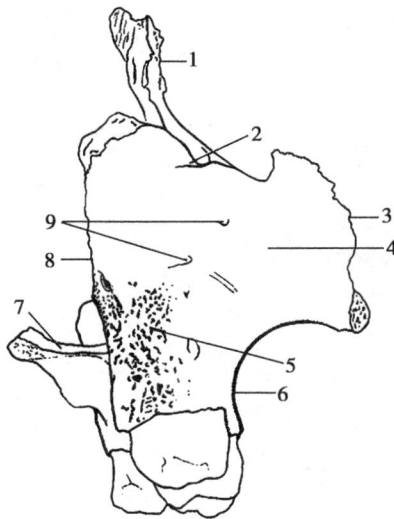

图 13-12 上颌骨后面观

1.	4.	7.
2.	5.	8.
3.	6.	9.

2. 下颌骨

（1）下颌骨外面观（图 13-13）

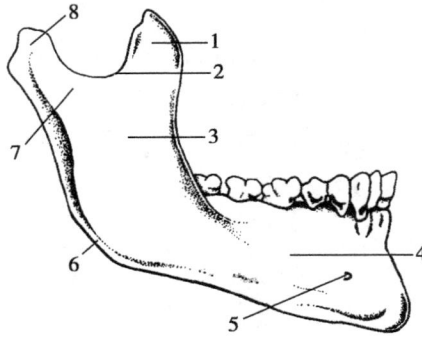

图 13-13　下颌骨外面观

1.　　　　　3.　　　　　5.　　　　　7.

2.　　　　　4.　　　　　6.　　　　　8.

（2）下颌骨内面观（图 13-14）

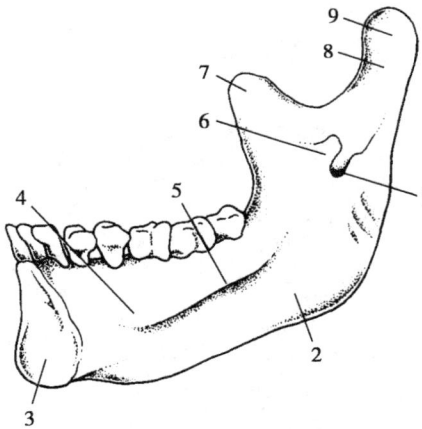

图 13-14　下颌骨内面观

1.　　　　　4.　　　　　7.

2.　　　　　5.　　　　　8.

3.　　　　　6.　　　　　9.

3. 颞骨

（1）颞骨外面观（图 13-15）

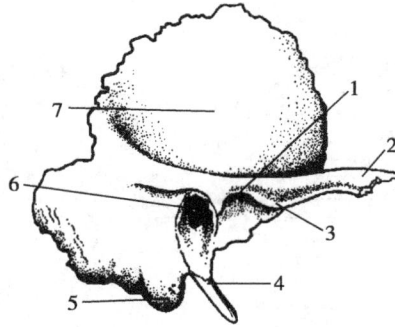

图 13-15　颞骨外面观

1.	3.	5.	7.
2.	4.	6.	

（2）颞骨下面观（图 13-16）

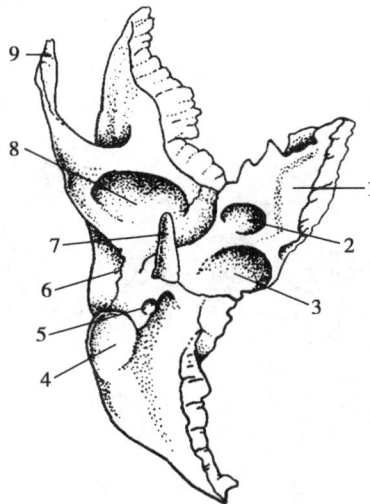

图 13-16　颞骨下面观

1.	4.	7.
2.	5.	8.
3.	6.	9.

4. 蝶骨

（1）蝶骨前面观（图 13-17）

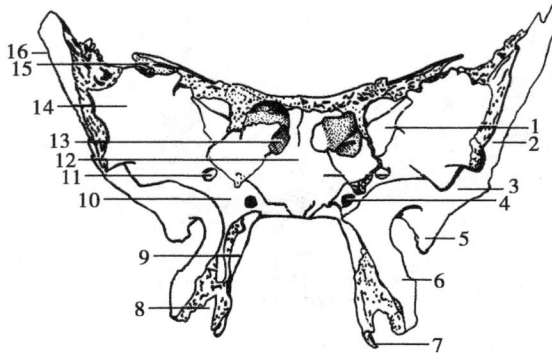

图 13-17　蝶骨前面观

1.	5.	9.	13.
2.	6.	10.	14.
3.	7.	11.	15.
4.	8.	12.	16.

（2）蝶骨后面观（图 13-18）

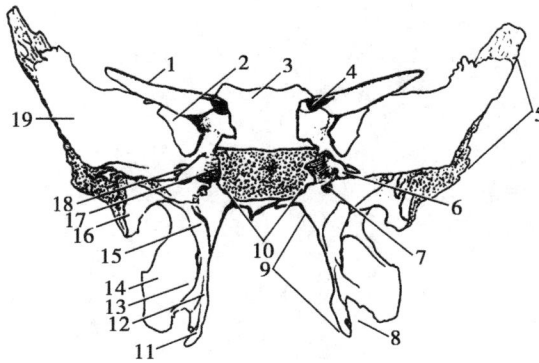

图 13-18　蝶骨后面观

1.	6.	11.	16.
2.	7.	12.	17.
3.	8.	13.	18.
4.	9.	14.	19.
5.	10.	15.	

5. 腭骨

（1）腭骨前外侧观（图 13-19）

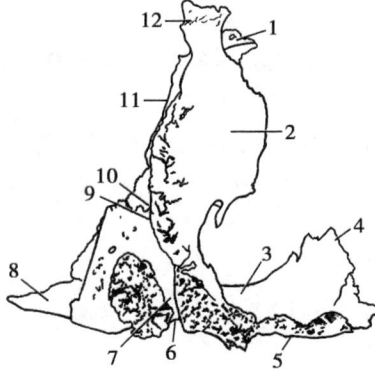

图 13-19 腭骨前外侧观

1.	4.	7.	10.
2.	5.	8.	11.
3.	6.	9.	12.

（2）腭骨后内侧观（图 13-20）

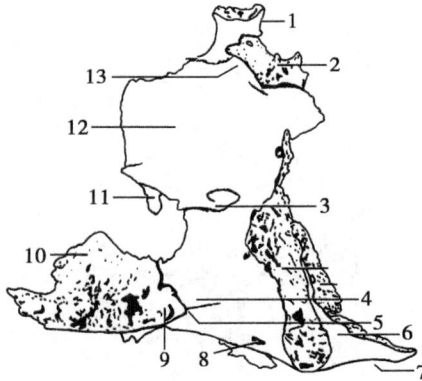

图 13-20 腭骨后内侧观

1.	5.	9.	13.
2.	6.	10.	
3.	7.	11.	
4.	8.	12.	

第二节 颞下颌关节

（一）目的和要求

通过观察、标注颞下颌关节，能掌握颞下颌关节的组成和形态特点。

（二）器材

颞下颌关节标本、挂图、模型、铅笔、彩笔、直尺和纸张等。

（三）学时安排

1学时。

（四）标注颞下颌关节结构

1. 颞下颌关节外侧面观（图13-21）

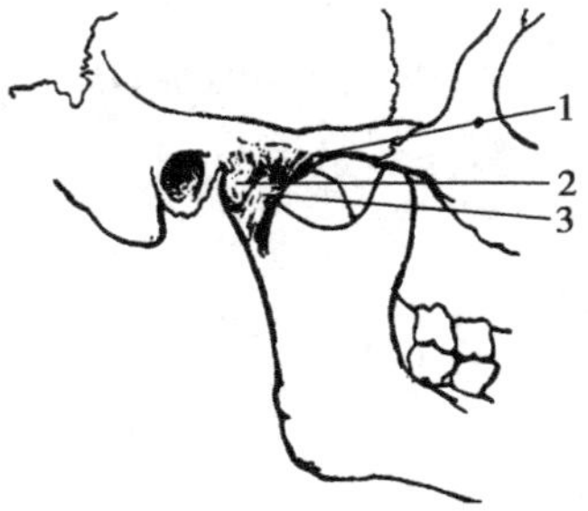

图13-21 颞下颌关节外侧面观

1.   2.   3.

2. 颞下颌关节内侧面观（图13-22）

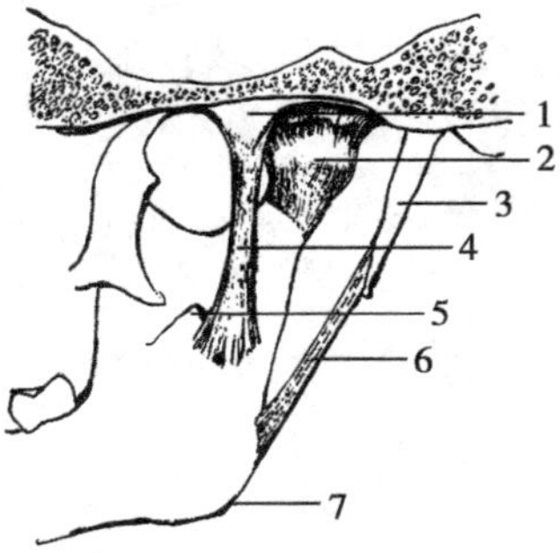

图13-22 颞下颌关节内侧面观

1.   3.   5.   7.
2.   4.   6.

3. 颞下颌关节矢状剖面（图13-23）

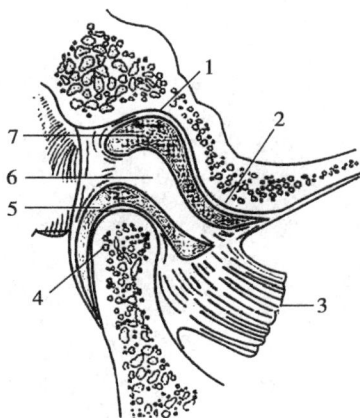

图 13-23 颞下颌关节矢状剖面

1.	3.	5.	7.
2.	4.	6.	

第三节 面 部 肌

一、咀 嚼 肌

（一）目的和要求

通过观察、标注咀嚼肌的起止结构,能掌握咀嚼肌起止、形态和功能特点。

（二）器材

咀嚼肌标本、挂图、模型、铅笔、彩笔、直尺和纸张等。

（三）学时安排

1 学时。

（四）标注咀嚼肌结构

1. 咀嚼肌浅层（图 13-24）

2. 咀嚼肌中层（图 13-25）

3. 咀嚼肌深层（图 13-26）

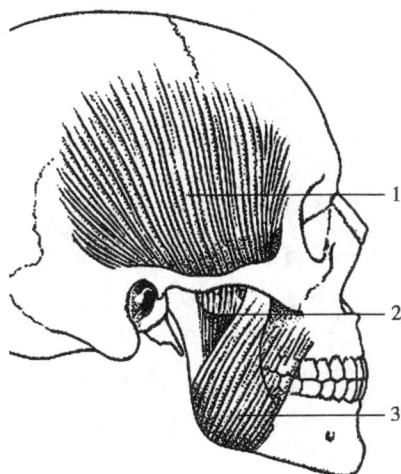

图 13-24 咀嚼肌浅层

1.	2.	3.

237

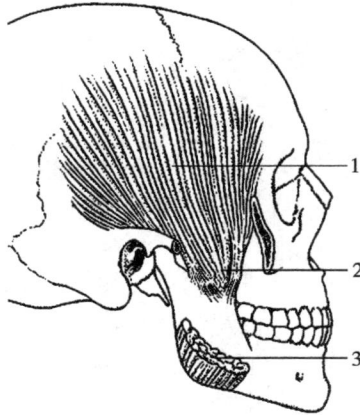

图 13-25 咀嚼肌中层

1.   2.   3.

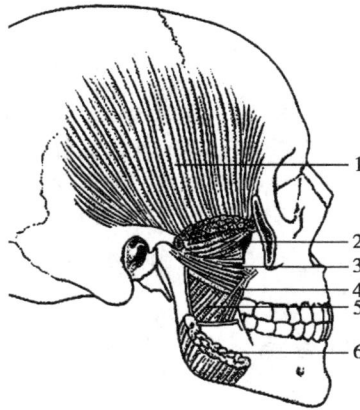

图 13-26 咀嚼肌深层

1.	3.	5.
2.	4.	6.

二、表　情　肌

（一）目的和要求

通过观察、标注表情肌的起止结构,能掌握表情肌起止、形态和功能特点。

（二）器材

表情肌标本、挂图、模型、铅笔、彩笔、直尺和纸张等。

（三）学时安排

1 学时。

（四）标注表情肌结构

1. 表情肌前面观(图 13-27)

2. 表情肌侧面观(图 13-28)

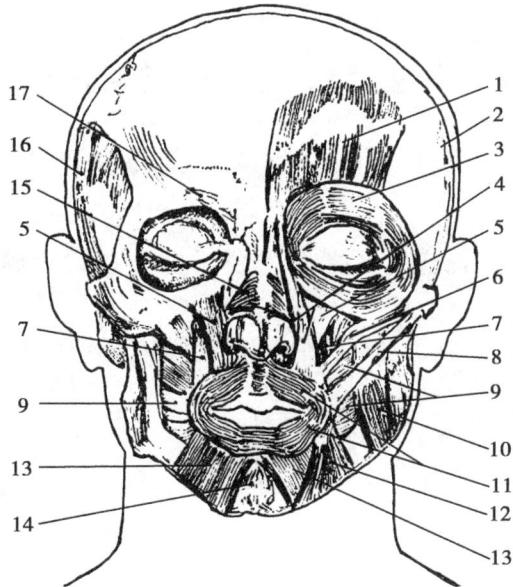

图 13-27 表情肌前面观

1.	5.	9.	13.	17.
2.	6.	10.	14.	
3.	7.	11.	15.	
4.	8.	12.	16.	

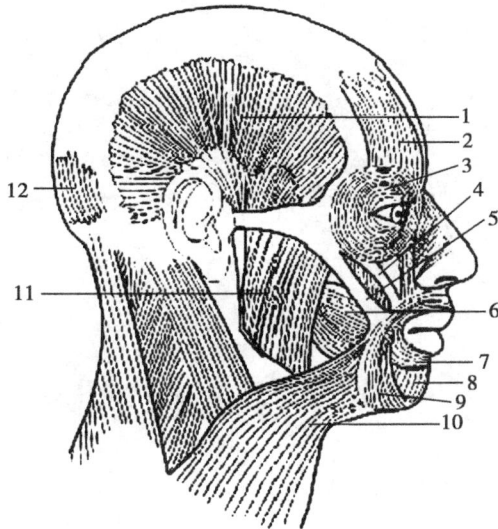

图 13-28 表情肌侧面观

1.	4.	7.	10.
2.	5.	8.	11.
3.	6.	9.	12.

第四节　血管与神经

一、血　管

（一）目的和要求

通过观察、标注口腔颌面部主要动、静脉的分支,熟悉口腔颌面部的血液供应特点。

（二）器材

口腔颌面部血管的标本、挂图、模型、铅笔、彩笔、直尺和纸张等。

（三）学时安排

1 学时。

（四）标注血管结构

1. 动脉（图 13-29）

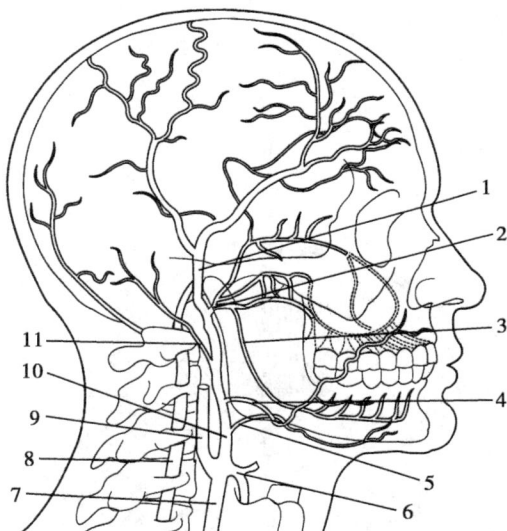

图 13-29　动脉

1.	4.	7.	10.
2.	5.	8.	11.
3.	6.	9.	

2. 静脉(图 13-30)

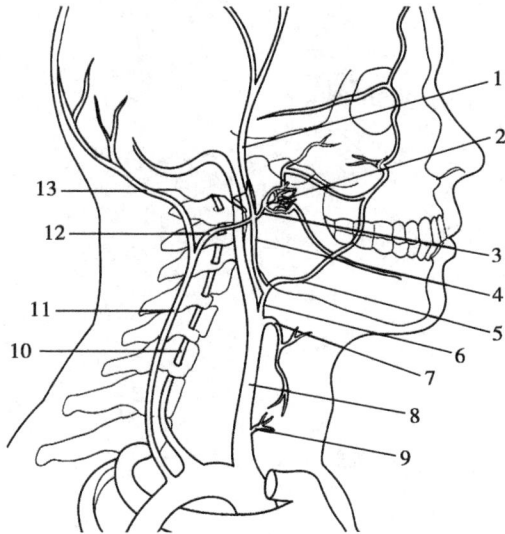

图 13-30 静脉

1.	5.	9.	13.
2.	6.	10.	
3.	7.	11.	
4.	8.	12.	

二、神 经

(一)目的和要求

通过观察、标注口腔颌面部主要神经的分支,能熟悉三叉神经和面神经的分布特点。

(二)器材

三叉神经和面神经的标本、挂图、模型、铅笔、彩笔、直尺和纸张等。

(三)学时安排

1 学时。

(四)标注神经结构

1. 三叉神经

(1)上颌神经(图 13-31)

(2)下颌神经(图 13-32)

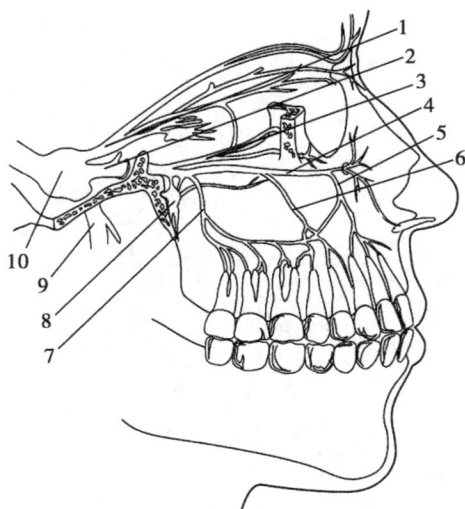

图 13-31　上颌神经

1.	4.	7.	10.
2.	5.	8.	
3.	6.	9.	

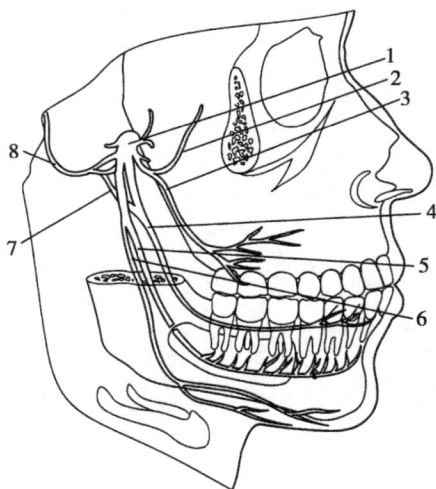

图 13-32　下颌神经

1.	4.	7.
2.	5.	8.
3.	6.	

2. 面神经(图 13-33)

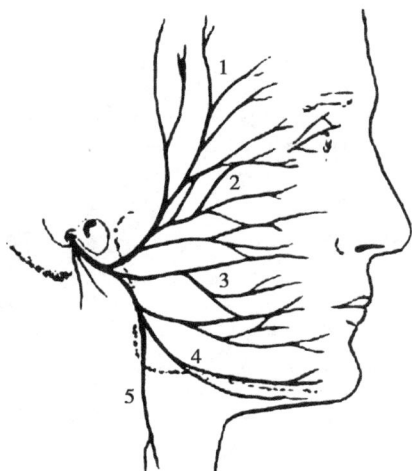

图 13-33　面神经

1.　　　　　　2.　　　　　　3.　　　　　　4.　　　　　　5.

第五节　颅骨绘图

　　颅骨是口腔颌面部的支架,其形态决定了面部的基本外形,特别是颅骨上的一些突出的点(即绘图所称的骨点),对造型很重要。这些骨点的位置决定了头像的轮廓和外形的起伏。掌握颅骨整体的基本形态及构成诸骨点位置和形态特征有助于准确地画好颅骨。

　　颅骨近似一个立方体,由六个面组成,即上面(颅顶)、下面(颅底)、前面(脸面部)、后面(后脑)和左右侧面(颊面)。前面以中线为界,颅骨基本上是左右对称的。

一、颅骨前面观的绘图

(一) 目的和要求
通过画颅骨前面观掌握颅骨前面的结构特点和重要结构的位置。

(二) 器材
颅骨标本、挂图、铅笔、直尺和纸张等。

(三) 学时安排
2 学时。

(四) 绘图步骤

1. 颅骨前面观略似鸭蛋形,上宽下窄,长宽比约为 10∶7。初学者可以先按比例画一长方形的边框,在边框内画一椭圆,然后两侧顶部突出顶结节,下方按下颌支的外形向内修,两侧最突出处为颧弓,确定外形轮廓(图 13-34)。

2. 进一步将长方形边框纵横均分为五等份,按坐标描出鼻前孔、眶和咬合线,固定五官的位置(图 13-35)。

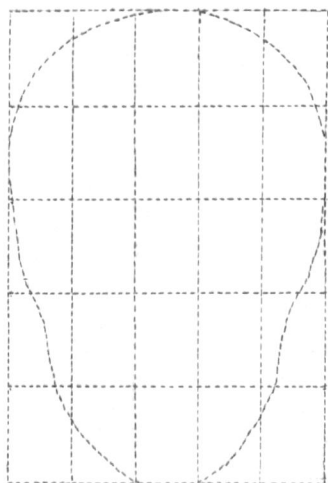

图 13-34 颅骨正面绘图步骤(1)

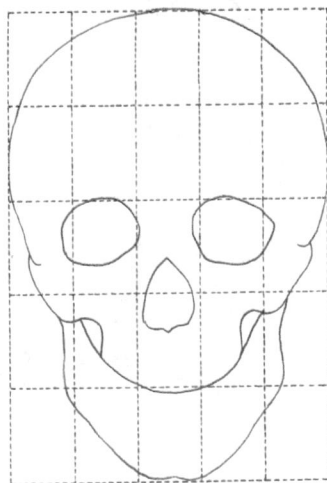

图 13-35 颅骨正面绘图步骤(2)

3. 根据骨点画出颅骨造型的转折,如眉弓、颞上线、颧骨、下颌支、上颌骨和牙列等。画牙时要注意透视关系,前牙为正面,后牙只能看到部分侧面(图 13-36)。

4. 最后擦出阴影的明暗对照(图 13-37)。

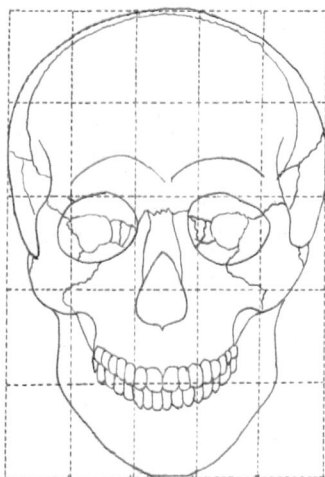

图 13-36 颅骨正面绘图步骤(3)

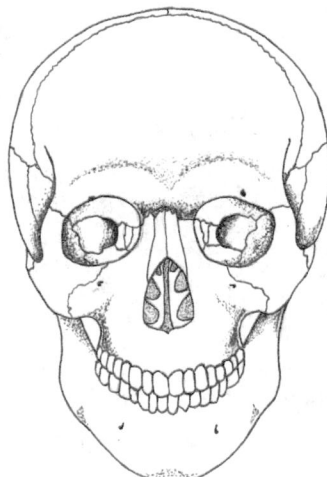

图 13-37 颅骨正面绘图步骤(4)

二、颅骨侧面观的绘图

(一) 目的和要求
通过画颅骨侧面观掌握颅骨侧面的结构特点和重要结构的位置。

(二) 器材
颅骨标本、挂图、铅笔、直尺和纸张等。

(三) 学时安排
2 学时。

（四）绘图步骤

1. 颅骨侧面观由后上方呈卵圆形的脑颅和前下方呈楔形的面颅组成,轮廓突出点大约位于一个正方形内。可以先画一个田字格,在后上部画一由前上向后下倾斜的椭圆,上方和后方与田字格相应边的中点重叠,前端位于田字格的约 1/5 处,下端位于约 3/10 处。由椭圆的前后端分别连一条直线到田字格下边的前 1/10 处汇合成楔形,这样便可得到颅骨侧面观的大致轮廓(图 13-38)。

2. 然后调整轮廓线,颅顶后部、枕外隆突、眉间额部、鼻背、颏隆突、下颌角及下颌下缘突出,颅顶前部和梨状孔下份略向内收(图 13-39)。

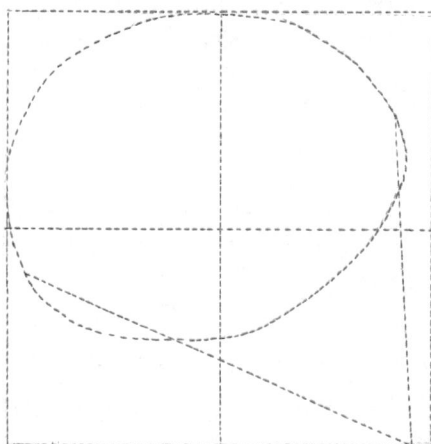

图 13-38　颅骨侧面绘图步骤(1)

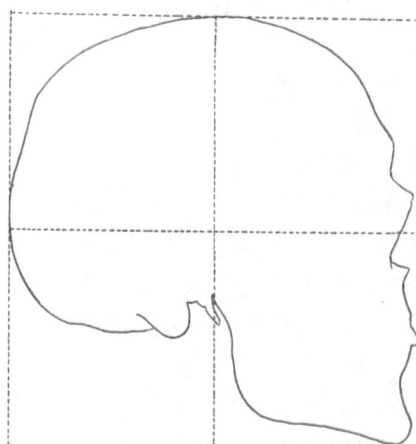

图 13-39　颅骨侧面绘图步骤(2)

3. 田字格中点偏下为下颌窝,向前为关节结节和颧弓;下颌窝下为下颌骨髁状突;后下方为外耳门和乳突。从下颌骨髁状突开始勾勒出下颌支的外形。描上下牙弓时要注意殆曲线及牙的透视关系。在脑颅上勾勒出颞窝的范围,前方画出眶底的轮廓,以及连接各骨的骨缝(图 13-40)。

4. 最后擦出阴影的明暗对照(图 13-41)。

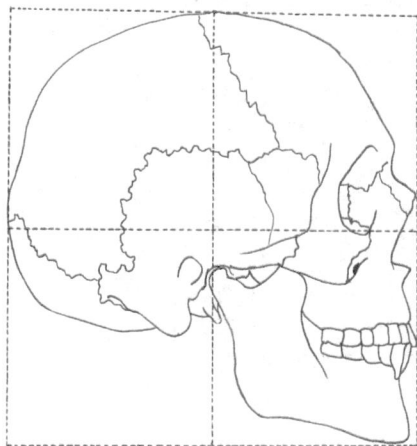

图 13-40　颅骨侧面绘图步骤(3)

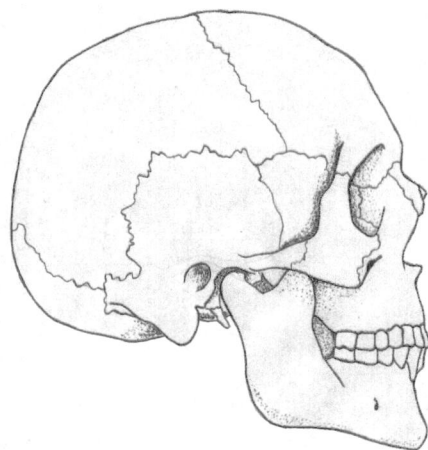

图 13-41　颅骨侧面绘图步骤(4)

第六节 面部绘图

面部是个人特征和外形美的代表区域,一个人的喜、怒、哀、乐等不同的情感变化都表现于面部,同时主要的感觉器官和消化与呼吸道的开口都集中于此,是绘图的难点。要画好面部首先要掌握面部浅层的解剖结构、各种比例和关系,以及一些与美有关的数据。

一、面部绘图的相关基础知识

(一) 目的和要求
通过学习掌握面部浅层的解剖结构、各种比例和关系,以及一些与美有关的数据。

(二) 学时安排
2 学时。

(三) 面部的界限
面部的范围上起发际,下达下颌骨下缘,两侧至下颌支后缘。即头部未被头发所覆盖的区域。面部的解剖特点是皮肤较薄,有丰富的皮脂腺、汗腺和毛发的皮肤附件,皮下有表情肌,血管丰富,主要受三叉神经(感觉)和面神经(运动)支配。

(四) 表情肌与面部皮肤皱纹
表情肌(图 13-42)为头颈部特有的骨骼肌,位于皮下,围绕眼、耳、鼻和口等面部自然孔裂排列;起于骨和(或)筋膜,止于面部皮肤深面;环形排列的肌位置表浅,起括约肌的作用;辐射状排列的肌位置较深,起开大肌的作用;均接受面神经支配。表情肌收缩牵拉面部皮肤,产生皱纹,改变眼、耳、鼻和口的形态、大小和位置,从而产生丰富的面部表情。表情肌收缩牵拉皮肤产生皱纹,其方向一般与表情肌纤维的方向垂直(图 13-43)。因此皱纹在额部横行,眉间纵向,眼和口周放射,鼻背斜行,面颊弧形。

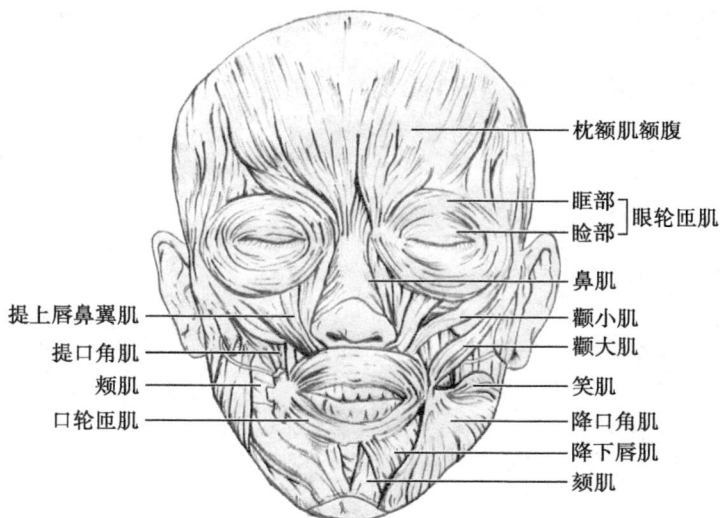

图 13-42 表情肌

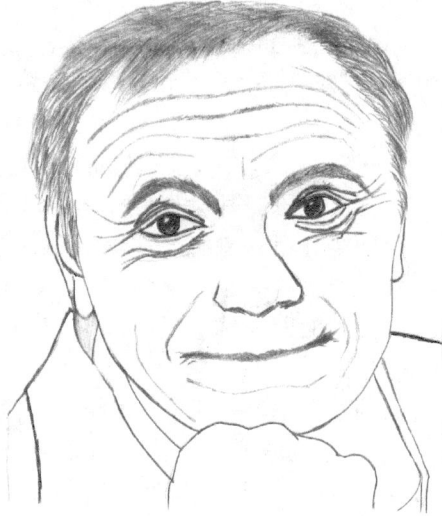

图 13-43　表情肌与皮肤皱纹

（五）面部表面标志（图 13-44）

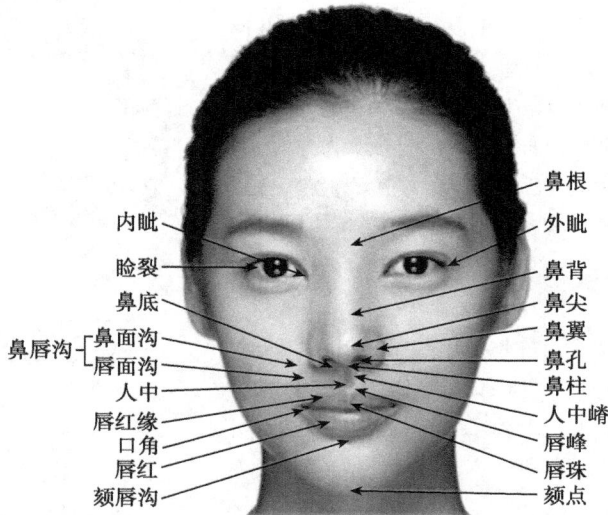

图 13-44　面部表面标志

1. 眉　位于眼的上方,由内向外分为眉头、眉体、眉峰和眉梢四部分。

2. 眼　位于面部中、上 1/3 交界处的两侧,由上下眼睑、睑裂和眼球构成。上下睑缘有睫毛附着,上下睑内侧端联合形成的夹角为内眦,外侧端的叫外眦。

3. 鼻　突起于面部中央。鼻根为两眼间额部向下移行到鼻处;鼻背由鼻根向下延伸,呈梯形;鼻头包括正中球形的鼻尖,两侧半球形的鼻翼。鼻头的下面为鼻底,由两侧的鼻孔和中间的鼻柱构成。

4. 口　位于面部下 1/3 中分,由于其深层的上下牙列和颌骨的支撑,整体呈半球形。唇

247

包括唇红和唇白,两者间以唇红缘为界。其中上唇的唇红缘呈明显的 M 形,中央唇红突出处称唇珠,唇红缘两侧的高点称唇峰,唇白中线上从鼻柱向下延伸至唇珠的浅沟为人中,其两侧的隆起为人中嵴;下唇的唇红缘略呈 W 形。上下唇之间的缝隙为口裂,其两侧端上下唇连接处为口角。

5. 耳廓　耳廓呈 C 形,上宽下窄,中央凹陷。耳轮为耳廓卷曲的游离缘,其上方向前向内弯曲,终止于外耳道口的上方,称耳轮脚。耳轮脚将外耳道口周围低凹的耳甲分成上部的耳甲艇和下部的耳甲腔。对耳轮环绕耳甲外侧壁与耳轮相平行,上方分为上、下两脚。两脚之间的低凹部分为三角窝。外耳道前方的一小突起为耳屏。在耳廓的下半向耳屏方向有一小突起为对耳屏。耳屏与对耳屏之间的凹陷称屏间切迹。

(六) 面部的比例和器官间关系

面部的比例结构主要是由眉、眼、鼻、口和耳等五官组成。五官的大小和它们之间的位置关系,在不同的人具有个体差异,这就形成了个人面部的个性特征。为了便于学习和掌握,在绘图中人们按照面部特征的共性和美学要求,制定了面部的比例标准,即传统的"三停五眼",用以判断具有普遍性的面部特征和五官位置。以此为据有助于描绘面部时训练眼力,用此标准来衡量每个人的五官差异,为准确的描绘具体对象做准备。

1. 面部水平比例

(1) 大三停:将面部正面分为水平的三等份,即"三停"。在发际到颏下点之间,分别经过眉间和鼻底作横线,发际至眉间点为面上 1/3,眉间点到鼻底为面中 1/3,鼻底到颏下点为面下 1/3(图 13-45)。

(2) 小三停:指将鼻底到颏下点间分为水平的三等份,口裂正好在上、中 1/3 交界线上。上唇占据上 1/3 高度,下唇和颏占据下 2/3 的高度(图 13-39)。一般男性上唇高约 24mm,下唇和颏高约 50mm,女性略短。

(3) 侧三停:以外耳道口为中心,分别向发际中点、眉间点、鼻尖点和颏前点作连线,形成三个夹角,它们之间的差异小于 10° 则符合面部美的要求(图 13-46)。

2. 面部垂直比例　沿两眼内、外眦做垂线,可将

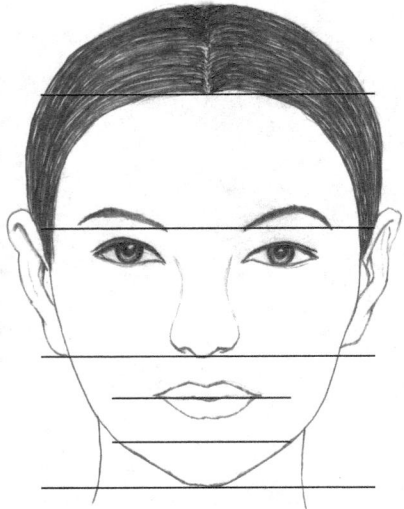

图 13-45　大三停与小三停

面部在睑裂水平分为五等份,即"五眼"(图 13-47)。每一等份的宽度与一侧睑裂的宽度相当(约 30 ~ 35mm),即两眼内眦间距、两眼睑裂宽度、左右外眦至耳轮间距相等。两外眦间距平均约 95mm。此外,鼻底的宽度与两眼内眦间距相等,约 35mm。闭口时左右口角间距与平视时两眼角膜内缘间距相等。

3. 面部黄金比例　黄金比例被认为是公元前 6 世纪,由古希腊 Pythagoras 哲学派发现,到 20 世纪后被艺术家和建筑师广泛应用于作品和设计中。其实质是一数字比例 1.618：1 = 1：0.618,即将一条线分为长短两段,其全长与长段之比等于长段与短段之比。面部各部位和各器官之间也存在着这种比例关系:发际中点至颏下点的距离与睑外侧联合至颏下点的距离之比;鼻翼至颏下点的距离与口角至颏下点的距离之比;两眼睑外侧联合间宽与口角间

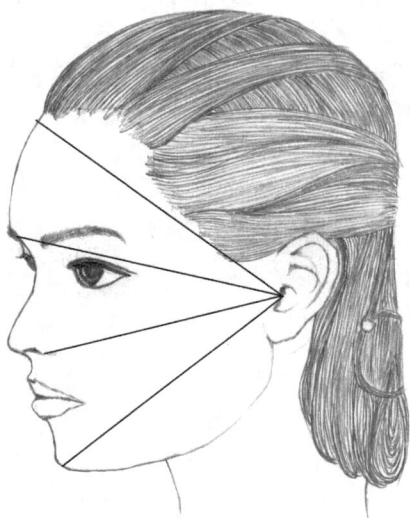

图 13-46　侧三停

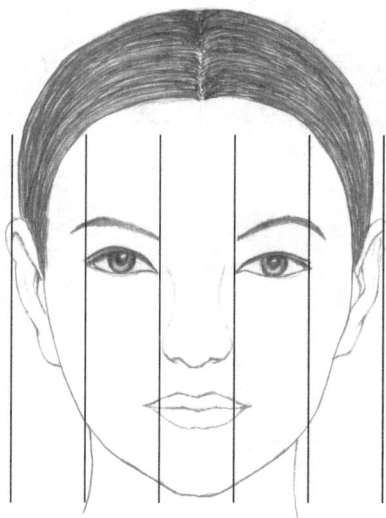

图 13-47　面部垂直比例

宽之比；口裂宽与鼻底宽之比。

4. 器官间关系

（1）鼻、眼、眉关系：通过内眦作一垂线，其上方经过眉头内侧缘，下方经过鼻翼外侧缘；从鼻翼至眉梢的连线经过外眦；眉头与眉梢下缘的连线一般呈水平位，与上述两条线相交成直角三角形图（13-48）。该三角形的直角位于眉头下方。

（2）鼻、唇、颏关系：连接鼻尖和颏前点的 Ricketts 美容线正好经过下唇红的前缘（图13-49）。若下唇红超前或后退，则视为容貌欠美。

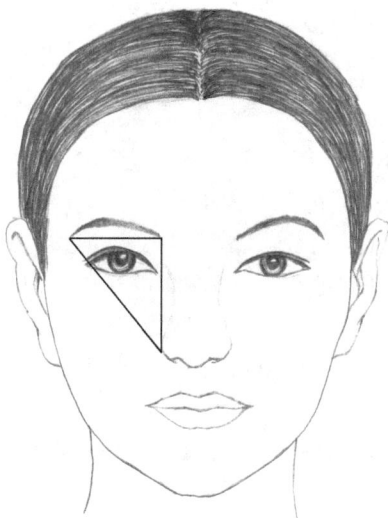

图 13-48　鼻、眼、眉关系

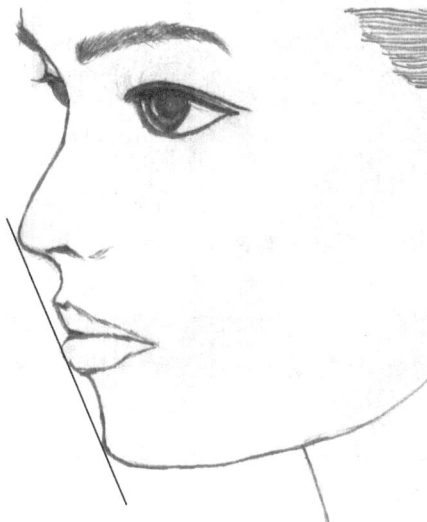

图 13-49　鼻、唇、颏关系

5. 颏唇沟深度　为颏唇沟底到下唇突点与颏前点连线的垂直距离,正常约4mm。

（七）面部的美容角

从侧面观察面部,在额、鼻、唇和颏等部位之间,形成一定的角度,这些角度与面容美的关系密切,故称为美容角(图13-50)。这些美学参数对面部侧面像的描绘十分重要。

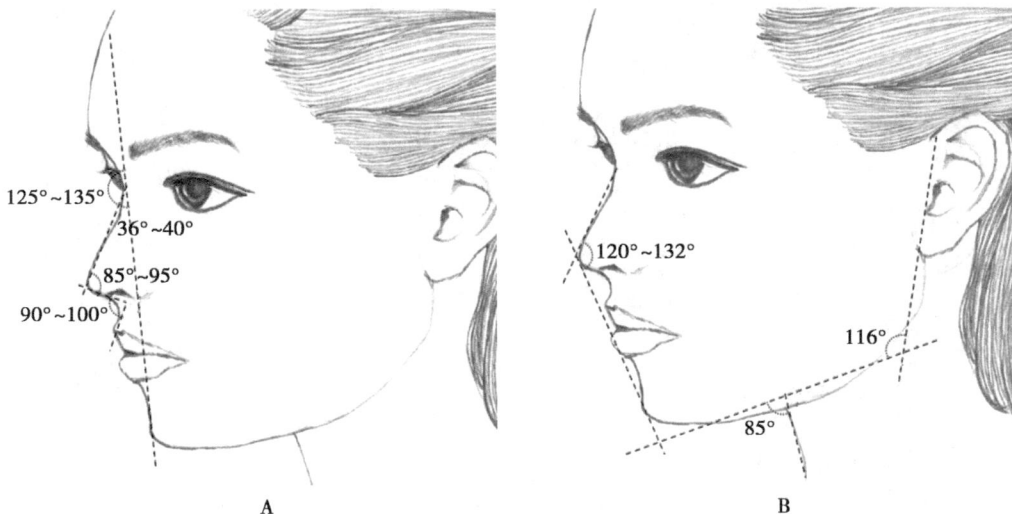

图13-50　面部的美容角

1. 鼻额角　由鼻根点至眉间点连线与鼻根点至鼻尖点连线相交的夹角,正常为125°～135°。

2. 鼻唇角　为鼻柱与上唇构成的夹角,正常为90°～100°。

3. 鼻面角　由鼻尖点至鼻根点连线与眉间点至颏前点连线相交的夹角,正常为34°～40°。

4. 鼻颏角　由鼻尖点至鼻根点连线与鼻尖点至颏前点连线相交的夹角,正常为120°～132°。

5. 颏颈角　由眉间点至颏前点连线与颈点至颏下点连线相交的夹角,正常为85°。

6. 下颌角　为下颌支后缘与下颌骨体下缘构成的夹角,正常为116°。

（八）面部器官的美学参数

1. 眼的美学参数　上睑缘的最高点约位于内中1/3交界处,下睑缘的最低点约位于外中1/3交界处。睑外侧联合较内侧者略高,内眦角约为48°～55°,外眦角约为30°～40°。两眼平视前方时,角膜一般仅露出50%～80%,其中上睑缘略覆盖角膜,下睑缘与角膜下缘相接触。

2. 鼻的美学参数　鼻高为面高的1/3,鼻宽一般为鼻高的70%,鼻翼宽与两眼内眦间距大约相等。

3. 口的美学参数　上唇高、下唇高和颏上点至颏下点高三者相等。口角尖位于两眼平视前方时角膜内侧缘向下延伸的垂线上。上唇比较长,厚约8～9mm,唇红缘比较分明,下唇比较圆滑,厚约9～10mm。下颌处于姿势位时,口裂微开,上颌切牙切缘位于上唇下缘下约

1mm,下颌切牙切缘与下唇上缘平齐。微笑时,上颌切牙显露唇面的约 2/3,下颌切牙显露唇面的约 1/2。

4. 耳廓的美学参数　耳廓位于头部两侧,斜向后外,与头侧壁约呈 30°夹角。耳廓高与鼻高基本一致。其长轴倾斜,从侧面看与鼻背及下颌支后缘大致平行;从后面看与下颌支外侧面平行。

二、口唇的绘图步骤

（一）目的和要求

通过画口唇,掌握面部主要器官的形态特征和绘画技巧。

（二）器材

铅笔、直尺和纸张等。

（三）学时安排

4 学时。

（四）绘图步骤

1. 观察对象,找出其特征,勾画出框架结构,并绘制辅助线(图 13-51)。
2. 表现出口裂、口角、唇峰等主要结构处的标志点(图 13-52)。

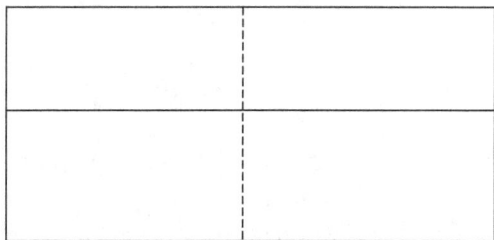

图 13-51　口唇的绘图步骤(1)

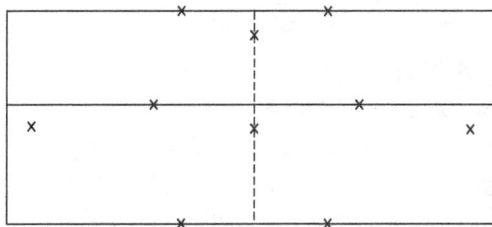

图 13-52　口唇的绘图步骤(2)

3. 按标志点形成直线轮廓图(图 13-53)。
4. 对直线轮廓进行修整,形成曲线轮廓,完成口唇的绘图(图 13-54)。

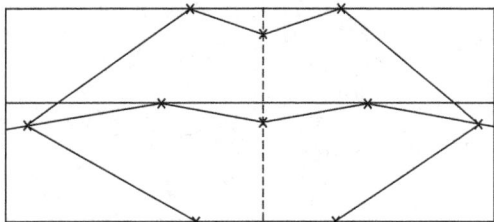

图 13-53　口唇的绘图步骤(3)

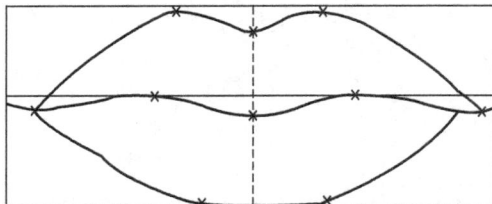

图 13-54　口唇的绘图步骤(4)

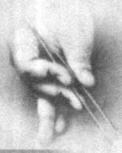

第十四章 蜡牙的雕刻

第一节 切牙组的雕刻

一、上颌中切牙的雕刻

（一）目的和要求

通过对上颌中切牙牙体外形的雕刻，牢固掌握上颌中切牙的解剖形态，熟悉上颌中切牙雕刻的方法，训练操作技术和正确使用工具。

（二）器材

红蜡块（大约 60mm×30mm×25mm 长方体）、上颌中切牙雕刻标本一套、雕刻刀、游标卡尺、玻板或硬纸板、笔、坐标纸、白布。

（三）学时安排

4 学时。

（四）方法和步骤

1. 准备雕刻图形 按第九章所述，反复练习 2 倍大右侧上颌中切牙唇面、近中面和切端观的图形。将唇面及近中面图形外周放大 1mm 剪下来备用（图 14-1）。

2. 形成蜡形框架 按照 2 倍大上颌中切牙全长、冠宽和冠厚的数据放大 2mm，形成上颌中切牙的蜡形框架。先从垂直方向采用竖切法初步切除多余的蜡，接近各面尺寸框架时采用横切法，并用白布打磨光滑（图 14-2）。

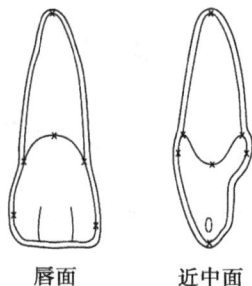

图 14-1 准备右侧上颌中切牙唇面和近中面的图形   图 14-2 形成右侧上颌中切牙的蜡形框架

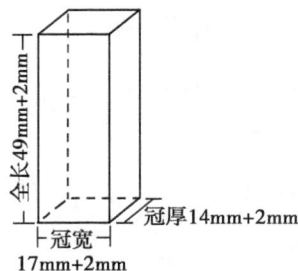

3. 标记蜡形框架 按照已准备好的唇面及近中面图形，在蜡形框架上标记牙冠轴面外形高点、切嵴点、冠长点和根尖点的标志线。在以下的操作过程中均要保护标记的部分（图 14-3）。

4. 初步形成唇面 将准备好的唇面图形贴在蜡块唇面，用竖切法初步切除牙冠和牙根近远中面多余的蜡［图 14-4（1）］，接近图形时使用横切法［图 14-4（2）］。注意不要破坏近、

252

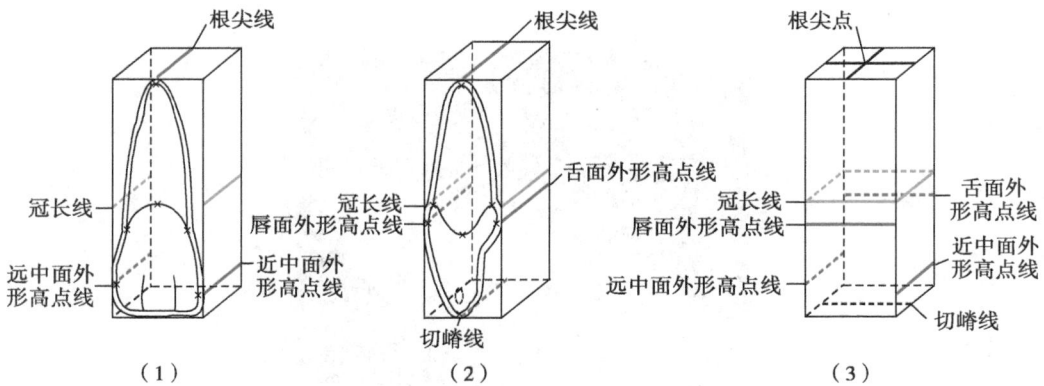

图 14-3　标记右侧上颌中切牙的蜡形框架
（1）标记唇面；（2）标记近中面；（3）标记好的蜡形框架

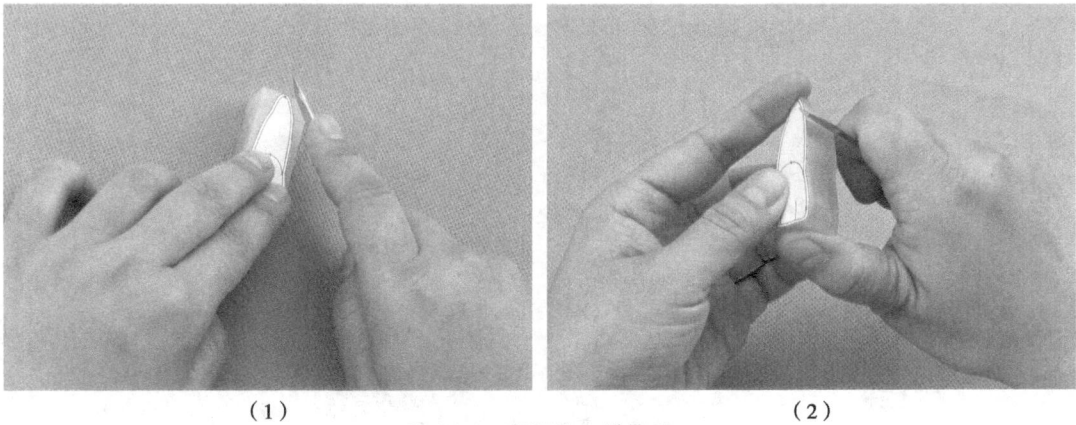

图 14-4　竖切法和横切法
（1）竖切法；（2）横切法

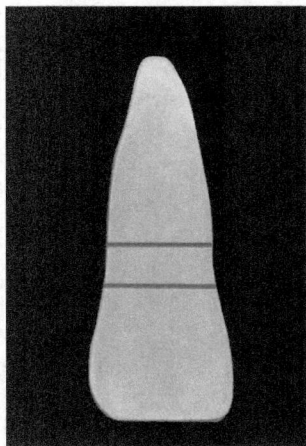

图 14-5　初步形成右侧上颌
中切牙的唇面

远中面标记的外形高点的位置（图 14-5）。

5. 初步形成近中面　将准备好的近中面图形贴在蜡块近中面，贴图时将图形和蜡块的冠长线重合，将图形向蜡块的切端和根尖端展开贴上，并将图形延伸至蜡块的切端和根尖标志线的位置。用竖切法初步切除牙冠和牙根唇舌面多余的蜡。接近图形时使用横切法，注意不要破坏唇、舌面标记的外形高点的位置（图 14-6）。

6. 形成雏形

（1）标记切嵴位置［图 14-7（1）］。

（2）标记牙冠近、远中面的接触区［图 14-7（2）］。

（3）形成牙冠的舌面：在不破坏近、远中面接触区的前提下，去除牙冠近、远中面舌侧的蜡，使牙冠由唇侧向舌侧逐渐缩窄，初步形成牙冠舌面［图 14-7（3）］。

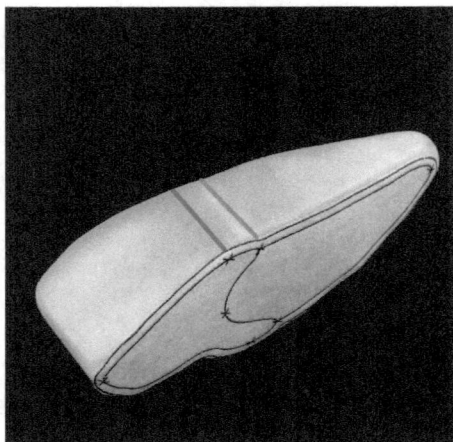

图 14-6　初步形成右侧上颌中切牙的近中面

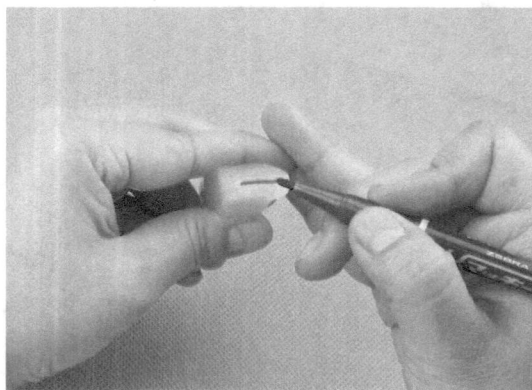

（1）

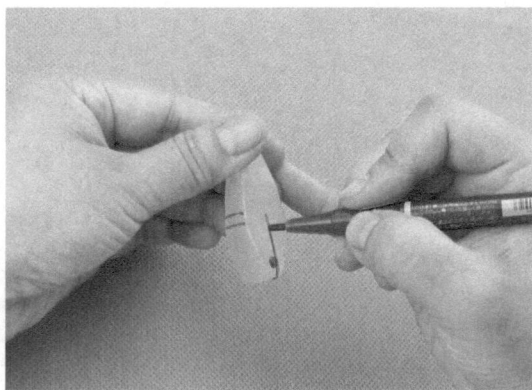

（2）

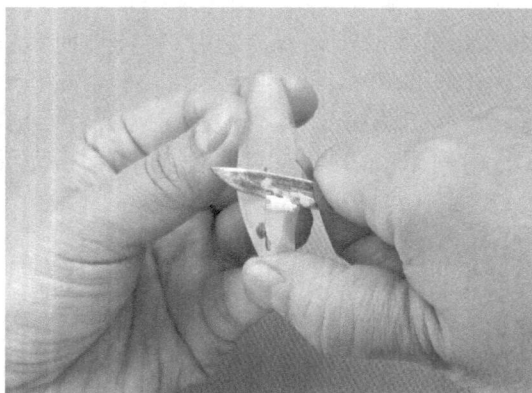

（3）

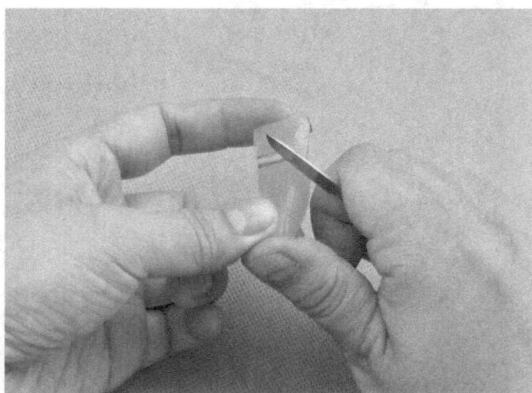

（4）

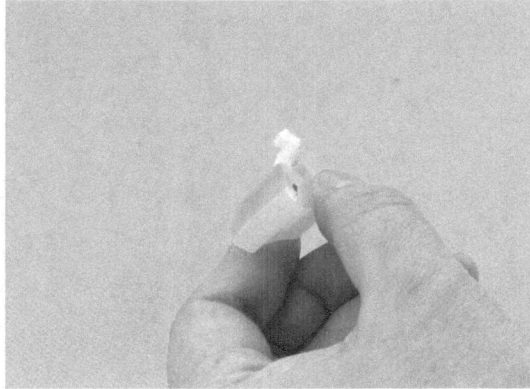

（5）

图 14-7 右侧上颌中切牙雏形雕刻

（4）形成牙根的舌面：去除舌隆突、牙根颈和根中部分近、远中面舌侧的蜡，使牙根由唇侧向舌侧明显缩窄，初步形成牙根舌面［图 14-7（4）］。

（5）修整线角：将牙冠及牙根各面相交的线角刮圆钝，牙冠接近颈部的线角圆钝，切方线角较锐，其中近中唇线角最锐。修整放大多余的蜡并使之光滑，完成各轴面的合适外形高度及接触点，形成上颌中切牙的雏形［图 14-7（5）］。

注意：舌面较唇面小，远中面较近中面略突和略小，根的颈部横切面为圆三角形，舌侧为顶。切缘平直，此时切嵴不宜做得太薄，其厚度平均为 1.5～2mm（图 14-8）。

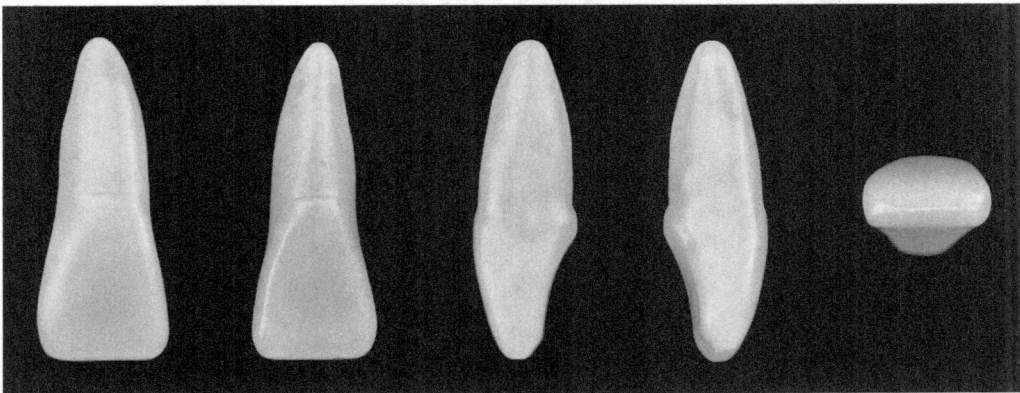

图 14-8 右侧上颌中切牙的雏形

7. 形成颈缘曲线 标记唇舌面的颈缘最突点（标记的冠长点）及近远中面的颈缘最凹点，用执（握）笔法完成颈部雕刻，近中颈曲度大于远中，注意形成唇面颈嵴和舌面的舌隆突（图 14-9）。

8. 细节雕刻修整完成（图 14-10）

（1）牙冠：唇面切 1/3 内常有 2 条纵行的发育沟（注意：中间生长叶较大）。颈部可适当缩窄，颈嵴上形成几条弧形或水平的浅沟样的釉质横纹；舌面中央凹陷成舌窝，四周突起成嵴。舌隆突形态较为多样，由浅由小到深而大地雕刻舌窝；远中面较近中面小而圆突；切嵴的唇面较平，舌侧突起形成嵴。

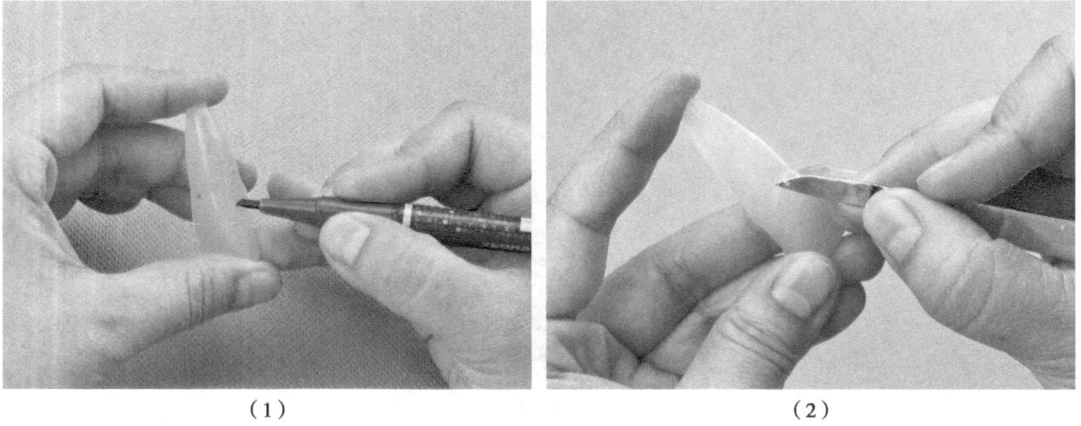

（1）　　　　　　　　　　　　　　　　　　（2）

图 14-9　形成右侧上颌中切牙颈缘曲线
（1）标记颈曲线；（2）执笔法雕刻颈曲线

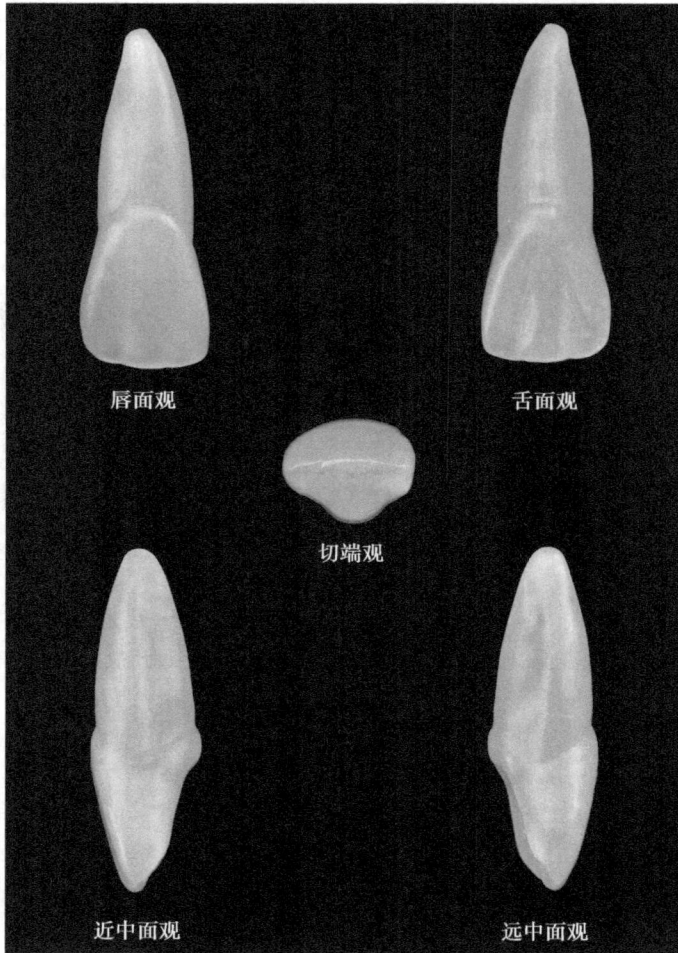

唇面观　　　　　　　　　　　舌面观

切端观

近中面观　　　　　　　　　　远中面观

图 14-10　右侧上颌中切牙雕刻修整完成

（2）牙根：三角锥体形,牙根颈 1/3 及中 1/3 较粗,根尖 1/3 才明显变细。根尖点位于中线上或略偏远中。颈部横切面为圆三角形。

二、上颌侧切牙的雕刻

（一）目的和要求

通过对上颌侧切牙牙体外形的雕刻,牢固掌握上颌侧切牙的解剖形态,熟悉上颌侧切牙雕刻的方法,训练操作技术和正确使用工具。

（二）器材

红蜡块（大约 60mm×30mm×25mm 长方体）、上颌侧切牙雕刻标本一套、雕刻刀、游标卡尺、玻板或硬纸板、笔、坐标纸、白布。

（三）学时安排

4 学时。

（四）方法和步骤

雕刻方法和步骤与上颌中切牙的相同。注意标志点和形态的区别。

1. 准备雕刻图形（图 14-11）。

2. 形成蜡形框架（图 14-12）。

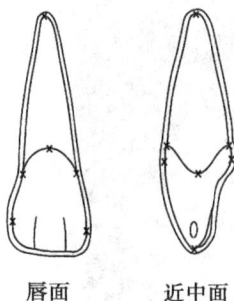

图 14-11　准备右侧上颌侧切牙唇面和近中面的图形

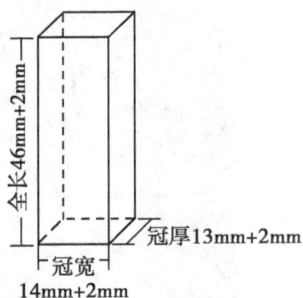

图 14-12　形成右侧上颌侧切牙的蜡形框架

3. 标记蜡形框架（图 14-13）。

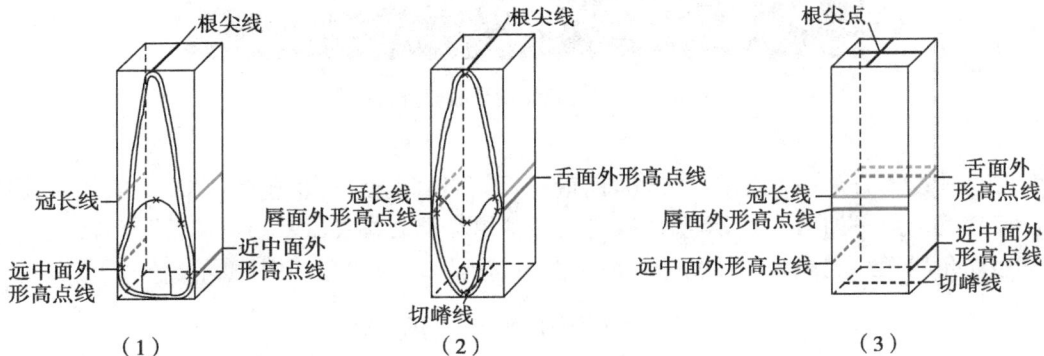

图 14-13　标记右侧上颌侧切牙的蜡形框架
（1）标记唇面;（2）标记近中面;（3）标记好的蜡形框架

257

4. 初步形成唇面。

5. 初步形成近中面。

6. 形成雏形。

7. 形成颈缘曲线。

8. 细节雕刻修整完成(图 14-14)。

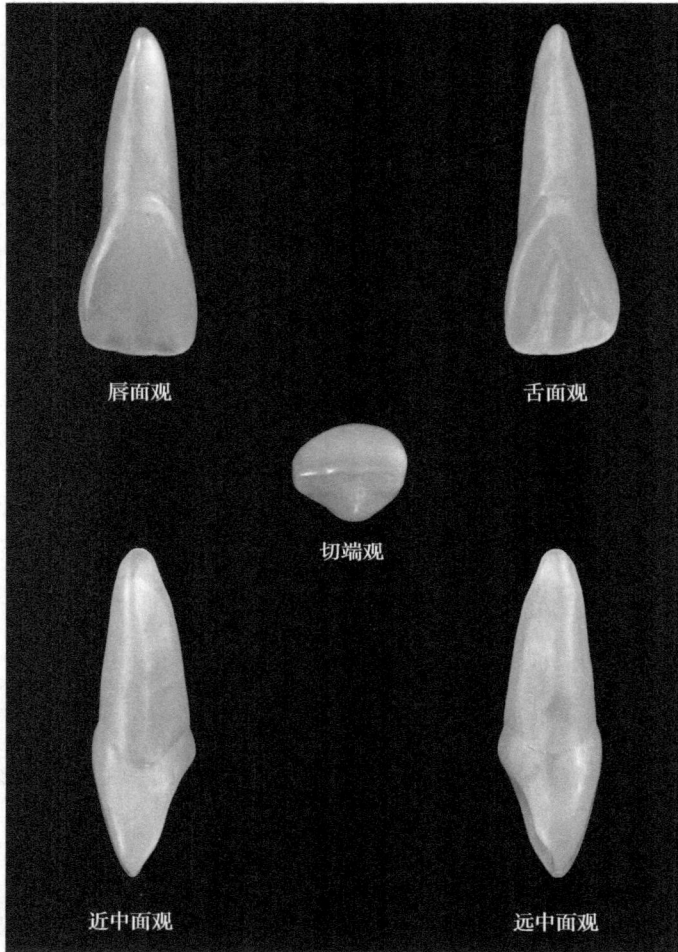

唇面观　　　　　　　　　舌面观

切端观

近中面观　　　　　　　　远中面观

图 14-14　右上颌侧切牙雕刻修整完成

在切牙组所有牙中,上颌侧切牙唇面最突,舌窝最深,远中切角最为圆钝。唇面向远中舌侧偏转的趋势更加明显,切缘明显斜向远中。相对于上颌中切牙,上颌侧切牙的近远中接触区距切角较远。上颌侧切牙的根颈横切面为卵圆形,牙根较上颌中切牙细。

三、下颌中切牙的雕刻

(一) 目的和要求

通过对下颌中切牙牙体外形的雕刻,牢固掌握下颌中切牙的解剖形态,熟悉下颌中切牙雕刻的方法,训练操作技术和正确使用工具。

（二）器材

红蜡块(大约 60mm×30mm×25mm 长方体)、下颌中切牙雕刻标本一套、雕刻刀、游标卡尺、玻板或硬纸板、笔、坐标纸、白布。

（三）学时安排

4 学时。

（四）方法和步骤

雕刻方法和步骤与上颌中切牙的相同。注意标志点和形态的区别。

1. 准备雕刻图形(图 14-15)。

2. 形成蜡形框架(图 14-16)。

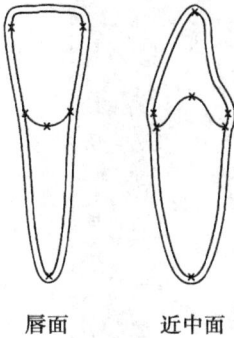

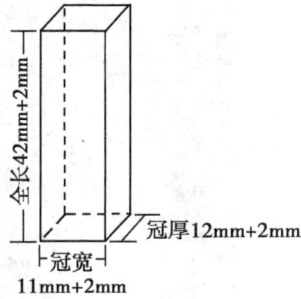

图 14-15 准备右侧下颌中切牙唇面和近中面的图形　　图 14-16 形成右侧下颌中切牙的蜡形框架

3. 标记蜡形框架(图 14-17)。

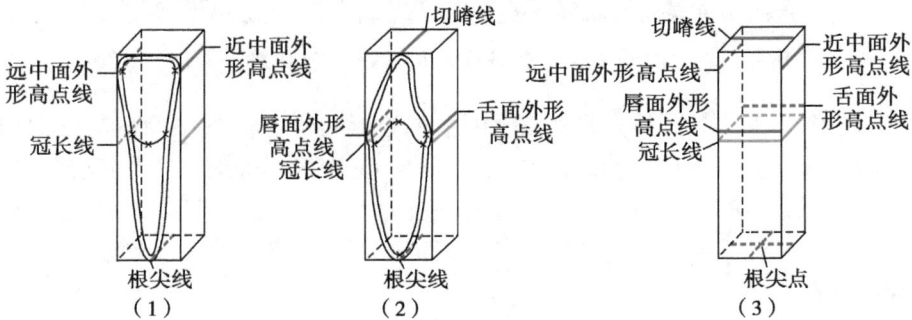

图 14-17 标记右侧下颌中切牙的蜡形框架
（1）标记唇面;（2）标记近中面;（3）标记好的蜡形框架

4. 初步形成唇面。

5. 初步形成近中面。

6. 形成雏形。

7. 形成颈缘曲线。

8. 细节雕刻修整完成(图 14-18)。

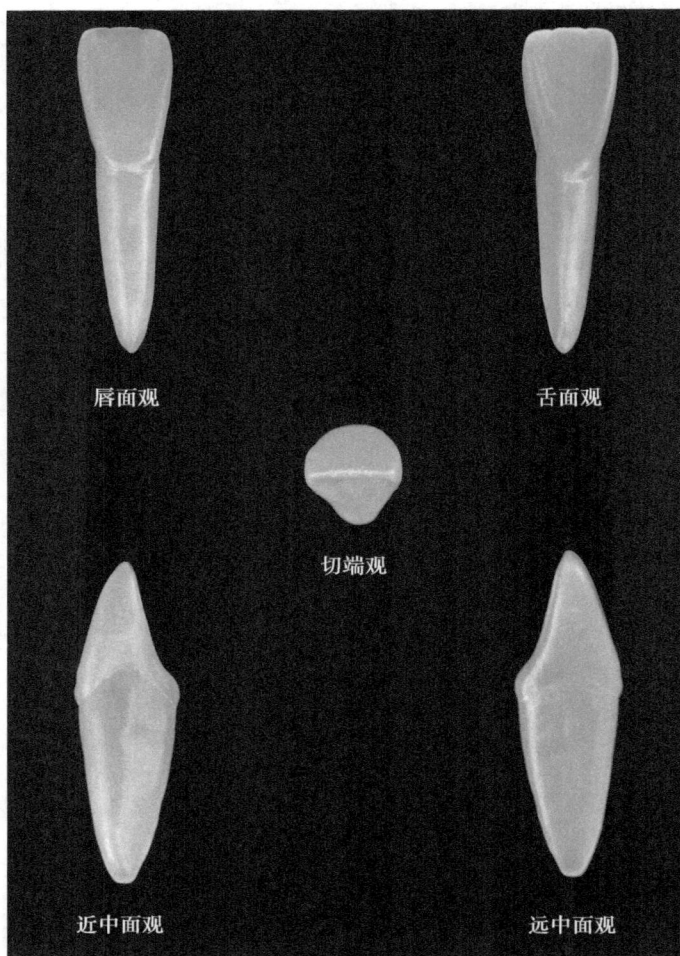

图 14-18　右侧下颌中切牙雕刻修整完成

在全口牙中,下颌中切牙体积最小,近中缘与远中缘约对称,近中切角与远中切角约相等,切缘平直为其特点。下颌中切牙的唇面狭长,平坦光滑,约呈梯形,舌窝较浅,近远中接触区均在切 1/3 靠近切角。牙根为窄而扁的单根,近远中面有长形凹陷或沟,远中面较深。

相对于上颌切牙,下颌切牙的牙冠较小,唇面光滑,发育沟不明显,舌窝较浅,牙根窄而扁,近远中面凹陷。

四、下颌侧切牙的雕刻

(一) 目的和要求

通过对下颌侧切牙牙体外形的雕刻,牢固掌握下颌侧切牙的解剖形态,熟悉下颌侧切牙雕刻的方法,训练操作技术和正确使用工具。

(二) 器材

红蜡块(大约 60mm×30mm×25mm 长方体)、下颌侧切牙雕刻标本一套、雕刻刀、游标卡尺、玻板或硬纸板、笔、坐标纸、白布。

（三）学时安排

4 学时。

（四）方法和步骤

雕刻方法和步骤与上颌中切牙的相同。注意标志点和形态的区别。

1. 准备雕刻图形（图 14-19）。

2. 形成蜡形框架（图 14-20）。

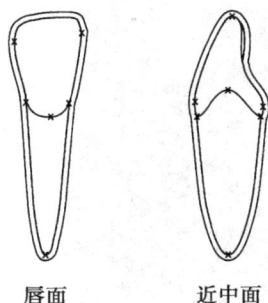

图 14-19　准备右侧下颌侧切牙唇
面和近中面的图形

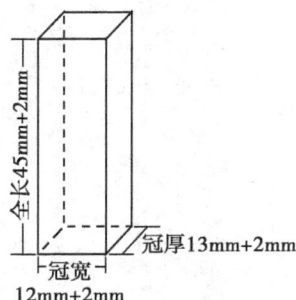

图 14-20　形成右侧下颌侧切牙的
蜡形框架

3. 标记蜡形框架（图 14-21）。

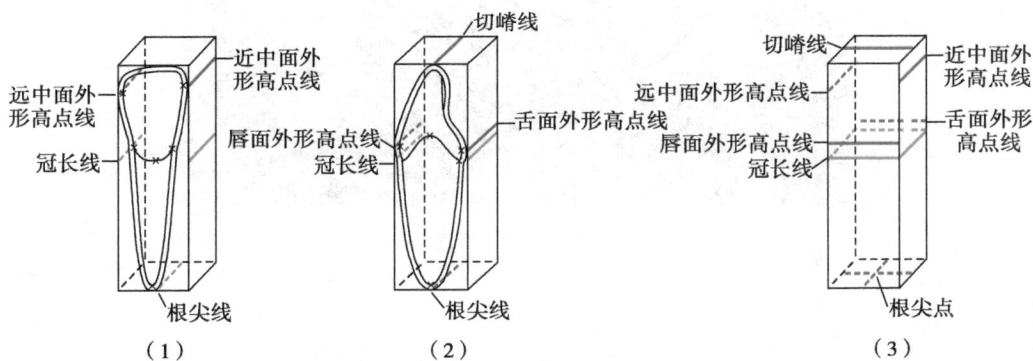

图 14-21　标记右侧下颌侧切牙的蜡形框架
（1）标记唇面；（2）标记近中面；（3）标记好的蜡形框架

4. 初步形成唇面。

5. 初步形成近中面。

6. 形成雏形。

7. 形成颈缘曲线。

8. 细节雕刻修整完成（图 14-22）。

相对于下颌中切牙，下颌侧切牙牙冠稍宽，远中切角稍圆钝，远中接触区距切角稍远，切缘向远中舌侧倾斜。牙根似下颌中切牙。

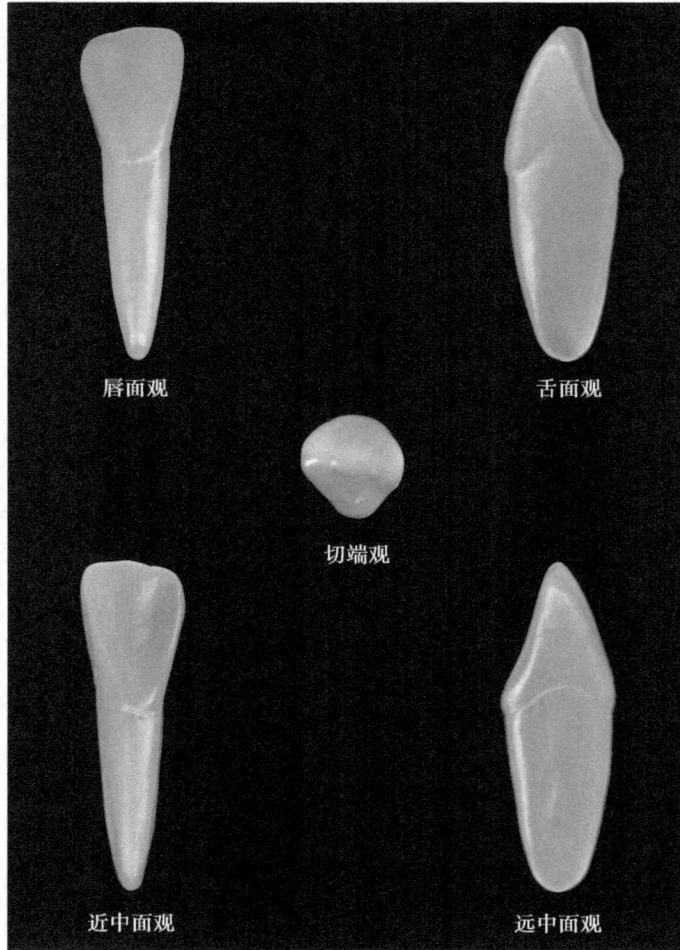

唇面观　　　　　舌面观

切端观

近中面观　　　　　远中面观

图 14-22　右侧下颌侧切牙雕刻修整完成

第二节　尖牙组的雕刻

一、上颌尖牙的雕刻

（一）目的和要求

通过对上颌尖牙牙体外形的雕刻,牢固掌握上颌尖牙的解剖形态,熟悉上颌尖牙雕刻的方法,训练操作技术和正确使用工具。

（二）器材

红蜡块(大约 60mm×30mm×25mm 长方体)、上颌尖牙雕刻标本一套、雕刻刀、游标卡尺、玻板或硬纸板、笔、坐标纸、白布。

（三）学时安排

4 学时。

（四）方法和步骤

1. 准备雕刻图形 按第九章所述,反复练习2倍大右上颌尖牙唇面、近中面和切端观的图形。将唇面及近中面图形外周放大1mm剪下来备用(图14-23)。

2. 形成蜡形框架 按照2倍大上颌尖牙全长、冠宽和冠厚的数据放大2mm,形成上颌尖牙的蜡形框架。先从垂直方向采用竖切法初步切除多余的蜡,接近各面尺寸框架时采用横切法,并用白布打磨光滑(图14-24)。

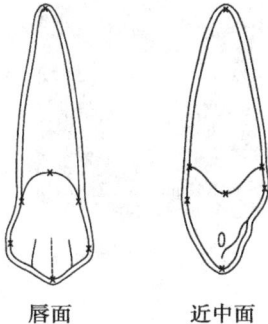

图14-23 准备右侧上颌尖牙唇面
和近中面的图形

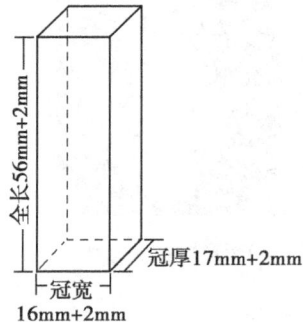

图14-24 形成右侧上颌尖牙的蜡形框架

3. 标记蜡形框架 按照已准备好的唇面及近中面图形,在蜡形框架上标记。在以下的操作过程中均要保护标记的部分(图14-25)。

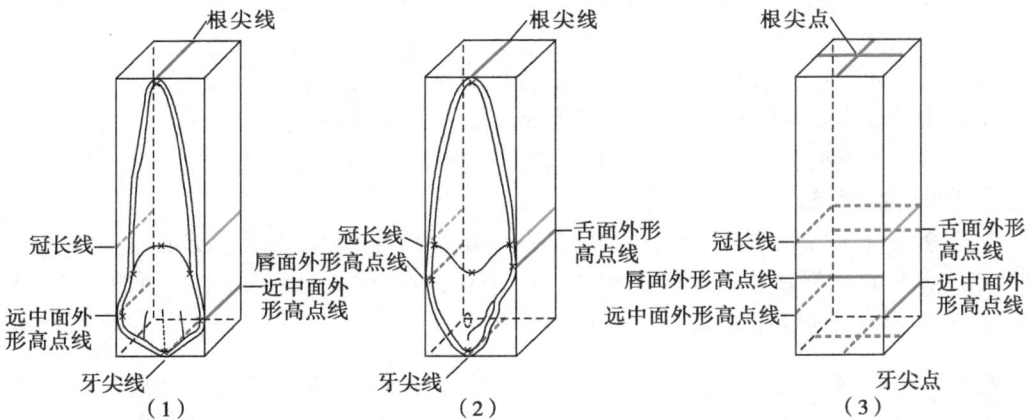

图14-25 标记右侧上颌尖牙的蜡形框架
(1)标记唇面;(2)标记近中面;(3)标记好的蜡形框架

4. 初步形成唇面 将准备好的唇面图形贴在蜡块唇面,用竖切法初步切除牙冠和牙根近远中面多余的蜡。接近图形时使用横切法,注意不要破坏近、远中面标记的外形高点的位置(图14-26)。

5. 初步形成近中面 将准备好的近中面图形贴在蜡块近中面,贴图时将图形和蜡块的冠长线重合,将图形向蜡块的切端和根尖端展开贴上,并将图形延伸至蜡块的切端和根尖标志线的位置。用竖切法初步切除牙冠和牙根唇舌面多余的蜡。接近图形时使用横切法,注意不要破坏颊、舌面标记的外形高点的位置(图14-27)。

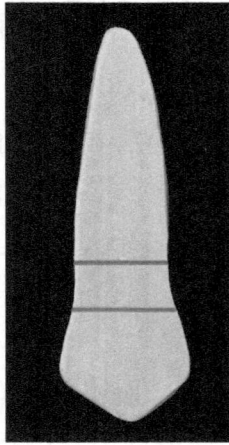

图 14-26 初步形成右侧上颌尖牙的唇面

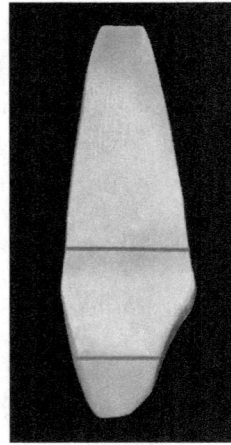

图 14-27 初步形成右侧上颌尖牙的近中面

6. 形成雏形

（1）标记牙尖及其四嵴线,注意唇轴嵴、舌轴嵴偏近中,近、远中牙尖嵴略向舌侧走行,远中牙尖嵴更倾向舌侧[图 14-28(1)]。

（2）形成牙尖的四嵴及四斜面。去除轴嵴线两侧的蜡形成唇、舌轴嵴,近、远中牙尖嵴及近、远中唇斜面,近、远中舌斜面[图 14-28(2)]。

（3）标记牙冠接触区:尖牙的接触区接近切角的位置,远中接触区离切角稍远略偏舌侧[图 14-28(3)]。

（4）形成牙冠舌面:在不破坏近远中面接触区的前提下,去除牙冠近远中面舌侧的蜡,使牙冠由唇侧向舌侧逐渐缩窄,初步形成牙冠舌面[图 14-28(4)]。

（5）形成牙根的舌面:去除舌隆突、牙根颈和根中部分近、远中面舌侧的蜡,使牙根由唇侧向舌侧明显缩窄,初步形成牙根舌面[图 14-28(5)]。

（6）修整线角:将牙冠及牙根各面相交的线角刮圆钝,牙冠接近颈部的线角圆钝,切方线角较锐,其中近中唇线角最锐。修整放大多余的蜡并使之光滑,完成各轴面的合适外形高度及接触点,形成上颌尖牙的雏形[图 14-28(6)]。

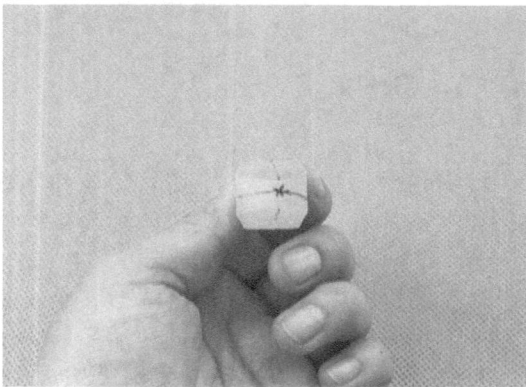

（1）

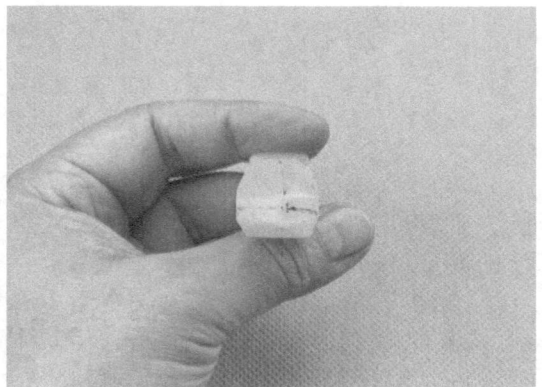

（2）

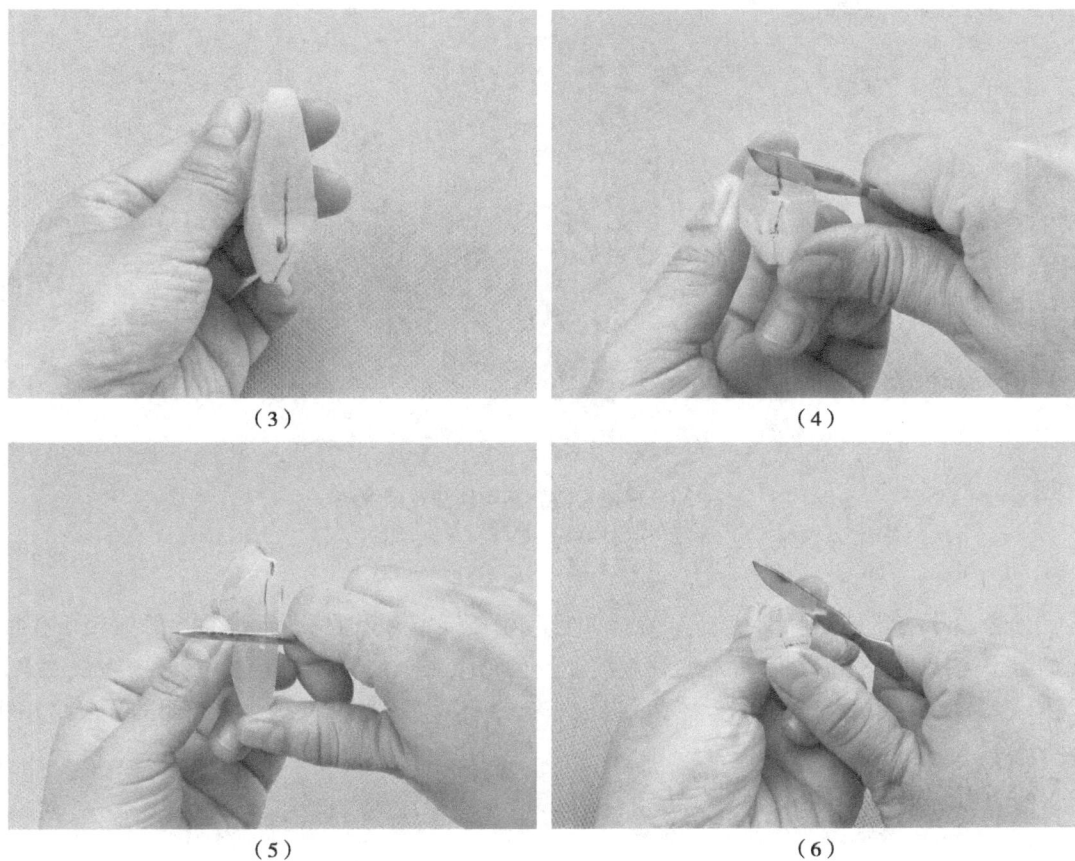

（3） （4）

（5） （6）

图14-28 右侧上颌尖牙雏形雕刻

注意:舌面较唇面小,远中面较近中面略突和略小,根的颈部横切面为卵圆三角形,舌侧为顶。牙尖偏近中唇轴嵴较明显,近中唇斜面较突,远中唇斜面较平(图14-29)。

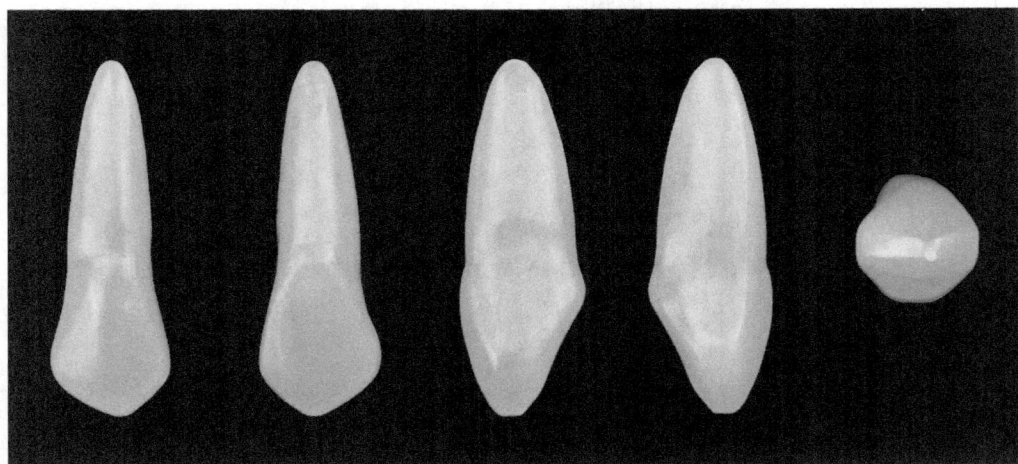

图14-29 右侧上颌尖牙的雏形

7. 形成颈缘曲线

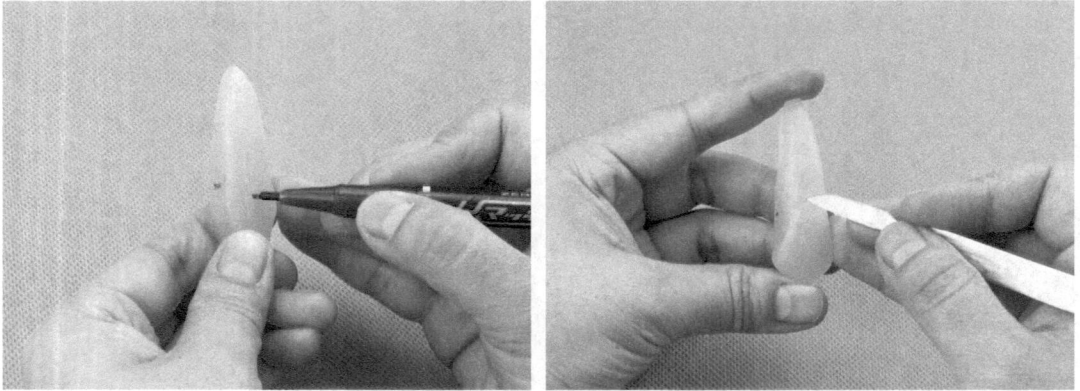

图 14-30　形成右侧上颌中切牙颈缘曲线
（1）标记颈曲线；（2）执笔法雕刻颈曲线

颈缘曲线的雕刻不可操之过急,在雕刻过程中要保留牙冠的长度,颈曲线的雕刻应在轴面的锥形完成后。先标记唇舌面的颈缘最突点（标记的冠长点）及近远中面的颈缘最凹点,用执（握）笔法完成颈部雕刻,近中颈曲度大于远中,注意形成唇面颈嵴和舌面的舌隆突（图14-30）。

8. 细节雕刻修整完成（图 14-31）

（1）牙冠:唇轴嵴两侧各有一条发育沟,中间生长叶较大。颈部可适当缩窄,颈嵴上形成几条弧形或水平的浅沟样的釉质横纹;舌隆突较大,形态多样。舌窝较浅,有舌轴嵴突起,近中舌窝较小、呈椭圆形,远中舌窝较大、呈三角形;远中面较近中面小而圆突;牙尖由四嵴四斜面组成。轴嵴偏近中,近唇斜面短而突,远唇斜面长而平。

（2）牙根:三角锥体形,牙根颈 1/3 及中 1/3 较粗,根尖 1/3 才明显变细。根尖点位于中线上或略偏远中。颈部横切面为卵圆三角形。

（五）注意事项

1. 初步形成唇面时,保持唇舌面的垂直,牙尖高度不超过牙冠长 1/3。近远中切角处不可去蜡过多。注意标记冠长点,用雕刻刀刻较深的印记,这一点很重要。

2. 初步形成近中面,应注意切方牙尖的位置和厚度,以便雕刻唇舌轴嵴。舌面曲线的曲度不能过大也不能过小,以便雕刻边缘嵴和舌窝。

3. 颈曲线雕刻时,不要以牙冠长度测量来定,因为初学者由于各种错误的修整,长度测量来定点已经是不可靠了。应以最初标记的冠长点及唇舌面的外形高点（其接近颈缘）位置来定唇舌面的颈缘最突点。

4. 发育沟在轴嵴两侧,不宜雕刻太深,不能太长,与唇面要连续,颈部延伸逐渐消失。

5. 在整个雕刻过程中要保护牙根的粗度,特别是根尖不能过细,不利于最后的调改。

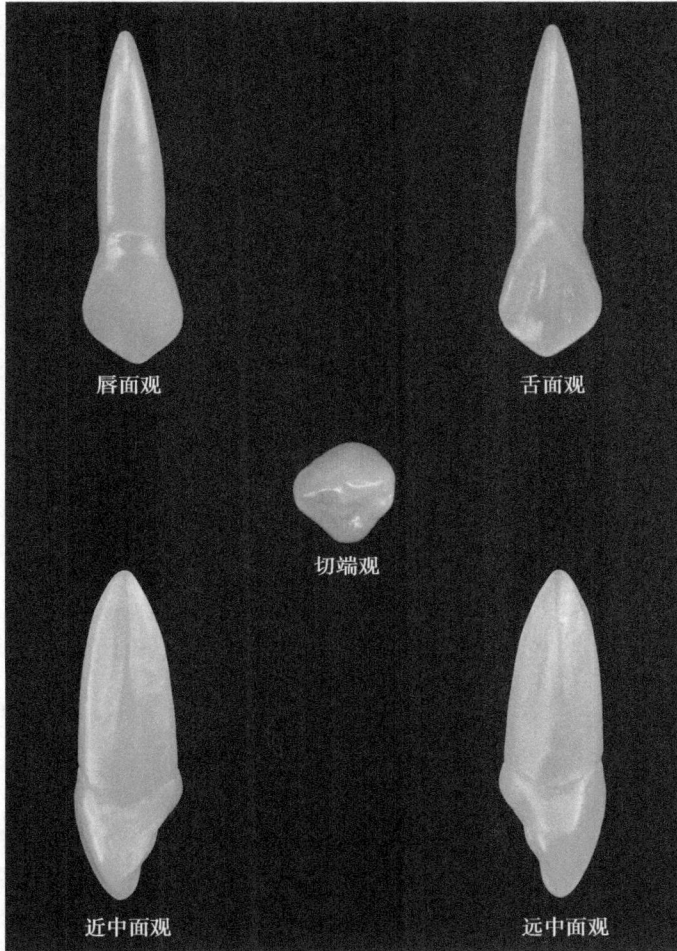

图 14-31　右上颌尖牙雕刻修整完成

二、下颌尖牙的雕刻

（一）目的和要求

通过对下颌尖牙牙体外形的雕刻，牢固掌握下颌尖牙的解剖形态，熟悉下颌尖牙雕刻的方法，训练操作技术和正确使用工具。

（二）器材

红蜡块（大约 60mm×30mm×25mm 长方体）、下颌尖牙雕刻标本一套、雕刻刀、游标卡尺、玻板或硬纸板、笔、坐标纸、白布。

（三）学时安排

4 学时。

（四）方法和步骤

雕刻方法和步骤与上颌尖牙的相同。注意标志点和形态的区别。

1. 准备雕刻图形(图 14-32)。

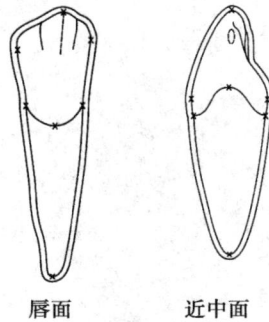

唇面　　　　　近中面

图 14-32　准备右侧下颌尖牙唇面和近中面的图形

2. 形成蜡形框架(图 14-33)。

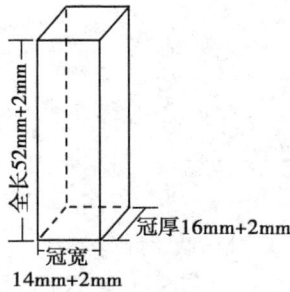

全长 52mm+2mm
冠厚 16mm+2mm
冠宽 14mm+2mm

图 14-33　形成右侧下颌尖牙的蜡形框架

3. 标记蜡形框架(图 14-34)。

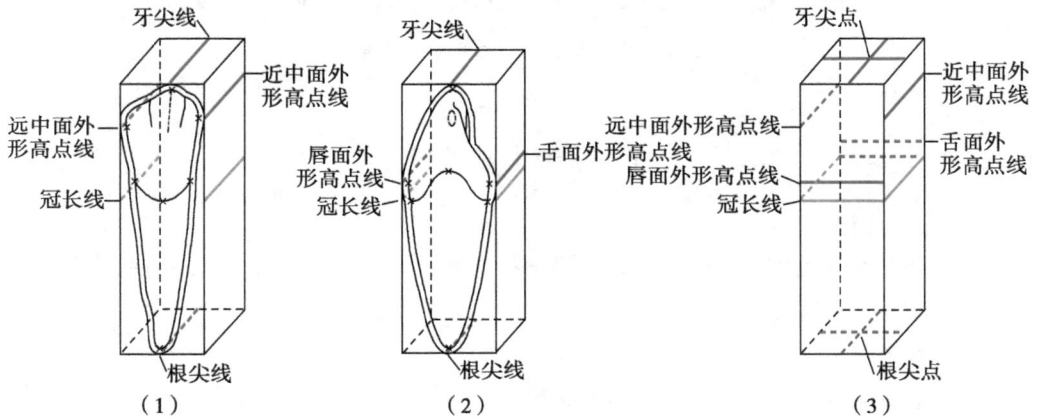

牙尖线
近中面外形高点线
远中面外形高点线
冠长线
根尖线
（1）

牙尖线
舌面外形高点线
唇面外形高点线
冠长线
根尖线
（2）

牙尖点
近中面外形高点线
远中面外形高点线
舌面外形高点线
唇面外形高点线
冠长线
根尖点
（3）

图 14-34　标记右侧下颌尖牙轴面外形高点、切嵴点、冠长点和根尖点
（1）标记唇面；（2）标记近中面；（3）标记好的蜡形框架

4. 初步形成唇面。

5. 初步形成近中面。

6. 形成雏形。

7. 形成颈缘曲线。

8. 细节雕刻修整完成（图14-35）。

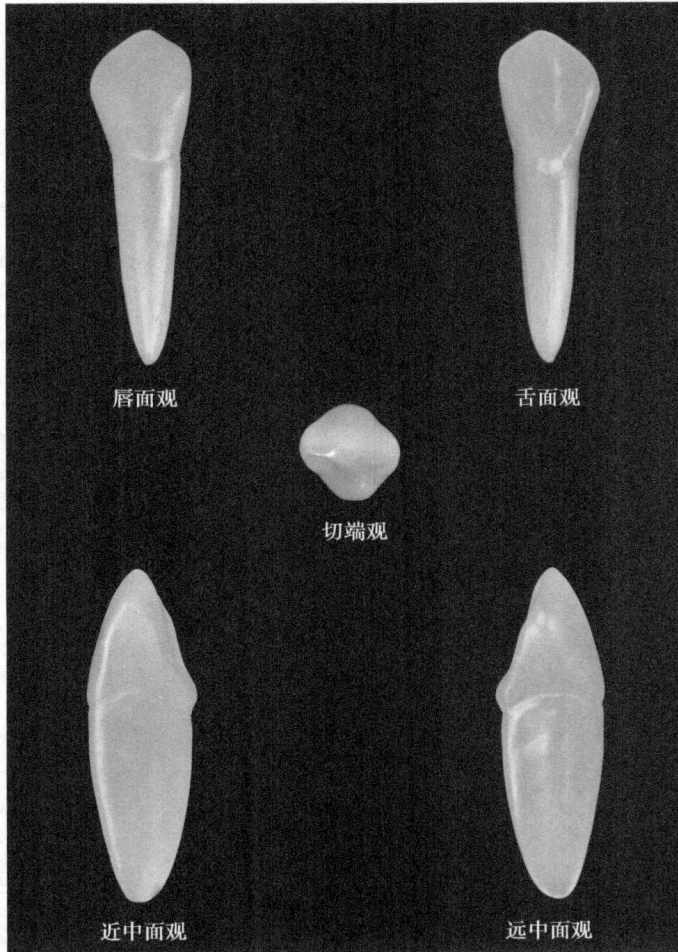

唇面观　　舌面观

切端观

近中面观　　远中面观

图 14-35　右侧下颌尖牙雕刻修整完成

下颌尖牙体积较小，牙冠窄长，牙根较细长，根颈横切面呈扁圆形。唇颈嵴、唇轴嵴、舌轴嵴以及舌隆突不很明显，舌窝较浅。近、远中斜缘相交成钝角，牙尖顶明显偏近中，冠根近中缘相连成直线，冠根唇缘相连成弧线。

第三节　前磨牙组的雕刻

一、上颌第一前磨牙的雕刻

（一）目的和要求

通过对上颌第一前磨牙牙体外形的雕刻，牢固掌握上颌第一前磨牙的解剖形态，熟悉上颌第一前磨牙雕刻的方法,训练操作技术和正确使用工具。

（二）器材

红蜡块（大约 60mm×30mm×25mm 长方体）、上颌第一前磨牙雕刻标本一套、雕刻刀、游标卡尺、玻板或硬纸板、笔、坐标纸、白布。

（三）学时安排

4 学时。

（四）方法和步骤

1. 准备雕刻图形　按第九章所述,反复练习 2 倍大右上颌第一前磨牙颊面、近中面和骀面的图形。将颊面及近中面图形外周放大 1mm 剪下来备用(图 14-36)。

2. 形成蜡形框架　按照 2 倍大上颌第一前磨牙全长、冠宽和冠厚的数据放大 2mm,形成上颌第一前磨牙的蜡形框架。先从垂直方向采用竖切法初步切除多余的蜡,接近各面尺寸框架时采用横切法,并用白布打磨光滑(图 14-37)。

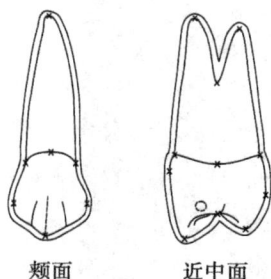

图 14-36　准备右侧上颌第一前磨牙
颊面和近中面的图形

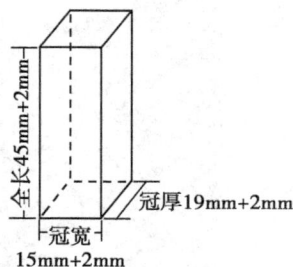

图 14-37　形成右侧上颌第一前
磨牙的蜡形框架

3. 标记蜡形框架　按照已准备好的颊面及近中面图形,在蜡形框架上标记。在以下的操作过程中均要保护标记的部分(图 14-38)。

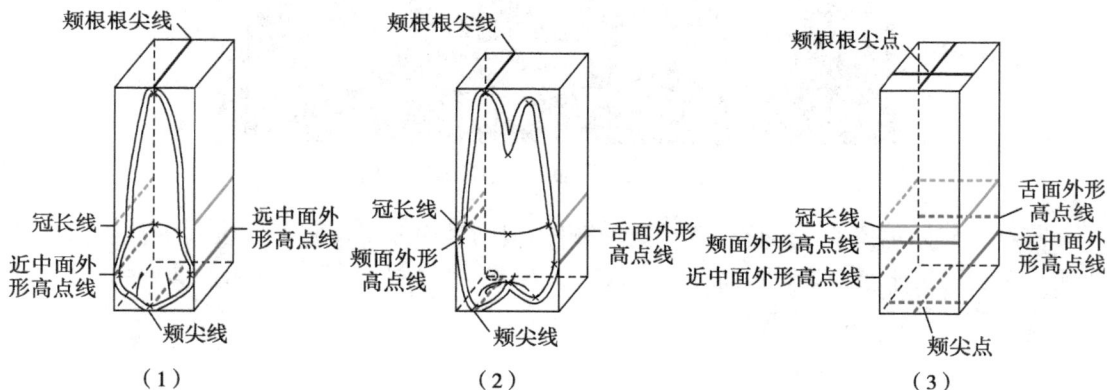

（1）　　　　　　　　（2）　　　　　　　　（3）

图 14-38　标记右侧上颌第一前磨牙的蜡形框架
(1)标记颊面;(2)标记近中面;(3)标记好的蜡形框架

4. 初步形成颊面　将准备好的颊面图形贴在蜡块颊面,用竖切法初步切除牙冠和牙根近远中面多余的蜡。接近图形时使用横切法,注意不要破坏近、远中面标记的外形高点的位置(图 14-39)。

5. 初步形成近中面 将准备好的近中面图形贴在蜡块近中面,贴图时将图形和蜡块的冠长线重合,将图形向蜡块的𬌗面端和根尖端展开贴上,并将图形延伸至蜡块的𬌗面端和根尖标志线的位置。用竖切法初步切除牙冠和牙根颊、舌面和𬌗面多余的蜡。接近图形时使用横切法,注意不要破坏颊、舌面标记的外形高点的位置(图 14-40)。

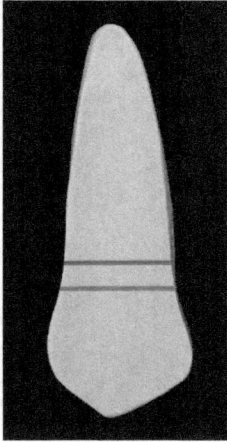

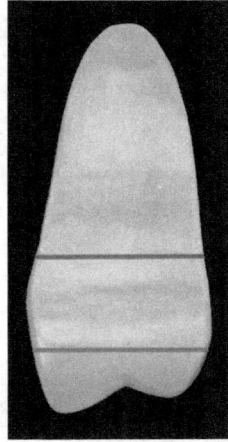

图 14-39 初步形成右侧上颌第一前磨牙的颊面   图 14-40 初步形成右侧上颌第一前磨牙的近中面

6. 形成轴面雏形

(1)标记颊、舌尖顶点和其四嵴的位置,即颊或舌轴嵴,近、远中牙尖嵴和三角嵴[图 14-41(1)]。

(2)形成牙尖轴嵴:去除轴嵴线两侧的蜡,形成颊、舌轴嵴[图 14-41(2)]。

(3)标记近远中面牙冠接触区:接触区位于𬌗方偏颊侧[图 14-41(3)]。

(4)形成牙冠的舌面:去除牙冠近、远中面接触区的舌侧的蜡,去除牙冠近远中面舌侧的蜡,使牙冠由颊侧向舌侧逐渐缩窄[图 14-41(4,5)]。

(5)形成牙根的雏形:去除牙根颈和根中部分近、远中面舌侧的蜡,使牙根由颊侧向舌侧略缩窄,初步形成牙根舌面[图 14-41(6)]。

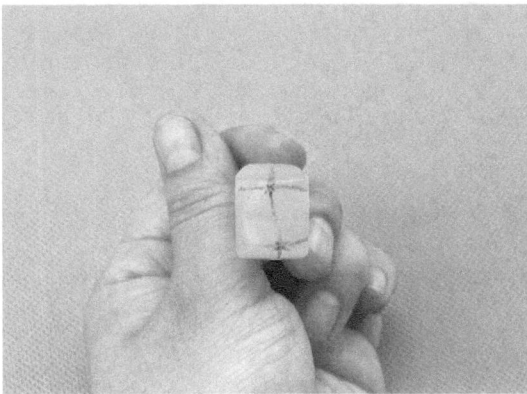

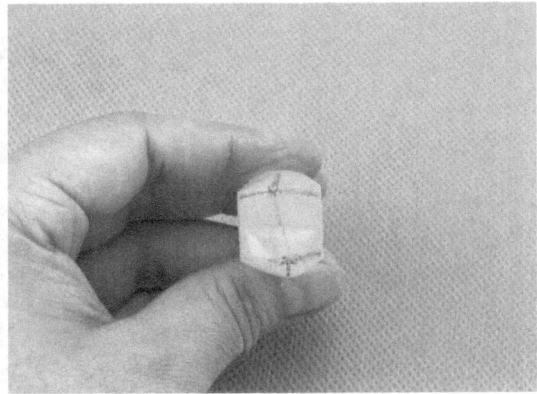

(1)   (2)

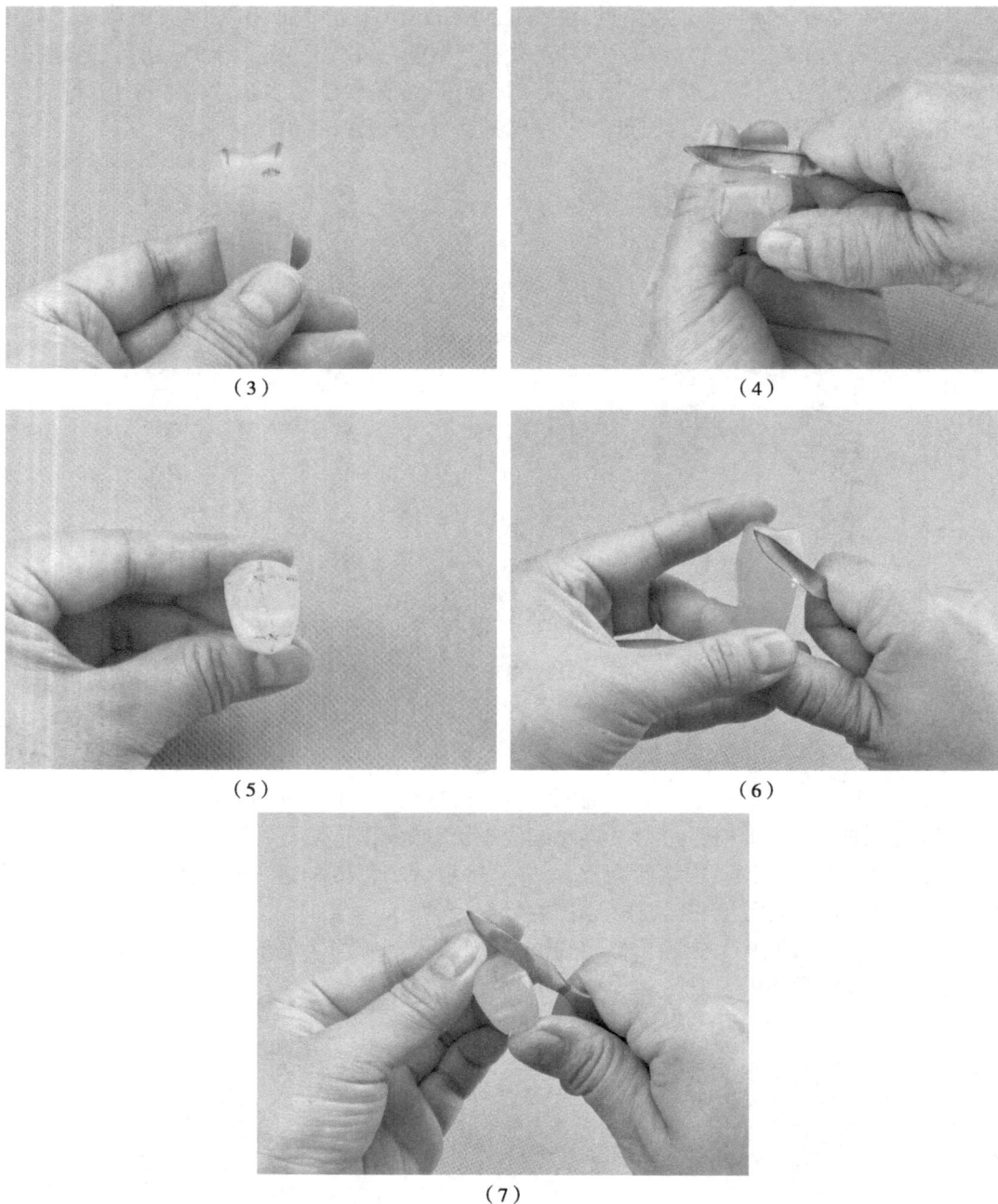

（3）

（4）

（5）

（6）

（7）

图 14-41　右侧上颌第一前磨牙轴面雏形雕刻

（6）修整线角：将牙冠及牙根各面相交的线角刮圆钝，牙冠接近颈部的线角圆钝，𬌗方线角较锐，其中颊侧线角较锐。修整放大多余的蜡并使之光滑，完成各轴面的合适外形高度及接触点，形成上颌第一前磨牙的雏形［图 14-41(7)］。

注意：𬌗面形成六边形，颊侧宽于舌侧，颊尖及颊轴嵴略偏远中，舌尖及舌轴嵴偏近中较圆钝。远中面较近中面凸，根的颈部横切面为卵圆形（图 14-42）。

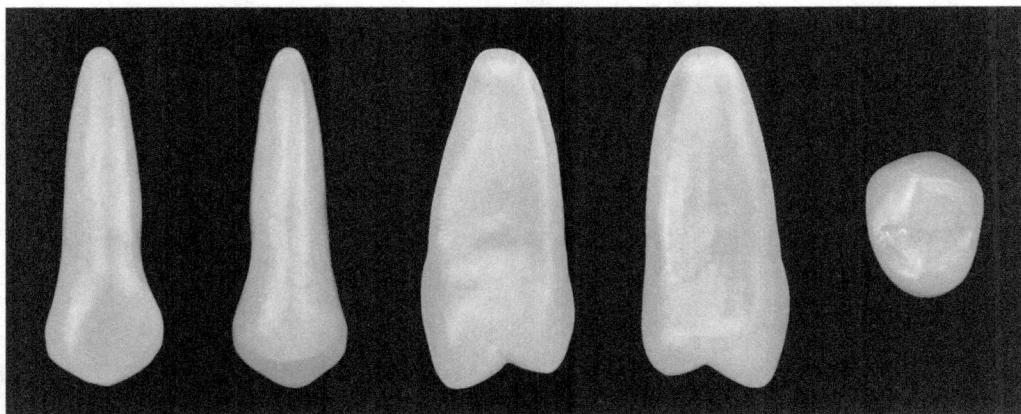

图 14-42　右侧上颌第一前磨牙轴面雏形

7. 形成颈缘曲线　标记颊、舌面的颈缘最突点（标记的冠长点）及近远中面的颈缘最凹点，前磨牙颈曲度较前牙小。用执（握）笔法完成颈部雕刻，近中颈曲度大于远中（图 14-43）。

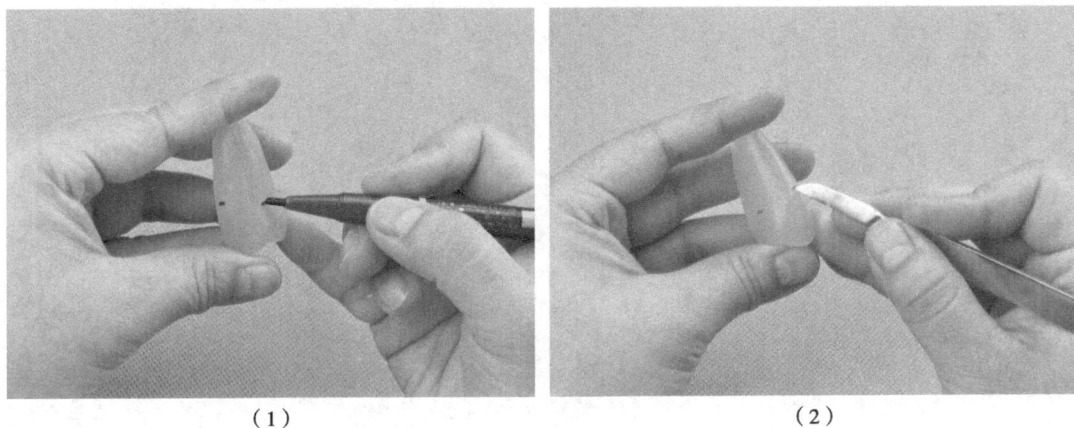

（1）　　　　　　　　　　　　　　　　（2）

图 14-43　形成右侧上颌第一前磨牙颈缘曲线
（1）标记颈曲线；（2）执笔法雕刻颈曲线

8. 雕刻𬌗面（图 14-44）

（1）形成𬌗面轮廓：完成轴面雏形后，即已形成𬌗面六边形轮廓。

（2）标记并初步形成𬌗面发育沟：确定近远中点隙的位置，形成𬌗面发育沟，即近中沟、中央沟、远中沟[图 14-44（1）]。可雕刻形成近颊、近舌小沟，远颊、远舌小沟。注意两点隙之间的距离，近中沟跨过近中边缘嵴到近中邻面[图 14-44（2）]。

（3）雕刻牙尖：再次明确颊舌尖顶点的位置，确定牙尖三角嵴的位置[图 14-44（3）]。

形成牙尖三角嵴：从三角嵴的顶至𬌗面沟底去除蜡，形成三角嵴的近、远中两斜面[图 14-44（4，5）]。

（4）去除近远中边缘顶至近颊、近舌小沟和远颊、远舌小沟底的蜡，形成边缘嵴内侧的

273

（1）

（2）

（3）

（4）

（5）

（6）

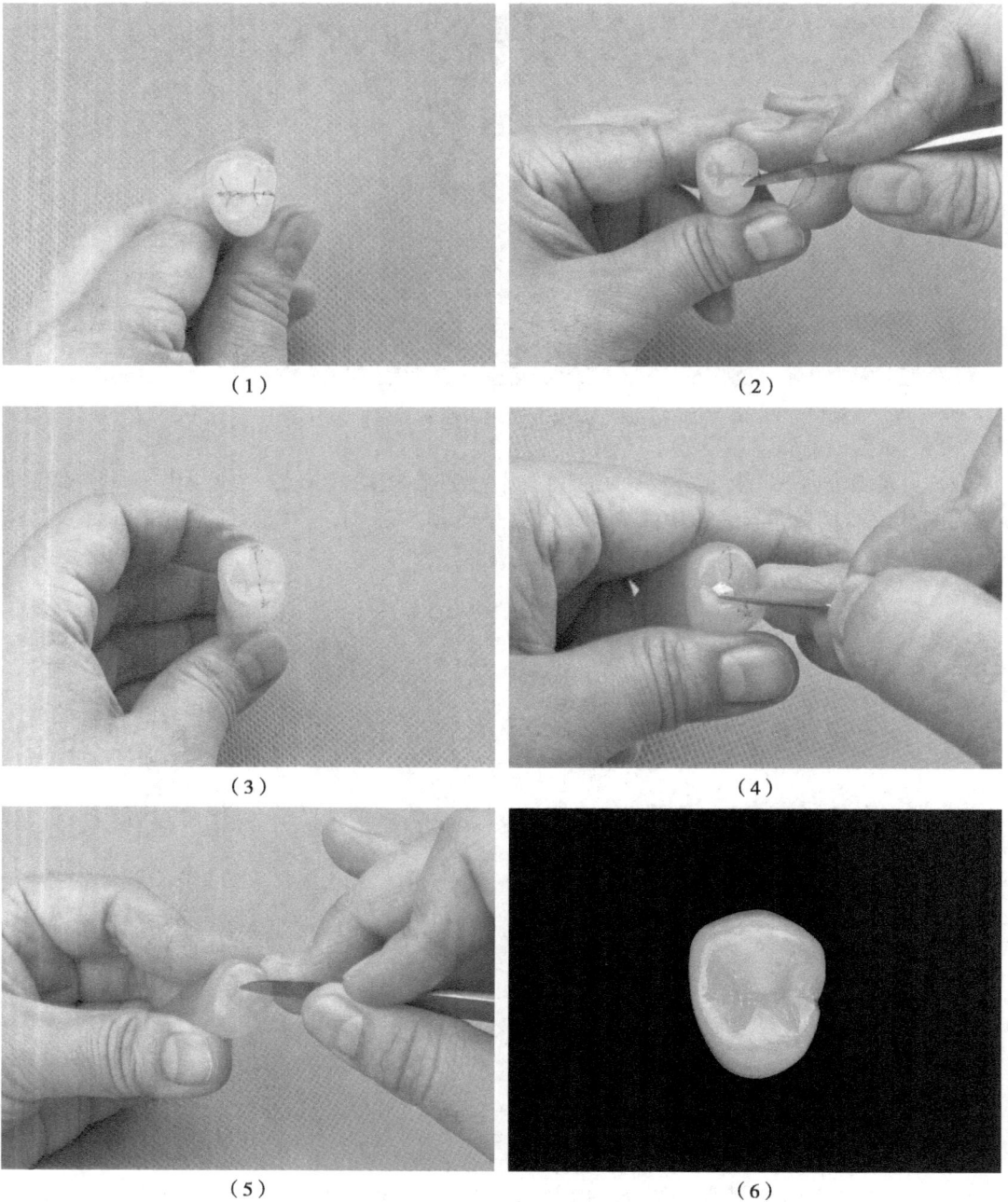

图 14-44　雕刻右侧上颌第一前磨牙𬌗面

𬌗面窝[图 14-44(6)]。

9. 细节雕刻修整完成(图 14-45)

（1）牙冠：颊轴嵴两侧各有一条发育沟，中间生长叶较大。颈部可适当缩窄，颈嵴上形成几条弧形或水平的浅沟样的釉质横纹；舌面较光滑；近中沟跨过近中边缘嵴到近中邻面。近中面近颈部有凹陷；在牙尖三角嵴及边缘嵴上形成副沟。

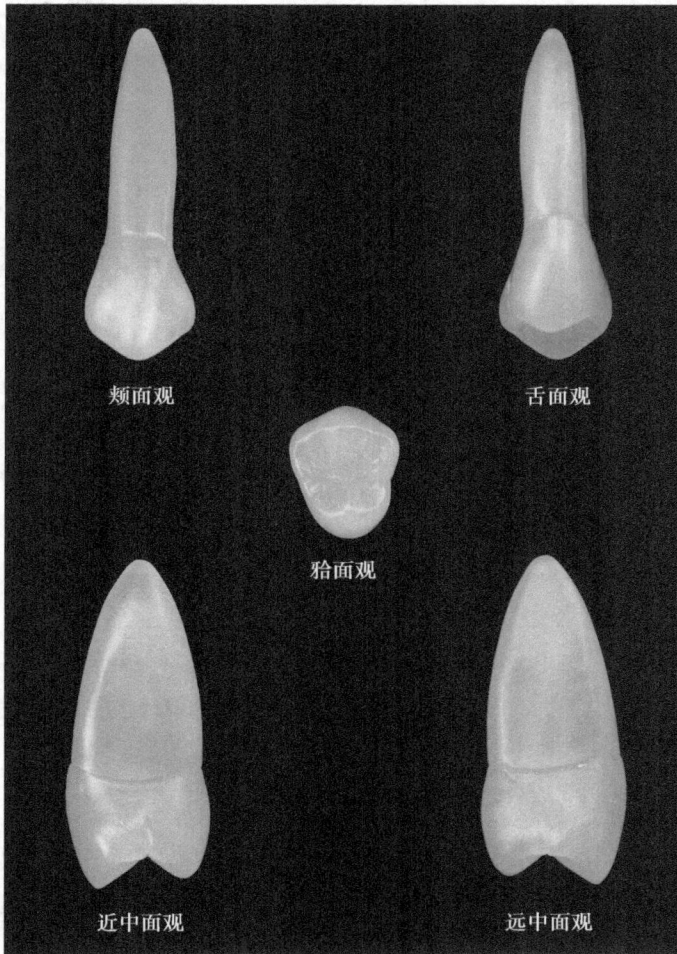

图 14-45 右上颌第一前磨牙雕刻修整完成

（2）牙根：扁，根面较平或有沟，根面的近中凹陷延续至近中邻面。根尖点位于中线上或略偏远中。颈部横切为卵圆形。

（五）注意事项

1. 形成颊、舌轴嵴同上颌尖牙唇、舌轴嵴的形成方法。

2. 殆面雕刻时一定要参照标本模型，掌握好颊舌尖、三角嵴、近远中窝及沟的大小、长宽以及同各个轴角、近、远中边缘嵴的关系。

3. 殆面窝及沟的深度一定要适当，颊舌尖三角嵴连接处应低于边缘嵴。

4. 雕刻过程中自始至终要保持牙冠长度。当雕刻过程中有削去的必要时，要立刻重建。

二、上颌第二前磨牙的雕刻

（一）目的和要求

通过对上颌第二前磨牙牙体外形的雕刻，牢固掌握上颌第二前磨牙的解剖形态，熟悉上颌第二前磨牙雕刻的方法,训练操作技术和正确使用工具。

(二) 器材

红蜡块(大约 60mm×30mm×25mm 长方体)、上颌第二前磨牙雕刻标本一套、雕刻刀、游标卡尺、玻板或硬纸板、笔、坐标纸、白布。

(三) 学时安排

4 学时。

(四) 方法和步骤

雕刻方法和步骤与上颌第一前磨牙的相同。注意标志点和形态的区别。

1. 准备雕刻图形(图 14-46)。

2. 形成蜡形框架(图 14-47)。

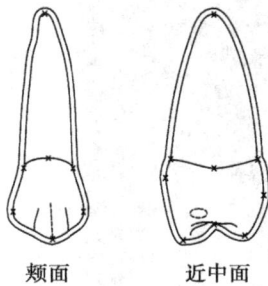

图 14-46　准备右侧上颌第二前磨牙颊面
和近中面的图形

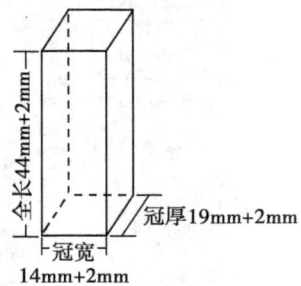

图 14-47　形成右侧上颌第二前
磨牙的蜡形框架

3. 标记蜡形框架(图 14-48)。

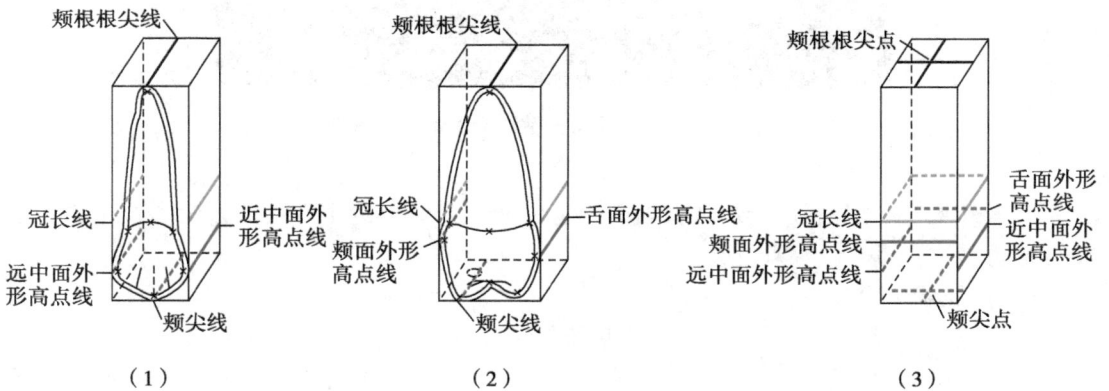

（1）　　　　　　　（2）　　　　　　　（3）

图 14-48　标记右侧上颌第二前磨牙的蜡形框架
（1）标记颊面;（2）标记近中面;（3）标记好的蜡形框架

4. 初步形成颊面。

5. 初步形成近中面。

6. 形成轴面雏形。

7. 形成颈缘曲线。

8. 雕刻殆面。

9. 细节雕刻修整完成（图 14-49）。

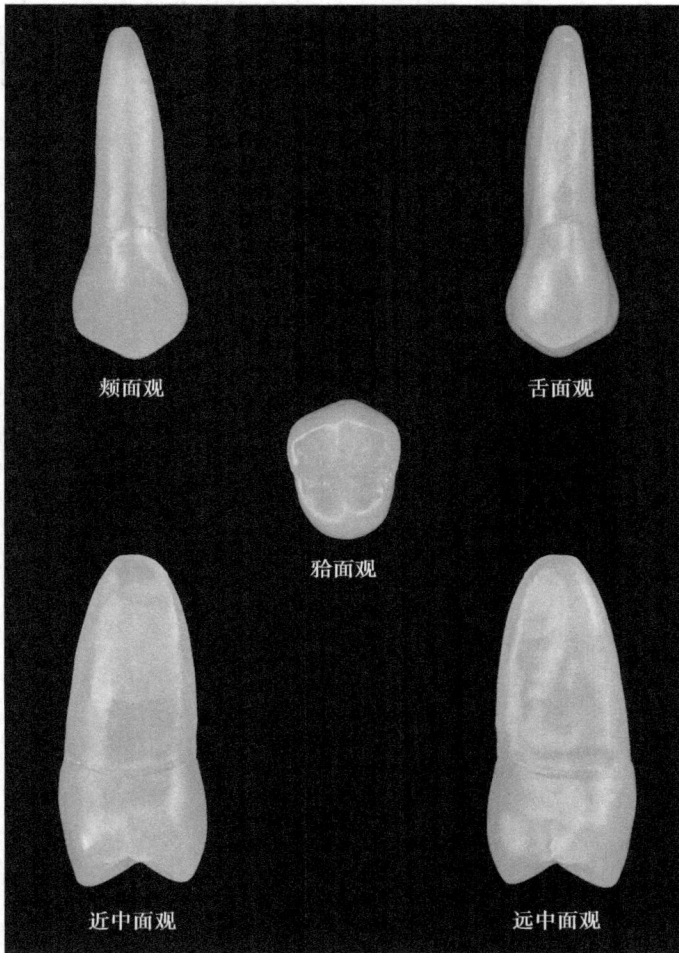

图 14-49　右侧上颌第二前磨牙雕刻修整完成

上颌第二前磨牙的牙尖和整体轮廓均较为圆钝,殆面较对称。颊尖偏向近中,发育沟不明显,颊轴嵴圆钝。近中面颈部少有凹陷,亦无沟跨过近中边缘嵴。颊舌尖的体积差别较小,均偏近中,中央窝较浅。根多为扁形单根。

三、下颌第一前磨牙的雕刻

（一）目的和要求

通过对下颌第一前磨牙牙体外形的雕刻,牢固掌握下颌第一前磨牙的解剖形态,熟悉下颌第一前磨牙雕刻的方法,训练操作技术和正确使用工具。

（二）器材

红蜡块（大约 60mm×30mm×25mm 长方体）、下颌第一前磨牙雕刻标本一套、雕刻刀、游标卡尺、玻板或硬纸板、笔、坐标纸、白布。

（三）学时安排

4 学时。

（四）方法步骤

雕刻方法和步骤与上颌第一前磨牙的相同。注意标志点和形态的区别。

1. 准备雕刻图形（图 14-50）。

2. 形成蜡形框架（图 14-51）。

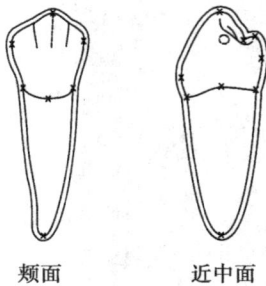

图 14-50　准备右侧下颌第一前磨牙
颊面和近中面的图形

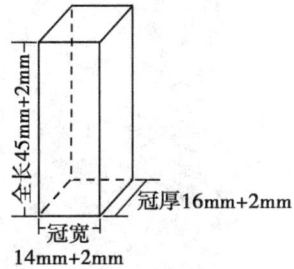

图 14-51　形成右侧下颌第一前
磨牙的蜡形框架

3. 标记蜡形框架（图 14-52）。

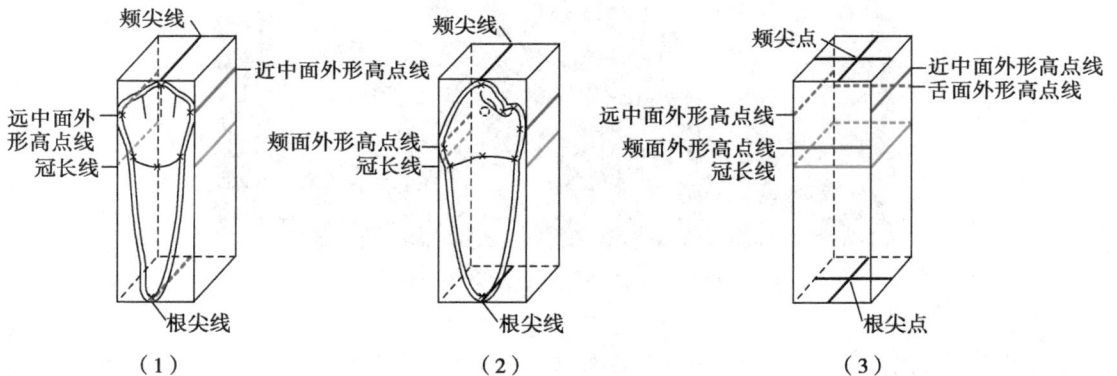

（1）　　　　　　　　（2）　　　　　　　　（3）

图 14-52　标记右侧下颌第一前磨牙的蜡形框架
（1）标记颊面；（2）标记近中面；（3）标记好的蜡形框架

4. 初步形成颊面。

5. 初步形成近中面。

6. 形成轴面雏形。

7. 形成颈缘曲线。

8. 雕刻𬌗面。

9. 细节雕刻修整完成（图 14-53）。

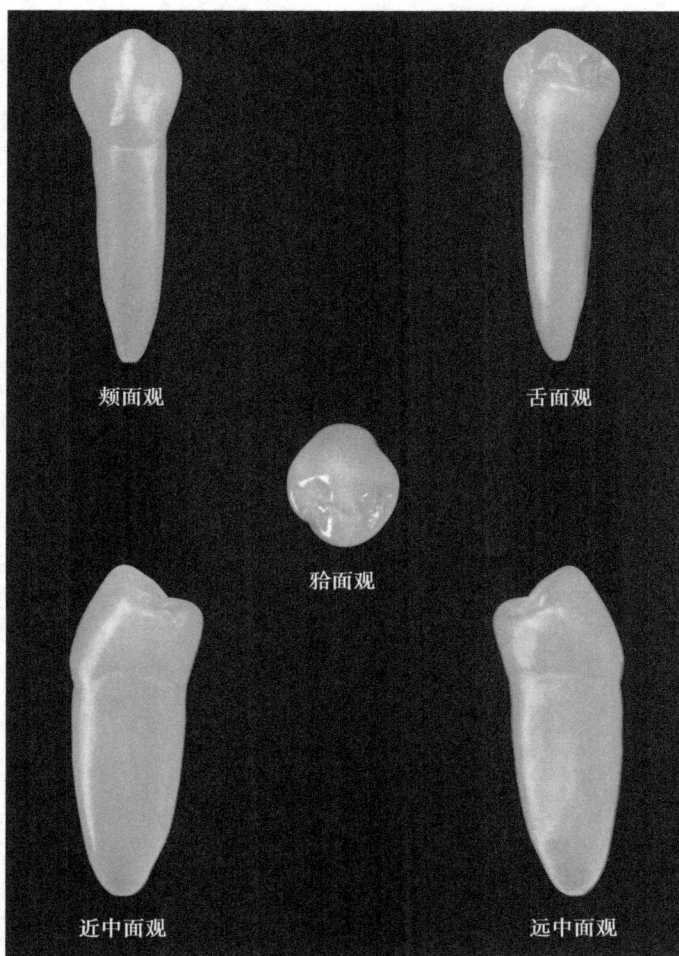

图 14-53 右侧下颌第一前磨牙雕刻修整完成

下颌第一前磨牙牙冠明显向舌侧倾斜,颊尖长大,颊轴嵴明显突起。舌面特小,仅为颊面的1/2。舌尖短小、圆钝。𬌗面圆三角形,颊缘明显宽于舌缘,颊轴嵴明显,颊舌尖三角嵴相连形成横嵴。牙根为扁而细长的单根。

四、下颌第二前磨牙的雕刻

(一)目的和要求

通过对下颌第二前磨牙牙体外形的雕刻,牢固掌握下颌第二前磨牙的解剖形态,熟悉下颌第二前磨牙雕刻的方法,训练操作技术和正确使用工具。

(二)器材

红蜡块(大约60mm×30mm×25mm长方体)、下颌第二前磨牙雕刻标本一套、雕刻刀、游标卡尺、玻板或硬纸板、笔、坐标纸、白布。

（三）学时安排

4 学时。

（四）方法步骤

雕刻方法和步骤与上颌第一前磨牙的相同。注意标志点和形态的区别。

1. 准备雕刻图形（图 14-54）。

2. 形成蜡形框架（图 14-55）。

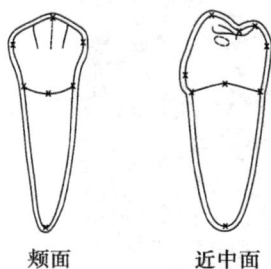

颊面　　　　近中面

图 14-54　准备右侧下颌第二前磨牙颊面和近中面的图形

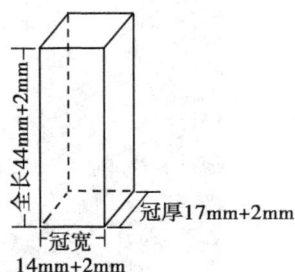

图 14-55　形成右侧下颌第二前磨牙的蜡形框架

3. 标记蜡形框架（图 14-56）。

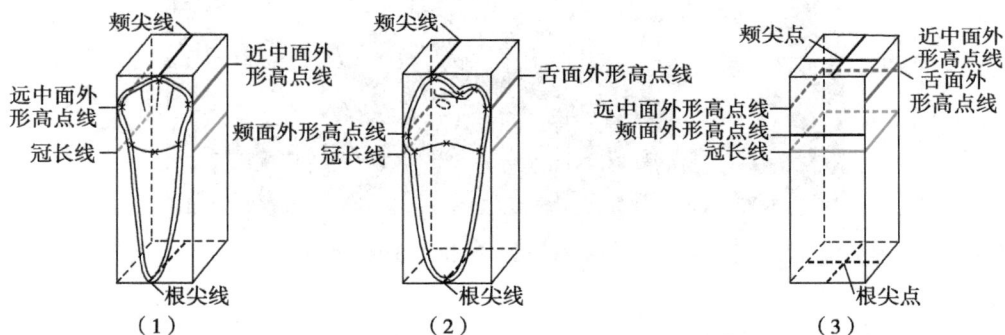

（1）　　　　　　　（2）　　　　　　　（3）

图 14-56　标记右侧下颌第二前磨牙的蜡形框架
（1）标记颊面；（2）标记近中面；（3）标记好的蜡形框架

4. 初步形成颊面。

5. 初步形成近中面。

6. 形成轴面雏形。

7. 形成颈缘曲线。

8. 雕刻𬌗面。

9. 细节雕刻修整完成（图 14-57）。

下颌第二前磨牙牙冠向舌侧倾斜，牙冠方圆。𬌗面三尖型者为不规则的四边形，近中舌尖较大、远中舌尖较小。牙根为扁圆的单根。

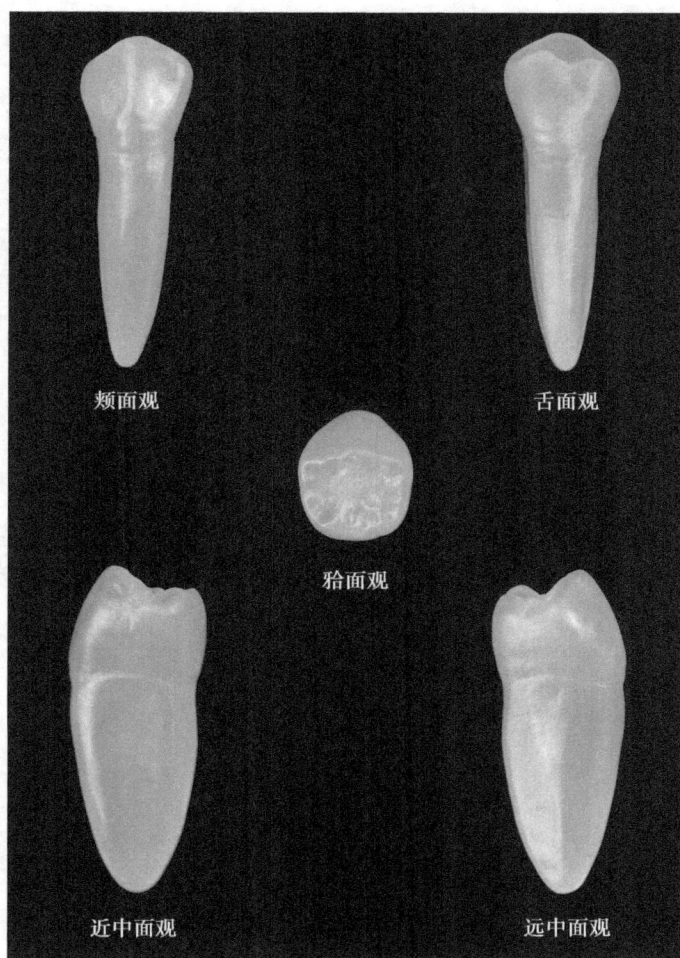

颊面观

舌面观

𬌗面观

近中面观

远中面观

图 14-57 右侧下颌第二前磨牙雕刻修整完成

第四节 磨牙组的雕刻

一、上颌第一磨牙的雕刻

（一）目的和要求

通过对上颌第一磨牙牙体外形的雕刻，牢固掌握上颌第一磨牙的解剖形态，熟悉上颌第一磨牙雕刻的方法，训练操作技术和正确使用工具。

（二）器材

红蜡块（大约 60mm×30mm×25mm 长方体）、上颌第一磨牙雕刻标本一套、雕刻刀、游标卡尺、玻板或硬纸板、笔、坐标纸、白布。

（三）学时安排

4 学时。

（四）方法和步骤

1. 准备雕刻图形　按第九章所述,反复练习2倍大右上颌第一磨牙颊面、近中面和𬌗面的图形。将颊面及近中面图形外周放大1mm剪下来备用(图14-58)。

2. 形成蜡形框架　按照2倍大上颌第一磨牙冠宽和冠厚的数据放大2mm。形成上颌第一磨牙的蜡形框架。先从垂直方向采用竖切法初步切除多余的蜡,接近各面尺寸框架时采用横切法,并用白布打磨光滑(图14-59)。

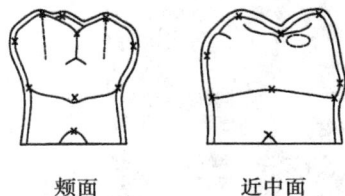

图 14-58　准备右侧上颌第一磨牙
颊面和近中面的图形

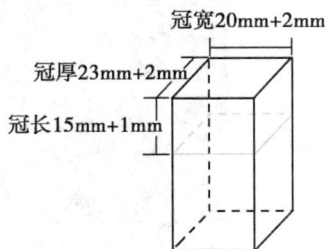

图 14-59　形成右侧上颌第一前
磨牙的蜡形框架

3. 标记蜡形框架　按照已准备好的颊面及近中面图形,在蜡形框架上标记。在以下的操作过程中均要保护标记的部分(图14-60)。

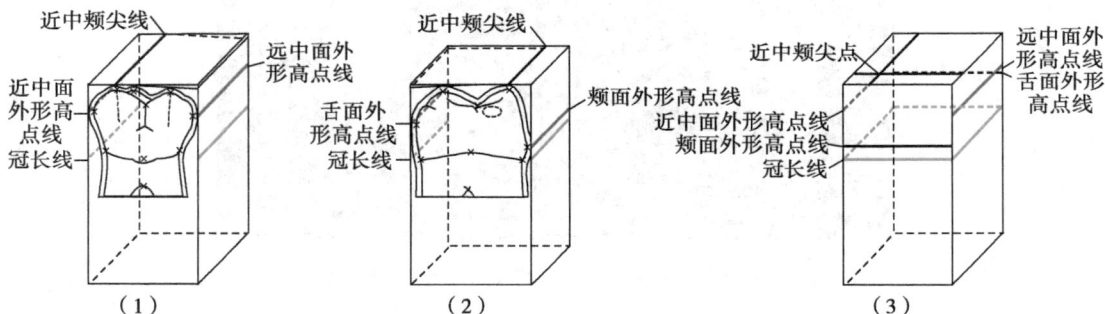

图 14-60　标记右侧上颌第一磨牙的蜡形框架
(1)标记颊面;(2)标记近中面;(3)标记好的蜡形框架

4. 初步形成颊面　将准备好的颊面图形贴在蜡块颊面,使用横切法切除牙冠和牙根近远中面多余的蜡。注意不要破坏近远中面标记的外形高点的位置(图14-61)。

5. 初步形成近中面　将准备好的近中面图形贴在蜡块近中面,贴图时将图形和蜡块的冠长线重合,将图形向蜡块的𬌗面端和根尖端展开贴上,并将图形延伸至蜡块的𬌗面端。使用横切法切除牙冠和牙根颊舌面多余的蜡,注意不要破坏颊、舌面标记的外形高点的位置(图14-62)。

6. 形成轴面雏形

（1）标记牙尖顶点和其四嵴的位置,即颊或舌轴嵴,近、远中牙尖嵴和三角嵴[图14-63(1)]。

（2）标记近远中面牙冠接触区:近中接触区位于𬌗方偏颊侧,远中接触区位于𬌗方颊1/3和中1/3交界处[图14-63(2)]。

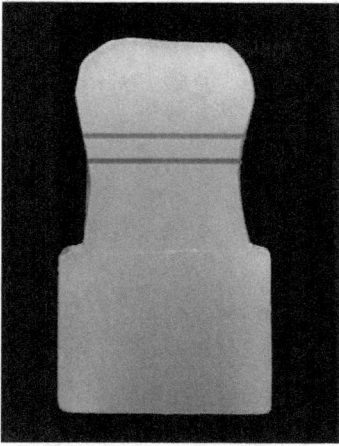

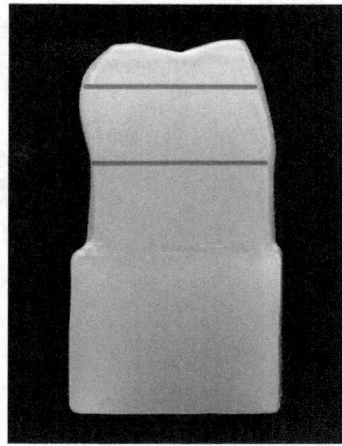

图 14-61　初步形成右侧上颌
第一磨牙的颊面

图 14-62　初步形成右侧上颌
第一磨牙的近中面

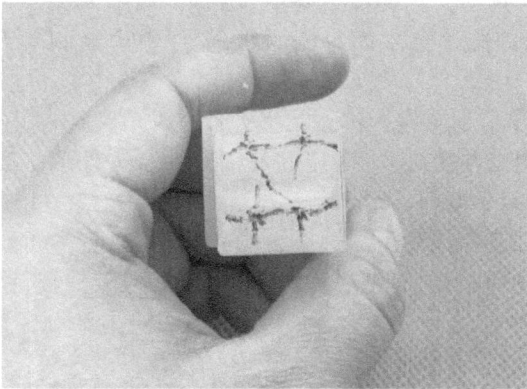

（1）

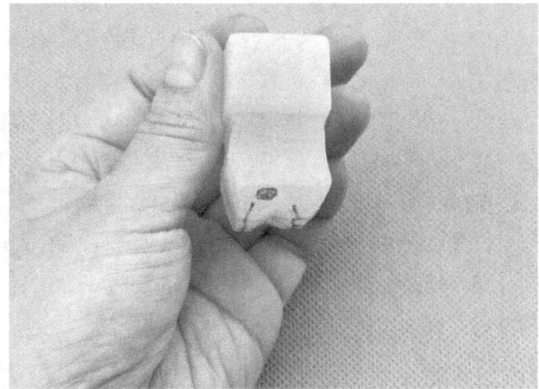

（2）

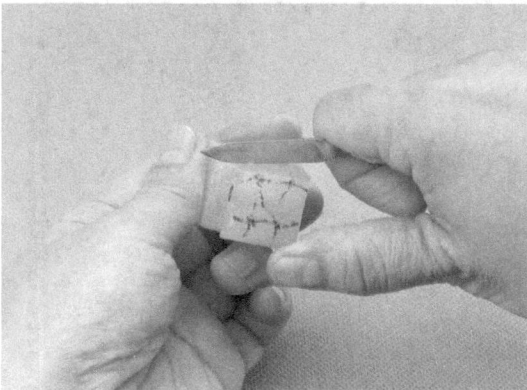

（3）

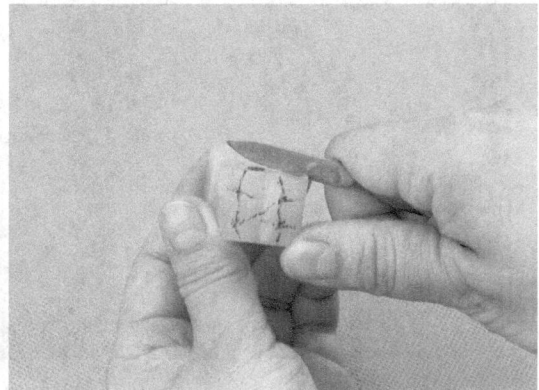

（4）

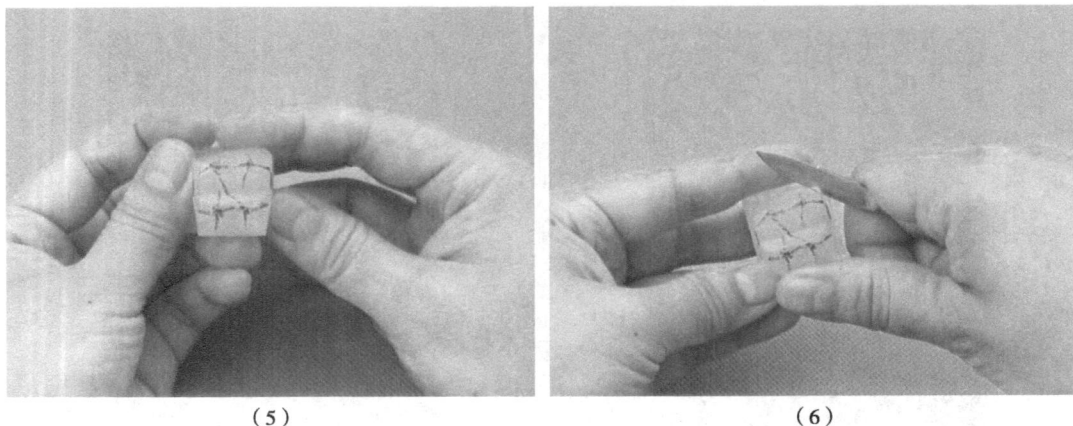

（5）　　　　　　　　　　　　　　　（6）

图 14-63　右侧上颌第一磨牙轴面雏形雕刻

（3）形成牙冠𬌗面的斜方形：去除颊面远中的蜡使颊面向远中舌侧倾斜［图 14-63（3）］。去除牙冠近、远中面接触区颊、舌侧的蜡，使近中颊𬌗角与远中舌𬌗角为锐角，近中舌𬌗角及远中颊𬌗角为钝角，并使牙冠的舌面与颊面大小相似或略小［图 14-63（4,5）］。

（4）形成牙根的雏形：去除牙根颈和根中部分近、远中面舌侧的蜡，使牙根由颊侧向舌侧略缩窄。

（5）修整线角：将牙冠及牙根各面相交的线角刮圆钝，牙冠接近颈部的线角圆钝，𬌗方线角较锐，其中颊侧线角较锐。修整放大多余的蜡并使之光滑，完成各轴面的合适外形高度及接触点，形成上颌第一磨牙轴面的雏形［图 14-63（6）］。

注意：𬌗面呈斜方形，颊面向远中舌侧倾斜，近中颊𬌗角与远中舌𬌗角为锐角，近中舌𬌗角及远中颊𬌗角为钝角。远中面较近中面凸。根的颈部横切面为斜方形，颊侧宽于舌侧（图14-64）。

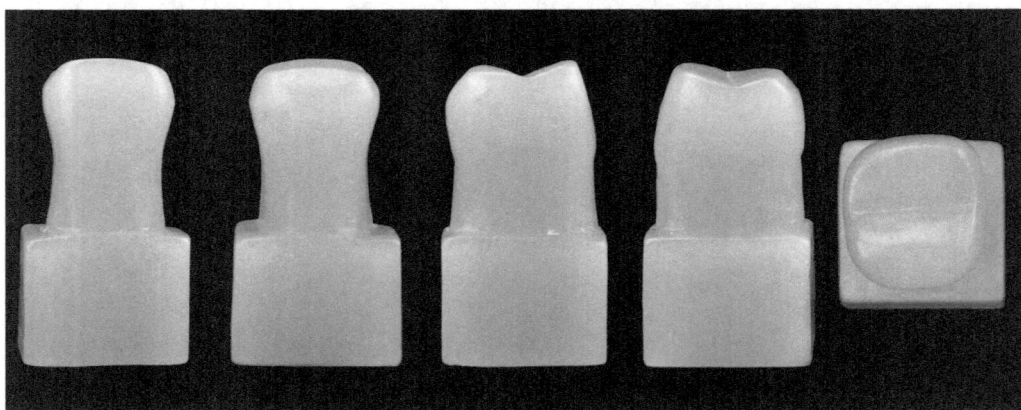

图 14-64　形成右侧上颌第一磨牙轴面雏形

7. 形成颈缘曲线　标记颊、舌面的颈缘最突点（标记的冠长点）及近远中面的颈缘最凹点，磨牙颈曲度较小，颊面颈缘向根方突起。用执（握）笔法完成颈部雕刻（图14-65）。

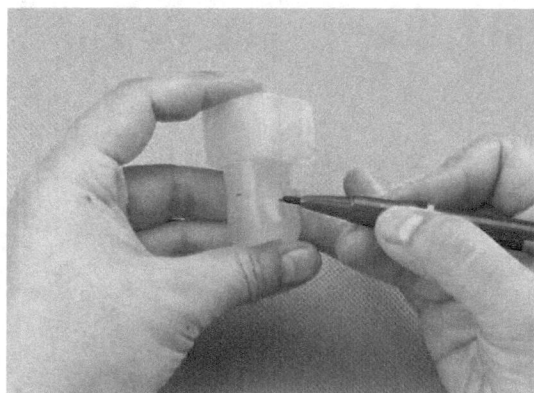
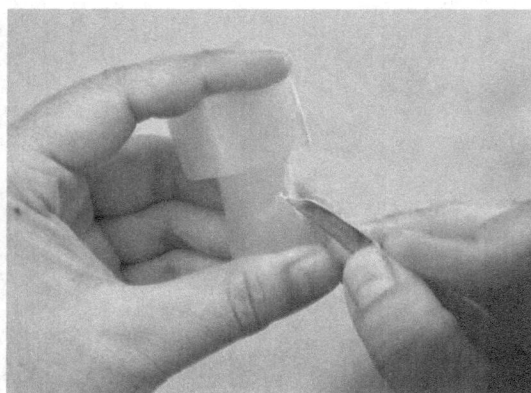

（1）　　　　　　　　　　　　　　　　　（2）

图 14-65　形成右侧上颌第一磨牙颈缘曲线
（1）标记颈曲线；（2）执笔法雕刻颈曲线

8. 雕刻𬌗面（图 14-66）

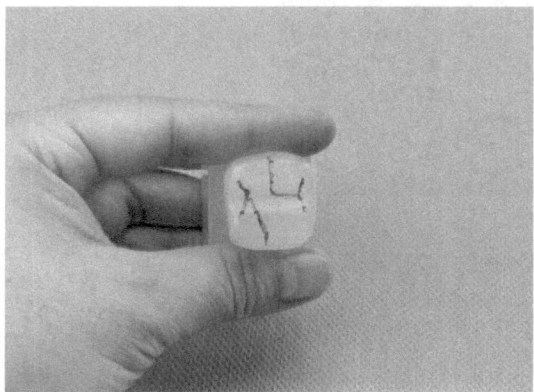
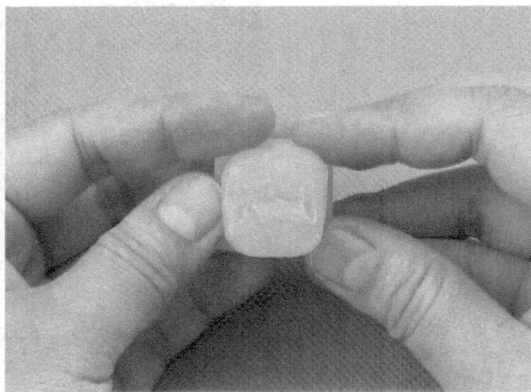

（1）　　　　　　　　　　　　　　　　　（2）

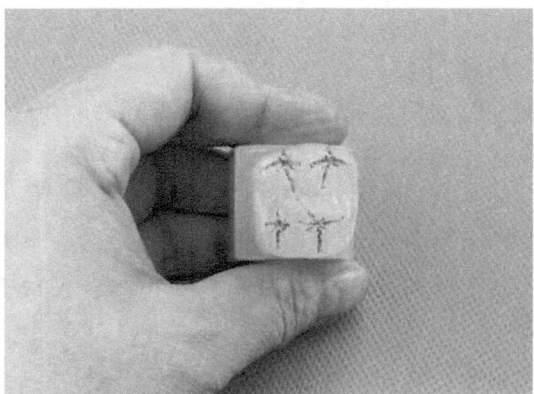
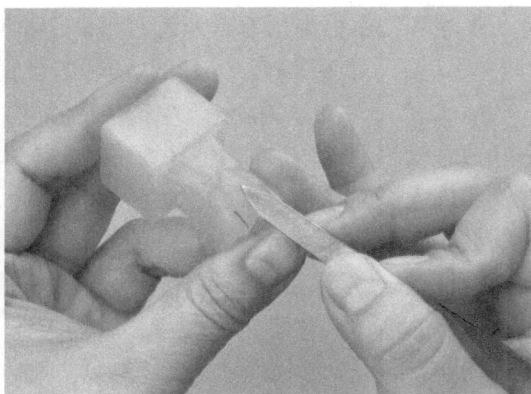

（3）　　　　　　　　　　　　　　　　　（4）

（5）　　　　　　　　　　　　　　（6）

（7）

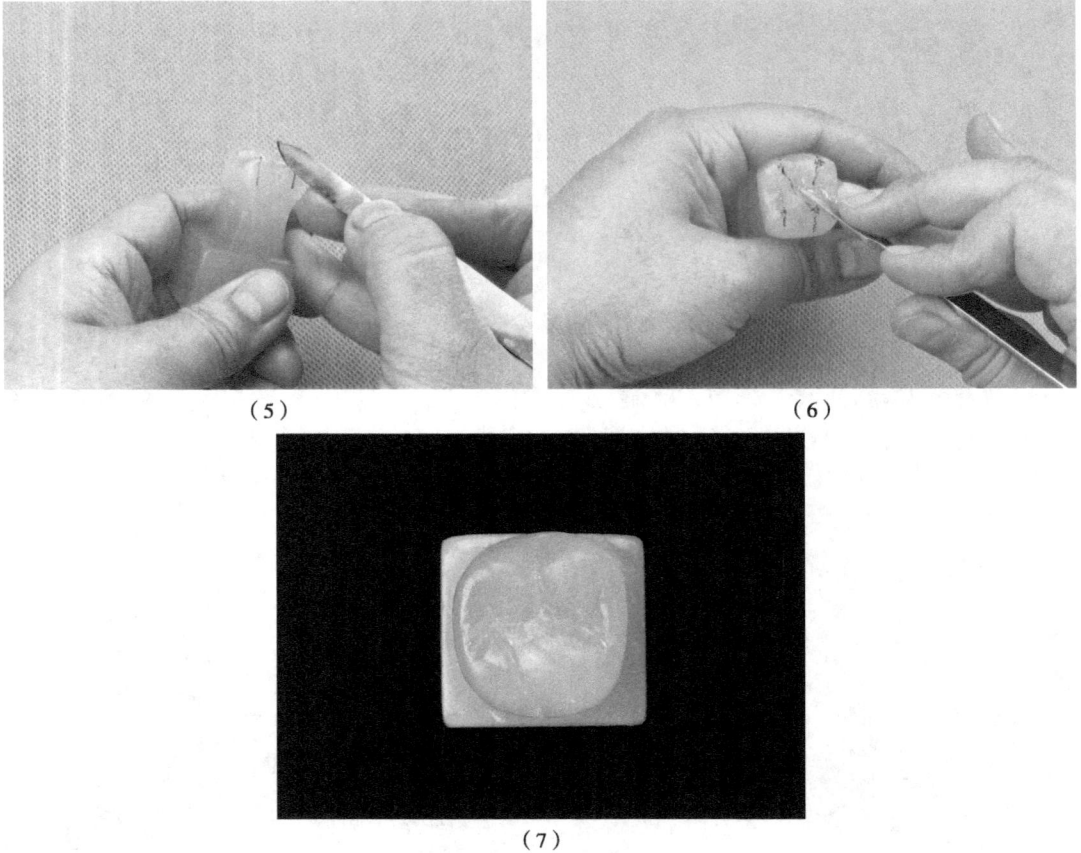

图 14-66　雕刻右侧上颌第一磨牙𬌗面

（1）形成𬌗面轮廓：完成轴面雏形后，即已形成𬌗面斜方形轮廓。

（2）标记并初步形成𬌗面发育沟。确定中央点隙的位置，中央点隙发出颊沟、近中沟和远中沟（不明显），另有远中舌沟[图 14-66（1）]。可雕刻形成近颊、近舌小沟，远颊、远舌小沟。颊沟和远中舌沟延伸至颊舌面[图 14-66（2）]。

（3）雕刻牙尖：确定牙尖和其四嵴的位置[图 14-66（3）]。

形成近、远中颊尖和近、远中舌尖的轴嵴：确定近、远中颊轴嵴和近、远中舌轴嵴的位置。去除轴嵴线两侧蜡形成轴嵴。颊轴嵴较舌轴嵴明显[图 14-66（4）]。

形成近、远中颊尖和近、远中舌尖的牙尖嵴[图 14-66（5）]。

形成近、远中颊尖和近、远中舌尖的三角嵴：确定牙尖三角嵴的位置，从三角嵴的顶至𬌗面沟底去除蜡，形成三角嵴的近、远中两斜面。远中颊尖与近中舌尖三角嵴相连形成斜嵴[图 14-66（6）]。

（4）去除近远中边缘顶至近颊、近舌小沟和远颊、远舌小沟底间的蜡，形成边缘嵴内侧的𬌗面窝[图 14-66（7）]。

9. 细节雕刻修整完成（图 14-67）

（1）牙冠：颊沟末端有点隙。颈部可适当缩窄。近中舌尖的舌侧可有第五尖。较光滑。

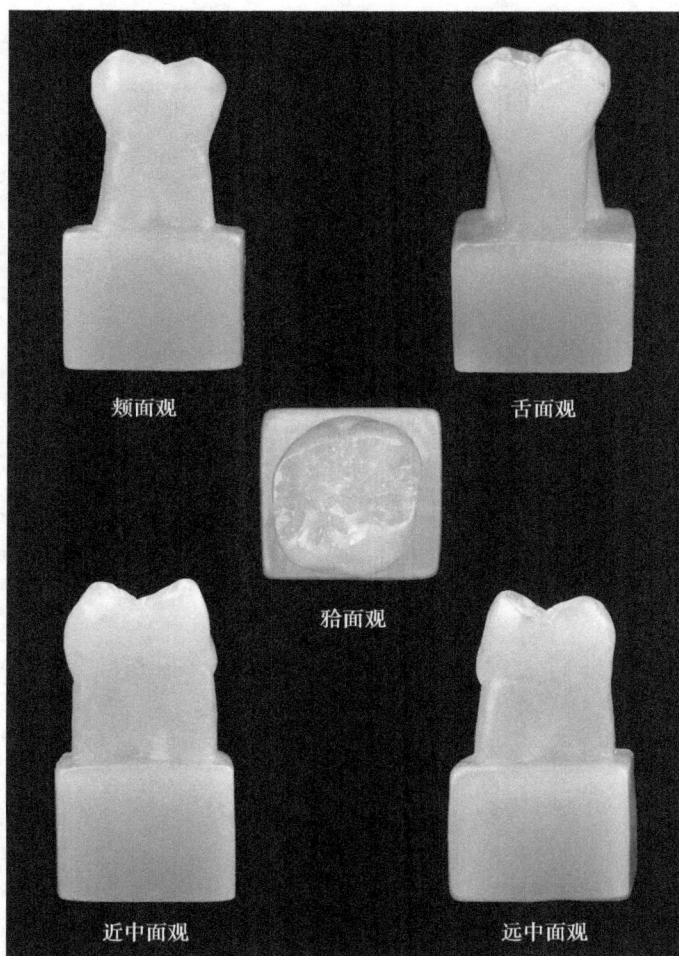

颊面观　　　　舌面观

𬌗面观

近中面观　　　　远中面观

图 14-67　右侧上颌第一磨牙雕刻修整完成

在牙尖三角嵴及边缘嵴上形成副沟。

（2）牙根：为近中颊根、远中颊根和舌根。根分叉点在牙根的颈 1/3，两颊根距离较近。

（五）注意事项

1. 牙冠冠厚大于冠宽，颊面由近中向远中倾斜。𬌗面似斜方形。

2. 雕刻斜嵴时，注意斜嵴的连接，其位置不应在远中颊尖与近中舌尖的对角线上，而是在两三角嵴的连接处偏向远中。

3. 三角嵴的方向并非向中心点处集中，应按各嵴的方向一一处理，雕刻时应切记留出𬌗面边缘嵴的宽度。

二、上颌第二磨牙的雕刻

（一）目的和要求

通过对上颌第二磨牙牙体外形的雕刻，牢固掌握上颌第二磨牙的解剖形态，熟悉上颌第二磨牙雕刻的方法，训练操作技术和正确使用工具。

（二）器材

红蜡块（大约 60mm×30mm×25mm 长方体）、上颌第二磨牙雕刻标本一套、雕刻刀、游标卡尺、玻板或硬纸板、笔、坐标纸、白布。

（三）学时安排

4 学时。

（四）方法和步骤

雕刻方法和步骤与上颌第一磨牙的相同。注意标志点和形态的区别。

1. 准备雕刻图形（图 14-68）。

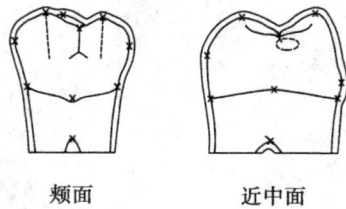

颊面　　　　近中面

图 14-68　准备右侧上颌第二磨牙颊面和近中面的图形

2. 形成蜡形框架（图 14-69）。

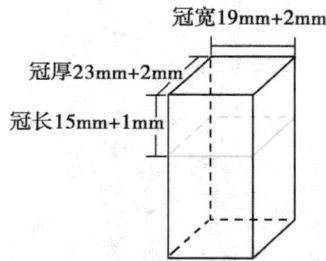

冠宽19mm+2mm
冠厚23mm+2mm
冠长15mm+1mm

图 14-69　形成右侧上颌第二磨牙的蜡形框架

3. 标记蜡形框架（图 14-70）。

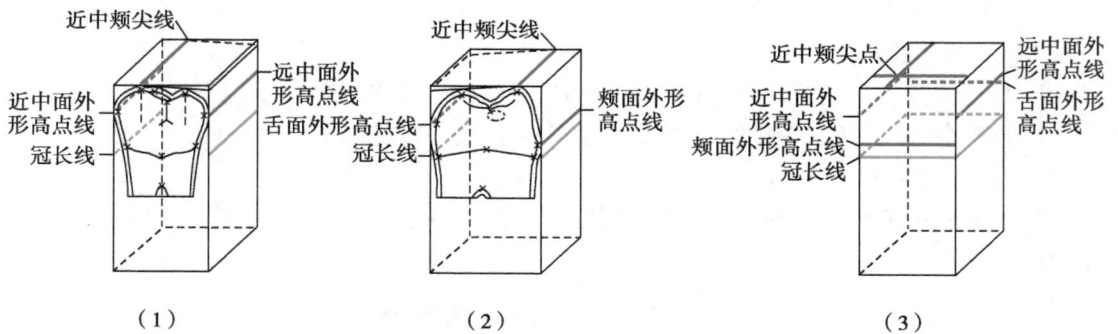

（1）　　　　（2）　　　　（3）

图 14-70　标记右侧上颌第二磨牙的蜡形框架
（1）标记颊面;（2）标记近中面;（3）标记好的蜡形框架

4. 初步形成颊面。

5. 初步形成近中面。

6. 形成轴面雏形。

7. 形成颈缘曲线。

8. 雕刻𬌗面。

9. 细节雕刻修整完成（图 14-71）。

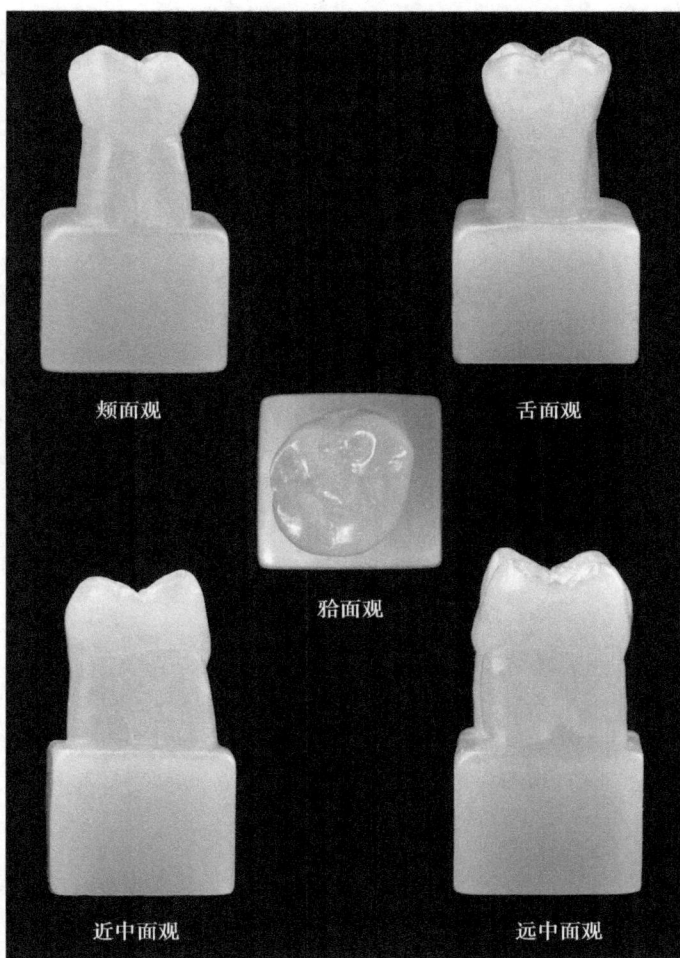

颊面观　　　　　　　　　　　　　　舌面观

𬌗面观

近中面观　　　　　　　　　　　　　　远中面观

图 14-71　右侧上颌第二磨牙雕刻修整完成

上颌第二磨牙的雕刻基本类似上颌第一磨牙，其区别在于：上颌第二磨牙牙冠较窄，向远中舌侧的倾斜度更大，远中颊尖明显小于近中颊尖；舌面大部分为近中舌尖占据，极少有第五牙尖；斜嵴不明显或缺失，或有远中沟越过。根干较长，根分叉度较小。

三、下颌第一磨牙的雕刻

（一）目的和要求

通过对下颌第一磨牙牙体外形的雕刻，牢固掌握下颌第一磨牙的解剖形态，熟悉下颌第一磨牙雕刻的方法,训练操作技术和正确使用工具。

(二)器材

红蜡块(大约 60mm×30mm×25mm 长方体)、下颌第一磨牙雕刻标本一套、雕刻刀、游标卡尺、玻板或硬纸板、笔、坐标纸、白布。

(三)学时安排

4 学时。

(四)方法和步骤

雕刻方法和步骤与上颌第一磨牙的相同。注意标志点和形态的区别。

1. 准备雕刻图形(图 14-72)。

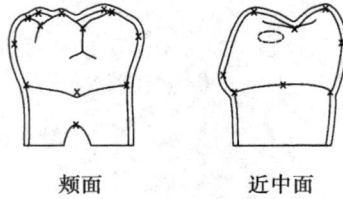

颊面　　　　　近中面

图 14-72　准备右侧下颌第一磨牙颊面和近中面的图形

2. 形成蜡形框架(图 14-73)。

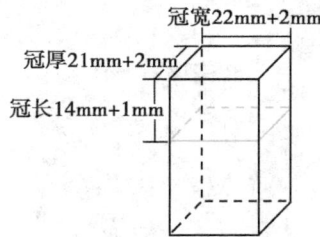

冠宽22mm+2mm

冠厚21mm+2mm

冠长14mm+1mm

图 14-73　形成右侧下颌第一磨牙的蜡形框架

3. 标记蜡形框架(图 14-74)。

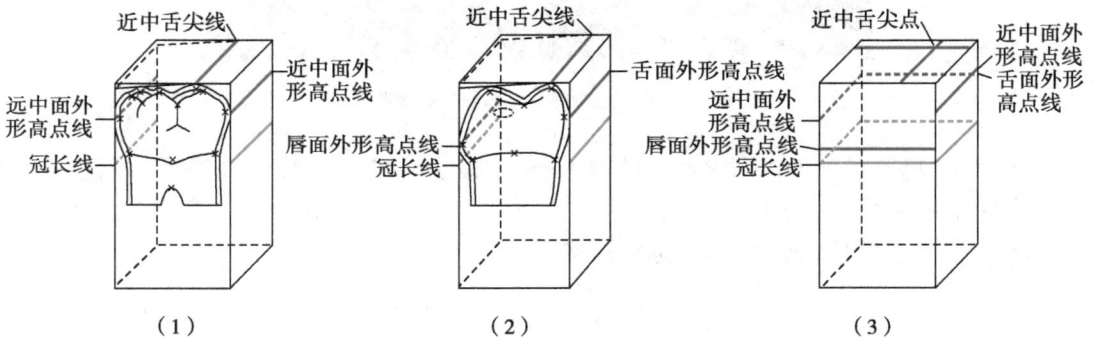

近中舌尖线

近中面外形高点线

远中面外形高点线

冠长线

(1)

近中舌尖线

舌面外形高点线

唇面外形高点线

冠长线

(2)

近中舌尖点

近中面外形高点线

舌面外形高点线

远中面外形高点线

唇面外形高点线

冠长线

(3)

图 14-74　标记右侧下颌第一磨牙的蜡形框架

(1)标记颊面;(2)标记近中面;(3)标记好的蜡形框架

4. 初步形成颊面（图 14-75）。

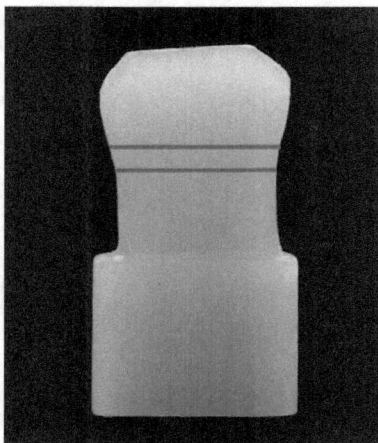

图 14-75　初步形成右侧下颌第一磨牙的颊面

5. 初步形成近中面（图 14-76）。

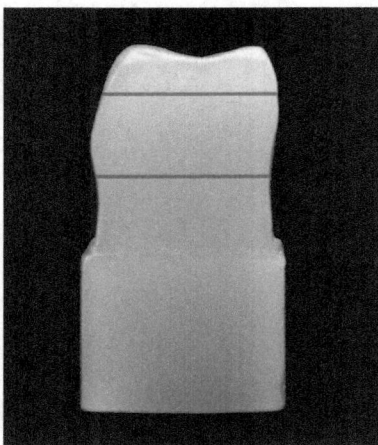

图 14-76　初步形成右侧下颌第一磨牙近中面

6. 形成轴面雏形

（1）标记牙尖顶点和其四嵴的位置，即颊或舌轴嵴，近、远中牙尖嵴和三角嵴[图 14-77（1）]。

（2）标记近远中面牙冠接触区：近中接触区位于𬌗方偏颊侧，远中接触区位于𬌗方颊 1/3 和中 1/3 交界处[图 14-77（2）]。

（3）形成牙冠𬌗面的长方形：去除远中颊𬌗角形成为钝角[图 14-77（3）]。去除牙冠近、远中面接触区颊、舌侧的蜡，并使牙冠的舌面较颊面小[图 14-77（4,5）]。

（4）形成牙根的雏形。

（5）修整线角：将牙冠及牙根各面相交的线角刮圆钝，牙冠接近颈部的线角圆钝，𬌗方

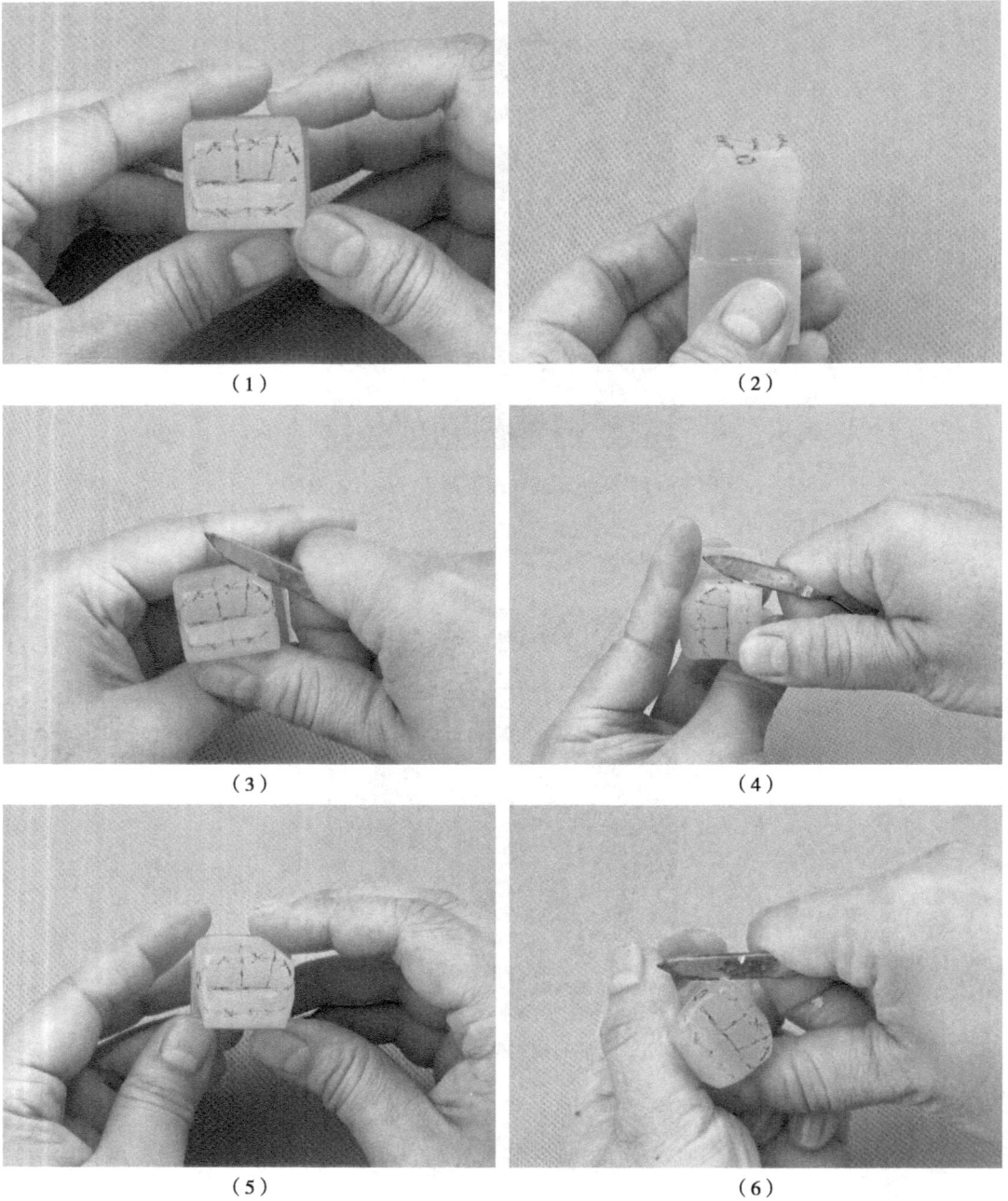

（1）

（2）

（3）

（4）

（5）

（6）

图 14-77 右侧下颌第一磨牙轴面雏形雕刻

线角较锐,修整放大多余的蜡并使之光滑,完成各轴面的合适外形高度及接触点,形成下颌第一磨牙轴面的雏形。

注意:殆面呈长方形,远中颊殆角为钝角。远中面较近中面突。根的颈部横切面为长方形(图 14-78)。

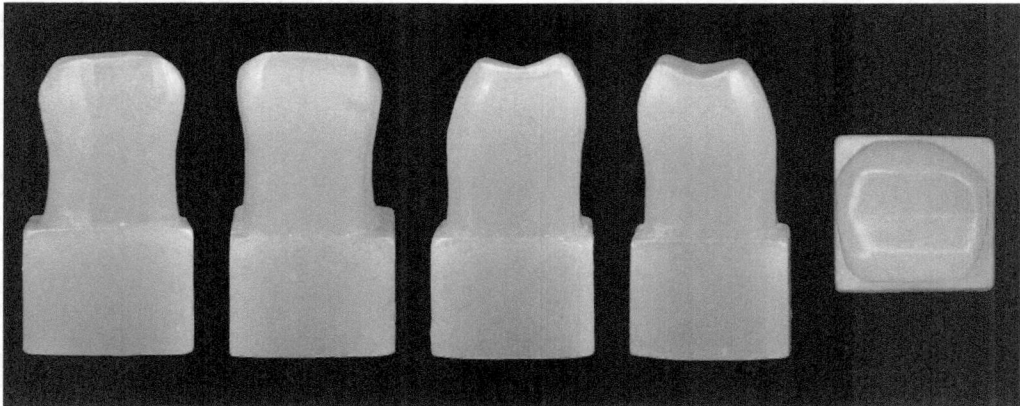

图 14-78　形成右侧下颌第一磨牙轴面雏形

7. 形成颈缘曲线。

8. 雕刻𬌗面（图 14-79）。

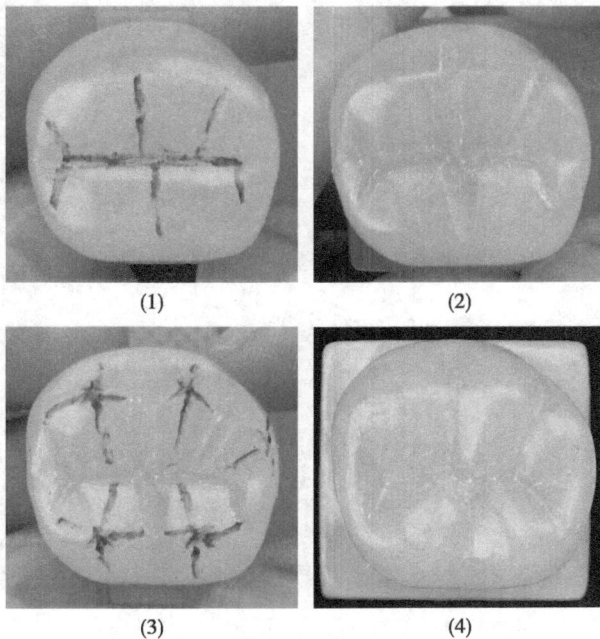

(1)　　　　　　　　　　　　　　　(2)

(3)　　　　　　　　　　　　　　　(4)

图 14-79　雕刻右侧下颌第一磨牙𬌗面

（1）𬌗面轮廓：形成轴面雏形后，即已形成𬌗面长方形轮廓。

（2）初步形成𬌗面发育沟：确定中央点隙的位置，中央点隙发出颊沟、舌沟、近中沟和远中沟，另有远中颊沟［图 14-79（1）］。雕刻形成近颊、近舌小沟，远颊、远舌小沟。颊沟、远中颊沟和舌沟延伸至颊舌面［图 14-79（2）］。

（3）雕刻牙尖：确定牙尖和其四嵴的位置［图 14-79（3）］。

形成近、远中颊尖和近、远中舌尖的轴嵴：确定近、远中颊轴嵴和近、远中舌轴嵴的位置。

去除轴嵴线两侧蜡形成轴嵴。颊轴嵴较舌轴嵴明显。远中尖轴嵴在远中颊线角处。

形成近、远中颊尖和近、远中舌尖的牙尖嵴。

形成近、远中颊尖和近、远中舌尖的三角嵴。远中颊尖三角嵴最长,远中尖三角嵴最短。

（4）去除近远中边缘顶至近颊、近舌小沟和远颊、远舌小沟底间的蜡,形成边缘嵴内侧的𬌗面窝[图14-79(4)]。

9. 细节雕刻修整完成(图14-80)

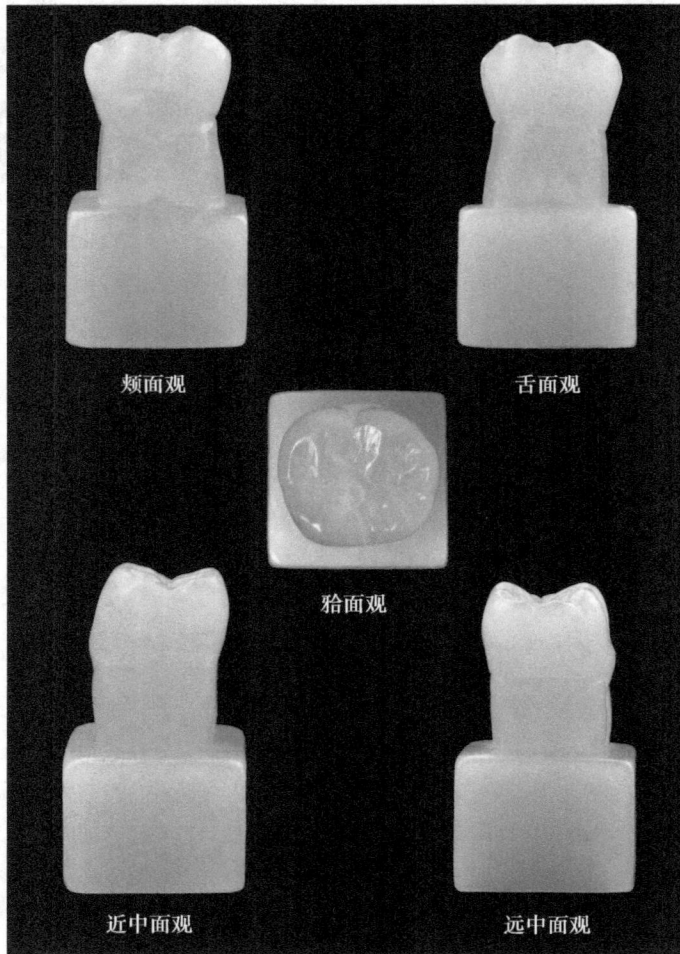

颊面观　　　　　　舌面观

𬌗面观

近中面观　　　　　　远中面观

图14-80　右侧下颌第一磨牙雕刻修整完成

（1）牙冠:颊沟末端有点隙。颈部可适当缩窄。在牙尖三角嵴及边缘嵴上形成副沟。

（2）牙根:为近中根和远中根,根扁有长形凹陷。根分叉点在牙根的颈1/3,近中根稍大而长,微向远中倾斜,远中根较直。

四、下颌第二磨牙的雕刻

（一）目的和要求

通过对下颌第二磨牙牙体外形的雕刻,牢固掌握下颌第二磨牙的解剖形态,熟悉下颌第二磨牙雕刻的方法,训练操作技术和正确使用工具。

（二）器材

红蜡块（大约 60mm×30mm×25mm 长方体）、下颌第二磨牙雕刻标本一套、雕刻刀、游标卡尺、玻板或硬纸板、笔、坐标纸、白布。

（三）学时安排

4 学时。

（四）方法和步骤

雕刻方法和步骤与上颌第一磨牙的相同。注意标志点和形态的区别。

1. 准备雕刻图形（图 14-81）。

2. 形成蜡形框架。（图 14-82）

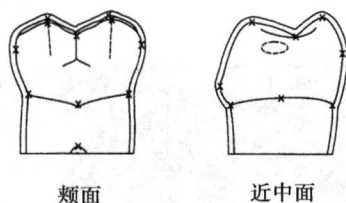

颊面　　　　近中面

图 14-81　准备右侧下颌第二磨牙颊
面和近中面的图形

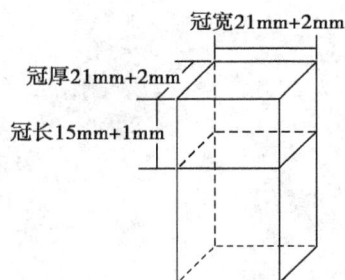

冠宽21mm+2mm
冠厚21mm+2mm
冠长15mm+1mm

图 14-82　形成右侧下颌第二
磨牙的蜡形框架

3. 标记蜡形框架。（图 14-83）

4. 初步形成颊面。

5. 初步形成近中面。

6. 形成轴面雏形。

7. 形成颈缘曲线。

8. 雕刻𬌗面。

9. 细节雕刻修整完成（图 14-84）。

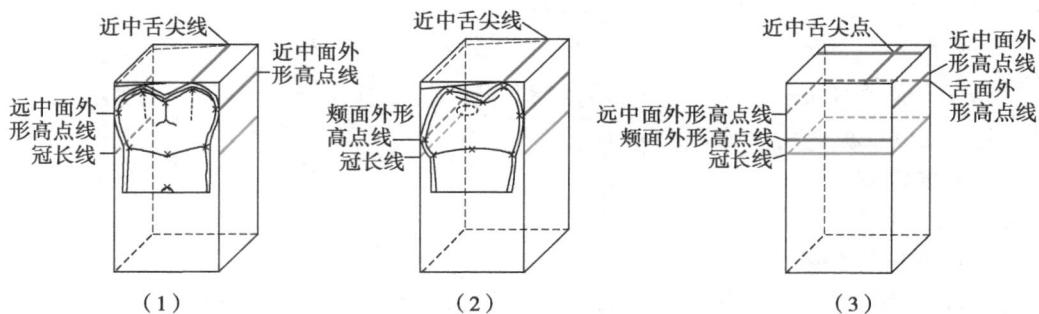

图 14-83　标记右侧下颌第二磨牙的蜡形框架
（1）标记颊面;（2）标记近中面;（3）标记好的蜡形框架

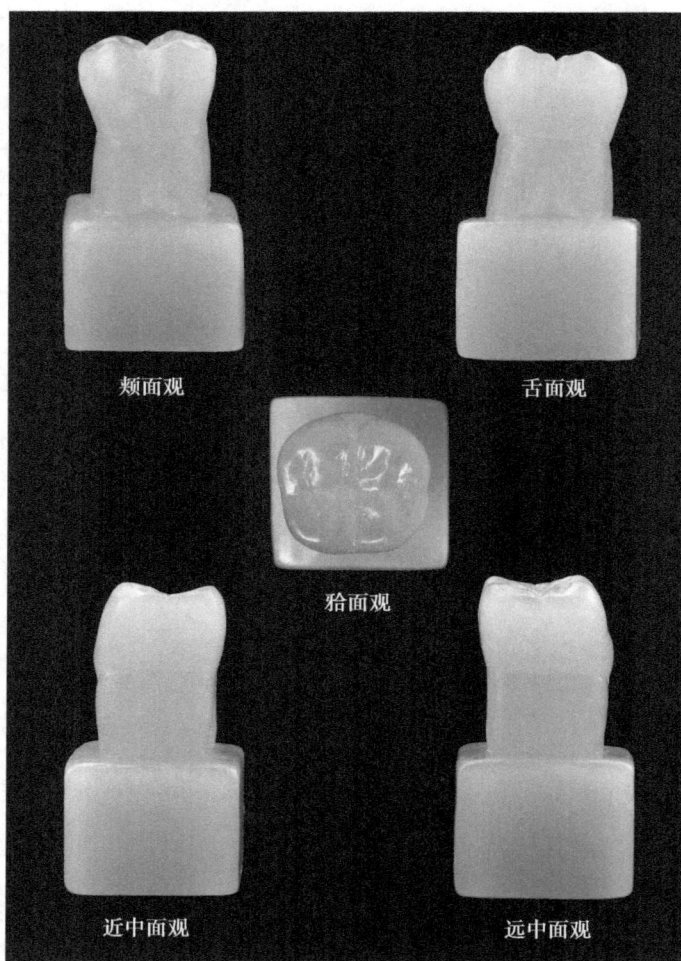

颊面观

舌面观

𬌗面观

近中面观

远中面观

图 14-84　右侧下颌第二磨牙雕刻修整完成

下颌第二磨牙殆面有五尖型和四尖型两种,五尖型者类似下颌第一磨牙,但整体稍小,外形稍圆钝。四尖型者殆面类似"田"字型,有四条沟:近中沟、远中沟、颊沟、舌沟,副沟相对下颌第一磨牙较多,近中颊舌尖略大于远中同名牙尖。注意在雕刻下颌第二磨牙时,不宜将四条三角嵴都指向殆面中心,应稍微错开一些。牙根的根干较下颌第一磨牙长,分叉变小。